中医内科临证经典丛书

总主编 田思胜 裴颢

症因脉治（校注版）

明·秦景明◎撰著

李成文 胡素敏 孙悦◎校注

中国健康传媒集团

中国医药科技出版社

内容提要

　　《症因脉治》是明代医家秦景明原撰，后经其侄孙秦之桢重辑刊行，成书于1706年。全书共分5卷，卷首收医论6篇，论《医宗必读》《医贯》"症因差误治法不合"及《内经》《金匮》中风卒中、阴虚阳虚、水肿腹胀等症"各别治法不同"；卷一至卷四分述中风、咳嗽、肿胀、疟疾等40余种病症的症、因、脉、治，涵盖常见内科病症。本书可供中医药教学、科研人员参考，也可供中医爱好者参阅。

图书在版编目（CIP）数据

　　症因脉治：校注版／（明）秦景明撰著；李成文，胡素敏，孙悦校注．—北京：中国医药科技出版社，2024.7

　　（中医内科临证经典丛书／田思胜，裴颢总主编）

　　ISBN 978 - 7 - 5214 - 4604 - 3

　　Ⅰ．①症…　　Ⅱ．①秦…　②李…　③胡…　④孙…　　Ⅲ．①中医内科学 – 中国 – 明代　　Ⅳ．①R25

　　中国国家版本馆 CIP 数据核字（2024）第 090963 号

美术编辑　　陈君杞
版式设计　　南博文化

出版	**中国健康传媒集团** ｜ 中国医药科技出版社
地址	北京市海淀区文慧园北路甲 22 号
邮编	100082
电话	发行：010 - 62227427　邮购：010 - 62236938
网址	www.cmstp.com
规格	880 × 1230mm $^1/_{32}$
印张	14 $^1/_2$
字数	336 千字
版次	2024 年 7 月第 1 版
印次	2024 年 7 月第 1 次印刷
印刷	北京侨友印刷有限公司
经销	全国各地新华书店
书号	ISBN 978 - 7 - 5214 - 4604 - 3
定价	**49.00 元**

获取新书信息、投稿、为图书纠错，请扫码联系我们。

| 出版者的话 |

在中医的历史长河中，历代医家留下了数以万计的中医古籍，这些古籍蕴藏着历代医家的思想智慧和实践经验，熟读精研中医古籍是当代中医继承、创新的根基。新中国成立以来，中医界对古籍整理工作十分重视，在经典中医古籍的校勘注释、整理等方面取得了显著成果，这些工作在帮助读者读懂原文方面起到了重要作用。但是，中医古籍数量繁多，从目前对古籍的整理来看，各科中医古籍大多较为散在，主要包含在较大的古籍整理类丛书中，相关专业的师生和临床医生查找起来多有不便。为此，我们根据当今中医学的学科建制，选取较为实用的经典著作按学科分类，可省去相关专业师生和临床医生在浩如烟海的古籍中查找选取的时间，也方便他们对同一学科的古籍进行系统的学习和研究。

本套丛书遴选了15种中医内科经典古籍，包括《内外伤辨惑论》《血证论》《内科摘要》《症因脉治》《证治汇补》《证治百问》《医学传灯》《脾胃论》《痰火点雪》《理虚元鉴》《金匮翼》《活法机要》《慎柔五书》《医学发明》《医醇賸义》。

本次校注出版突出以下特点：①遴选底本，保证质量。每种医籍均由专家甄选善本，考据校正，细勘精审，力求原文优质准确。②字斟句酌，精心校注。校注专家精心揣摩，析疑惑谬误之处，解疑难混沌之点，对古籍的版本迥异、疑难字句进行释义。③文前说明，提要钩玄。每本古籍文前皆作校注说明，介绍古籍作者生平、学术特点、成书背景等，主旨精论，纲举目张，以启迪读者。

希望本丛书的出版能为中医学子及临床工作者研读中医经典提供有力的支持。

中国医药科技出版社

2024 年 6 月

校注说明

　　《症因脉治》是明代医家秦景明原撰，后经其侄孙秦之桢重辑刊行，成书于1706年。

　　秦昌遇，字景明，号广野山人。明末云间（今上海市松江）人。其生平志趣高雅，为人潇洒自适，擅长内科、儿科，医术高明，妙悟入微，名震四方。秦昌遇一生著述甚多，据乾隆元年《江南通志》卷一百九十二记载，有《症因脉治》《大方折衷》《幼科折衷》等；据同治《上海县志札记》卷六记载，有《脉法領珠》《病机提要》等；另据嘉庆十年《上海县志》记载，其还撰有《澹香堂集》一书。其侄孙秦之桢，字皇士，亦精于医，于古今方书，无不通彻，著有《伤寒大白》《女科切要》，编辑昌遇之《症因脉治》。后世流通之《症因脉治》，皆为秦之桢重辑本。

　　《症因脉治》编写思路，昌遇原序中自述，来自朱丹溪《脉因症治》。《脉因症治》编写体例是"凭脉寻因寻症施治"，昌遇认为，此法"殊费揣摩"，"难于宗行"。本着古人"先重望、闻、问，而独后于切（脉）"的宗旨，力主"先辨其症，次明其因，再切其脉，据症、据因、据脉用治"，各病均按症、因、脉、治四项分述，故每病均有症有因，有脉有治，亦有方有药，从而"节节可症，而法不谬施"，使读者开卷了然。

　　《症因脉治》全书共分5卷，卷首收医论6篇，论《医宗必读》《医贯》"症因差误治法不合"及《内经》《金匮》中风卒中、阴虚阳虚、水肿腹胀等症"各别治法不同"；卷一至卷四分述中风、咳嗽、肿胀、疟疾等40余种病症的症、因、脉、治，涵盖常见内科病症。

此次整理以中国中医科学院图书馆馆藏清乾隆十八年癸酉（1753）博古堂刻本为底本，以1958年上海卫生出版社铅印本及《中国医学大成》本为主校本。校注规则如下。

1. 本书一律采用简化字横排，加新式标点。

2. 对难理解的字、词、句、病名、药名、地名及文化常识等加以注释。

3. 对原著中的生僻字、多音字予以注音。

4. 注明原著所引典故的出处，并释义。

5. 异体字、古今字、别字径改，不出注。

6. 书中药名，系古今用字不同者，径改为现代通用药名。如"五茄皮"改为"五加皮"，"香茹"改为"香薷"等。

7. 为保持古籍原貌，书中涉及国家禁用的动物、植物、矿物药，不作删改，仅供参考。对原书使用的旧制计量单位，亦不作改动。

8. 书中在引用前人著述时，每有改动，如卷四"霍乱论"之"《内经》云：太阴所至，土郁之发，民病霍乱，呕吐注下"，实则《素问·六元正纪大论》之"太阴所至，为中满霍乱吐下""土郁之发，民病呕吐霍乱"。秦氏撮要其义而不失原文精神，予以保留，亦不加注。

校注者

2024年3月

医有五科：曰脉，曰因，曰病，曰症，曰治。丹溪先生①以病症为一，故以四字赅②之，纂成一帙③，名曰《脉因症治》，实为寿世④之书。奈后代诸贤，不业是作⑤，遂至散亡淹没，予所深惜。然谛⑥思之，仍有难于宗行⑦者，盖执脉寻因、寻症，一时殊费揣摩⑧；不若以症为首，然后寻因之所起，脉之何象，治之何宜，则病无遁⑨情，而药亦不至于误用也。是以古人先重望、闻、问，而独后于切耳。余不

① 丹溪先生：即朱震亨（约1281—1358）。字彦修，元代婺州义乌（今属浙江）人，家居丹溪，后人尊为丹溪翁。著有《格致余论》《局方发挥》《丹溪心法》《脉因症治》等。

② 赅：概括，包括。

③ 帙：书的卷册。

④ 寿世：使世人长寿。寿，使动用法，使……长寿。

⑤ 不业是作：不钻研这本书。业，使从事于，以……为职业。此处引申为钻研，研究。

⑥ 谛：仔细。

⑦ 宗行：遵从先贤宗旨法度行事。

⑧ 殊费揣摩：特别花费时间精力去研究。

⑨ 遁：消失。

谅①，敢②窃③丹溪之余语④，汇成一卷，改名《症因脉治》，先辨其症，次明其因，再切其脉，据症、据因、据脉用治。庶⑤节节可证⑥，而法不谬施⑦，谅必无罪于后世也。但年迈神衰，恐多疵漏，未敢授梓传世⑧，待后之贤者，详定而行可也。

崇祯辛巳嘉平月⑨淡香堂广野道人秦景明序

---

① 谅：诚实。

② 敢：谦辞，有胆敢、冒昧的意思。

③ 窃：谦辞，含有私自整理发挥的意思。

④ 余语：未尽之语。

⑤ 庶：或许，也许。

⑥ 节节可证：每一个环节都可以证明，都有依据。

⑦ 谬施：妄施，犹胡乱加用。

⑧ 授梓传世：刻版印刷出来流传后世。授梓，交付雕版，即刻书，一作刻版。

⑨ 辛巳嘉平月：1641 年阴历十二月。嘉平月，阴历对十二月的别称，另有涂月、腊月等说法。

沈序

　　秦子皇士①，好学多才艺，自幼博通经史。及长名重士林②，惜不得志以有为。古之人，进则救民，退则修己。为秦子者，独善其身可矣。然而秦子济人利物之心，不甘自弃，谓无其位而可行其志者，惟有医。于是取岐黄之要，潜心三十年，而其道甚明，遂行于世，全活者无算。不论富贵贫贱，终日孜孜③，惟以救人为事，而不计利。其术工④而专，其志大而正⑤，固一时之彦⑥也。而秦子思以海内之大，后世之久，非一身之所能及，必求其可大可久者，以遍于天下，传之将来，然后乃可。发其祖景明先生所传之秘，曰《症因脉治》者，复穷搜博览，阐明而损益⑦之，以行于世。俾⑧行是道者，因症按脉而脉不虚索⑨，因脉用药而药不妄投，其有

---

　　① 秦子皇士：即秦之桢．字皇士，云间（今上海市松江）人，清代医家。

　　② 名重士林：闻名于文人士大夫阶层。

　　③ 孜孜：勤勉，不懈怠。

　　④ 工：高明，高超。

　　⑤ 志大而正：志向远大而正直。

　　⑥ 彦：贤士，才德出众的人。

　　⑦ 损益：增加和减少，指修订增删内容。

　　⑧ 俾（bǐ 笔）：使。

　　⑨ 索：取。

功于世，不大且久乎？向①以不得有为为秦子惜，今则为秦子庆②矣。假使秦子者得一官，效一职，不过安全一乡一邑而止，其能起四海九州万亿千载之老少强弱，悉保合太和③，以安全④于熙皥之天⑤哉？癸未⑥冬，予以疾告归，其书适成，会⑦施君宇瞻及昆季、葆文、纹石、象三诸公者⑧，善发一家，欲跻⑨斯民于仁寿⑩之域，捐资将授梓，予不禁抚掌⑪而为之序。

时康熙四十三年端阳后十日赐进士现任翰林编修
同郡沈宗敬书于醉花处

---

① 向：从前，过去。

② 庆：庆贺，祝贺。

③ 太和：太平，平和。

④ 安全：安定，保全。

⑤ 熙皥（hào 耗）之天：和乐的环境。熙皥，和乐，怡然自得。

⑥ 癸未：清康熙四十二年（1703）。

⑦ 会：恰巧，正好。

⑧ 施君……诸公者：施先生宇瞻（施宇瞻）和他的兄弟，还有葆文、纹石、象三各位先生。昆季，指兄弟。

⑨ 跻：登上，上升。此为使动用法，使……上升。

⑩ 仁寿：长寿。

⑪ 抚掌：同"拊掌"。拍手。

　　秦子皇士者，上海人也。少时慨然有利济天下之志，遂研精医学，而于古今方书，无不通彻。要以黄帝、神农造命宗旨为指归，其临症必力穷其症之本末，与夫轻重缓急，推之至微①。尝曰：我非欲精于医也，惟期内省不疚而已。斯真仁人君子之用心者，于是声称籍甚②。海昌③去④海邑⑤，相距不啻⑥四百里，而名声习闻，如比屋然⑦，非实大者而能如是耶？余向也奔走四方，深以不得面承请教为怅。自壬午⑧冬，膺⑨特简⑩日侍内廷⑪，盖益绝远当世之士云。然秦子者，实益大，声益洪，四方贤士大夫闻风远迎者，日益众。

---

①　至微：最精微，细微。

②　声称籍甚：比喻名声极大。

③　海昌：今浙江省嘉兴市海宁区。

④　去：相距，距离。

⑤　海邑：今上海市松江区。

⑥　不啻：不止。

⑦　如比屋然：就像屋舍相邻一样。比屋，指屋舍相邻，此处形容经常听闻秦皇士的名声事迹，感觉他就像邻居一样。

⑧　壬午：清康熙四十一年（1702）。

⑨　膺：接受。

⑩　特简：皇帝对官吏的破格选用。

⑪　日侍内廷：每日在内廷侍奉。

乙酉①春，赴嘉禾②之请，接临敝邑③，起沉疴者不计算，名益贯盈于耳。因念古者学成名立，必手定一书，以公于世。今以秦子之学如是，之名如是，使无所传以公于世，古之利济天下者不如是。至季冬，单升陈子来入春闱④，会家人持方书数卷，名曰《症因脉治》，约五六百帙。进阅之，乃秦子皇士之所著也。分门别类，无不本末兼举，轻重缓急之得宜，直令读者据其书，自无不至于神，而臻⑤于化，人人皆可造命者。既而宇瞻及仲季诸公，捐金镌刻，以公世用。因请序于余，以弁其简端⑥。余不禁跃然大喜，以为秦子于利济天下之志，庶几能垂无穷矣。施诸君光被天下后世之功⑦，且与余公于世之意有合也，遂书而为之序。

康熙乙酉除夕赐进士出身现任翰林院编修通家⑧弟查慎行书

---

① 乙酉：清康熙四十四年（1705）。

② 嘉禾：指吉祥的征兆，好的寓意。

③ 敝邑：谓指家乡。

④ 春闱：即会试，科举考试方式之一，较乡试高一级，较殿试低一级。因士子会集京师参加考试，故名。又因在春季由礼部主持，亦称"春闱""礼闱"。

⑤ 臻：达到。

⑥ 弁（biàn 变）其简端：（把要说的话）放在书籍的开头。弁，放在前面。简，书简。端，开头。

⑦ 施诸君……之功：各位先生捐资刻书以推广医道，此等光耀天下、泽被后世的功德。

⑧ 通家：世代交好的家庭。

| 自序 |

余幼业医，见家伯祖景明公，有《症因脉治》一稿，序原丹溪先生《脉因症治》中来。时余学浅，未会其趣①，后见嘉言先生②《寓意草》云：治症必先识病，然后可以议药。今之学医者，议药不议病，叹《内经》《甲乙》③无方之书，无人考究。丹溪《脉因症治》，分析精详，反不见用，而《心法》④诸书，群方错杂，则共宗之。余因知景明公《症因脉治》之作，非无谓也，遂有纂述之志，然慎之未敢为也。后三十年，年至虑深，每思有以成公之集，而牵于生事⑤，日无宁晷⑥，偶忆袁先生可以济人之语，遂乃屏绝应酬⑦，潜心纂述。症分内外伤，因分内外因，脉分虚实，治分经络，

---

① 未会其趣：没能领会它的旨趣（宗旨）。趣，旨趣，宗旨。
② 嘉言先生：即喻昌（1585—1664）。字嘉言，号西昌老人，江西新建（今江西南昌）人，明末清初著名医家。著有《寓意草》《医门法律》等。
③ 《甲乙》：即晋代皇甫谧（215—282）所著《针灸甲乙经》。
④ 《心法》：即元代朱震亨所著《丹溪心法》。
⑤ 牵于生事：指被生计琐事牵绊。生事，犹生计。
⑥ 日无宁晷：形容没有一点空闲的时候。晷，日影，指时光。
⑦ 屏绝应酬：断绝外界的交际来往。屏绝，摒弃，断绝。应酬，交际来往。

对症用药，无游移多歧①之惑。不十载而就意者，彼苍②好生③，或丹溪、景明两公，阴能助余也。书成之明年，余友施君宇瞻仲季见而悦之，因谓余曰：是书寿世之宝也。与其宝之一方，不若广之天下；与其利诸目前，不若传之后世。子为是书以利济一方，余兄弟为是刻以公天下可乎？余与及门④皆大欢喜，乃谢施君曰：是书出，倘有补于斯世者，惟君之力。

时康熙四十五年岁在丙戌⑤腊月秦之桢字皇士纂

---

① 游移多歧：面对多种说法拿不定主意。游移，拿不定主意，犹豫不决。多歧，多岔道，指代多种说法。

② 彼苍：上天的代称。

③ 好（hào 耗）生：爱惜生命。

④ 及门：受业弟子。

⑤ 丙戌：清康熙四十五年（1706）。

凡例

——是书之作，窃比丹溪先生《脉因症治》篇。但先生凭脉寻因，寻症施治，暗中摸索，后人苦无下手，是以王宇泰①先生著《准绳》②书，竟取症治立名，则有确据下手矣。然不详及脉因二条，余又恐其脱略③，今更其名曰《症因脉治》，则四科俱备，开卷了然，亦足以为初学之津梁④矣。

——凡前贤著书，往往于外感内伤、有余不足，混叙一篇，不分条例。彼以同是症名，则同一论列，听人自择而已，不知此但⑤可语⑥中人⑦以上者也。设中下之才，因见同在一门，每每以治虚之法，施之实症之人；内伤之方，用之外感之症。余今于每症中，必以外感内伤，各著一端，有余不足，各分治法，临症庶无多歧之惑。

---

① 王宇泰：即王肯堂（1552—1613）。字宇泰，一字损仲，号损庵，又号念西居士，金坛（今江苏金坛县）人。著有《证治准绳》44卷，广为流通。

② 《准绳》：即王肯堂所著《证治准绳》。

③ 脱略：脱去，省略。此指有散脱、不详细的地方。

④ 津梁：渡口和桥梁。比喻能起引导、过渡作用的事物或方法。

⑤ 但：只，仅。

⑥ 语（yù育）：告诉。

⑦ 中人：中等的人，常人。

——治病先当分别十二经络，灼见①何经主病，用药可以不误。故凡一经见症，则以一经所主之药治之；两经见症，则以两经之药合而治之。如是则孰急孰缓，从少从多，皆有主宰。有病之经，再无失治；无故之经，不妄诛伐也。

——用药之法，须寻实据之症固已。然有症脉相应，依脉用方，而为正治者；亦有症象分明，脉象模糊，难于依脉立方，而必随症施治者。余于治法中立此两条，则从症从脉，自有准绳，玄机之士，所当触类而旁通也。

——每症章中，详立外感内伤，诚恐学人混于施治。然亦有外感而兼内伤者，则以外感方中加内伤药一二味；有内伤而兼外感者，则于内伤方中加外感药一二味；若二症并见者，则以二症并治。例如仲景治伤寒，若见纯表症者，纯用表药；见纯里症者，纯用里药；表里兼见者，则以一半发表，一半清里，双解表里之邪。广而推之，伤寒如是，杂症亦无不如是也。

——凡著十二经络症象，不能一条详悉者，必得互相发明，症象始著。故余著水肿症，已经分别各经络病形；然有言之未尽者，则于后条胀症中重言以申之，以为两相阐发之用。他如五脏咳嗽、五脏痿痹等症，经络既同，则症象亦无不同。前后合参，彼此互发，相得益彰。泛视之竟似重复，实反复发明诸经形症。今之治病不明经络者，通忽此法耳。

——病机百出，书不尽言。集②中诸病，皆确见于平时临症而不惑者，故敢就正当世。至如篇中，或因文义拘牵，

---

① 灼见：犹洞察，看得清楚。
② 集：指《症因脉治》一书。

而病情不无遗漏；或因言此彼明，而辞意概从省释；又或病症中大关节处，前书未尝明言，后人每多忽略，往往反复告戒①，以见郑重其词。安辞②烦琐之讥③，难免支离之诮④。然而闻一可以知十，知经⑤可以达权⑥。业是道者，或亦鉴此苦心也。

秦皇士识⑦

---

① 告戒：警告劝戒。

② 辞：推托，躲避。

③ 烦琐之讥：（他人认为我的书）杂乱啰嗦而发出的讽刺言论。烦琐，形容文章杂乱，说话啰嗦。讥，讽刺，挖苦。

④ 支离之诮：（他人认为我的书）没有条理而发出的责备言论。支离，分散，残缺，没有条理。诮，责备，嘲讽。

⑤ 经：常道。

⑥ 权：变化，权变。

⑦ 识（zhì志）：记。

目录

卷三

卷四

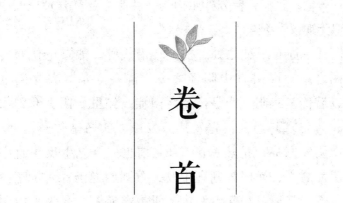

卷

首

论《医宗必读》症因差误治法不合

李士材①先生《医宗必读》书，广为流布也。先生大意，多得之王宇泰《准绳》，而立论则宗薛氏十六种②。其论中风一症，则辨别真类；泄泻之治，立法昭明；心胃之痛，详加注别；咳嗽、腰痛，皆分外感内伤；肿胀之症，分别虚实寒热，俱无遗议③者矣。

但其中尚有未纯之处，前此相沿成弊。如首论伤寒传至三阴之条，误引直中阴经之方，混一立治。夫先起三阳，以后传至三阴，乃是传经之阳症，经虽属阴，邪则阳邪，故《伤寒》经云：先发热后发厥，此乃是传经之邪，非直中阴经寒症，是热深厥深④之谓也。今先生反用直中阴经阴症之方，而曰轻则理中汤，重则四逆汤；后于直中阴经条下，又云：初起不发热，便是寒症者，名为直中阴经之寒症，亦以此二汤主之。夫传至三阴，阳症也；直中阴经，阴症也。一寒一热，二症天壤，而以一法混治，岂理也哉？

---

① 李士材：即李中梓（1588—1655）。字士材，号念莪，江苏松江南汇（今上海市）人，明末清初医家。著有《医宗必读》《内经知要》等。

② 薛氏十六种：明代医家薛己及其父薛铠撰著校注的医书，共16种。其中薛己撰著者有《内科摘要》《外科枢要》《疬疡机要》《正体类要》《保婴粹要》《口齿类要》6种，薛己校注者有《校注妇人良方》《校注外科精要》《校注钱氏小儿药证直诀》9种，另有薛铠撰著《保婴撮要》1种。

③ 遗议：指遗漏未及之评论。

④ 热深厥深：指邪热深重，四肢厥冷，因邪气内闭，阳气被遏，不能外达所致，证属真热假寒。

至论虚劳一症，于吐血条下，首列苏子降气汤一方，极为不可。丹溪先生曰：口鼻出血，皆是阳盛阴虚，法当补阴抑阳。又曰：犀角之性，能升散一切有余之火①，若阴虚者用之，宁免飞扬之患乎？夫犀角清凉辛散，尚为阴虚者所戒，而苏子、前胡、半夏、沉香辛温升散之味，岂为虚劳吐血之所宜乎？此乃外感吐血之方，不应列入虚劳、吐血条内。先生因见《准绳》书，失于分别，是以展②转相误。后张三锡③先生集《治法汇》④，独删去此方，良有苦心也。

至痢疾一症，有四时寒热之不同，今先生混引《卫生宝鉴》⑤ 所引经文，脾泄、肾泄内伤痢症之说，而归重于脾肾二经立论。不知脾传肾，肾传脾，乃论五脏相承内伤痢，非所论夏秋热痢之条。今先生论中，既曰痢起夏秋，湿蒸郁热，亦论夏秋之痢矣，即当从秋令燥金阳明⑥司令⑦立论，而归重于肠胃二经，不宜牵入脾肾去。夏秋之先水泄后脓血，先脓血后水泄，乃是手足阳明肠胃之湿热症，非脾肾相传之微邪贼邪内伤症也。古人云：大肠受病，则气凝注而成白痢；小肠受病，则血凝注而成赤痢；大小肠均受其病，则赤白相杂而下。胃之湿热，下淫于大小肠者亦如此。即按经文，曰肠

---

① 有余之火：谓实火、邪火。

② 展：同"辗"。

③ 张三锡：明代医家。字叔承，应天（今河南商丘）人。著有《医学六要》一书，包括诊法、经络、病机、药性、治法、运气内容。

④ 《治法汇》：即《医学六要》治治部分内容。

⑤ 《卫生宝鉴》：元代罗天益所撰综合性医书，24 卷，补遗 1 卷。

⑥ 燥金阳明：即阳明燥金，为六气之一。

⑦ 司令：主管节令。

澼下血，曰肠澼下白沫，曰肠澼下脓血，诸条之论，皆以肠字立言，不曰脾澼肾澼，而曰肠澼，则知痢症当以肠字为主矣。今先生论中，脱却肠字本题，而独重于脾肾二脏，则夏秋之痢，先生欲补此两脏乎？抑欲①温此两脏也？夫脾泄肾泄，脏气不足，内伤之虚症，脏症也。夏秋之痢，肠胃受邪，外感之实症，腑症也。内伤不足，外感有余，二者天壤，即有少阴下痢脓血一症，乃是手少阴心主为患，非足少阴脾传肾之一症，故《保命集》② 以少阴痢曰小肠泄，以心与小肠为表里，心移热于小肠，小肠移热于大肠，则下痢脓血，以手少阴心经主血故也。经虽属阴，症则阳邪，如伤寒阳症传阴经之比也。夫夏秋之痢，先要究其致病之根。当五六月巳午丙丁行权，而庚金大肠受克于夏令之时，预伤其金水，至秋燥金行令，金被火刑，熏烁下溜，赤属火之本来，白属金之本色，而赤白相杂之痢作矣。即或纯白无红，虽非心火所乘，亦为素秋③燥火太旺，伤其金位本身，故白色溶化而下，此为乘令而得病者也。今先生言言牵带脾肾，妄存温补固涩横格胸中，致令痴人说梦，便有初起之痢，肠胃壅滞，热郁于内，反见外寒兼化之象，误认虚寒，竟以古人辛温发表方中，妄加补涩之药，混治湿热燥热之痢；不知古人辛温散表，乃治寒湿之痢也。症重者为害匪④轻，症轻者迁延变重。即有用温补能愈此疾者，非前医大用祛积，积气已清，即寒凉

---

① 抑欲：或是想要（做某事）。抑，或是。
② 《保命集》：即金代刘完素所著《素问病机气宜保命集》，综合性医书，3 卷。
③ 素秋：秋季。依据五行之说，秋属金，其色白，故称素秋。
④ 匪：不。

直进，失加向导，抑遏中州①，偶遇辛温，开通郁结，实得辛温散结之功，非得温补之力也。夫湿郁一痢，从时令寒湿之加临，外郁表邪，内壅积滞，是以用辛温之药，然亦但取其辛温散表，非取其辛温温补也。夫治痢过用寒凉克削，诚为不可，但起初湿火燥火，失于清利，则肠胃顷刻腐烂，补脾补肾，乃是后来调理法也。故曰视其缓急，调其气血，表症在者，汗之散之；里症急者，清之利之。至痢症中腹痛一门，有积滞壅塞之痛，用下药以行之；有气郁大肠之痛，用苦梗以开之；有气血不和之痛，用芍药以和之。今止举气郁一条，曰以桔梗开之，下曰以芍药为主，不分二味收散不同，混叙气郁条内，又无积滞作痛应下本条，似乎腹痛之痢，再无下行之法。又云恶寒者加干姜，恶热者加黄连。夫症有似阴似阳兼化之假象，宜察内症脉息，未可以恶寒恶热为据也。

后肛痛一条，上云热流于下，用槐花、木香是矣。又云挟寒者用理中汤，挟字下得不妥。《原病式》②云：岂有寒热夹杂于肠胃间乎。夫肛痛初起，再无寒痛之理，痢之日久，然后见痛，方为元气下陷，然止宜用补中益气汤以升提之，未可用理中汤以治。因肛痛皆是湿热下流，燥火闭塞。即痢之日久者，亦止宜于补，未宜于温。即令虚矣，寒则未必寒也。若是虚而兼寒，则肛门当不禁而无疼痛矣。又曰《局

---

① 中州：中焦脾胃。
② 《原病式》：即金代刘完素所撰《素问玄机原病式》，2卷。

方》①、复庵②，例用辛热；河间③、丹溪，例用苦寒，何其执而不圆，不知夏秋之痢，与四时之痢不同。夏秋之痢，本于湿热，但有湿淫燥淫之别，从治④正治⑤之分，《局方》、复庵例用辛温，深恐湿淫于内，不行辛散从治，而用苦寒正治，则寒凉抑遏，有邪凝内伏之虞。是以用辛散以治寒湿之痢，此宗《内经》湿淫于内，治以苦热，湿淫所胜，平以苦热，而开湿淫为痢，表症居多之法门也。河间、丹溪，例用苦寒，盖谓夏秋之痢，燥火为患，热毒壅害肠胃，此时若效从治之法，则燥火而遇辛温，肠胃顷刻焚烂，是以用苦寒宣利之剂，以为正治之法，此宗《内经》热淫于内，治以咸寒，热淫所胜，治以苦寒，而开燥热为痢，里症居多之法门也。用温用寒，因发表攻里二法各别。今先生不发明四公之意，开示后人，反毁四公，令后学不明。

余今校正伤寒例，仍遵仲景先生之法，夏秋之痢，当分

---

① 《局方》：即宋代太医局所编《太平惠民和剂局方》，10 卷。是我国第一部中成药典。

② 复庵：即戴思恭（1324—1405）。字元礼，号复庵，浙江浦江人，明代医家。著有《证治要诀》《推求师意》《证治要诀类方》等。

③ 河间：即刘完素（约 1110—1200，一说 1120—1209）。字守真，自号通玄处士、宗真子。因家住河间府（今河北河间），后世称其为刘河间。金元四大家之一。代表著作有《素问玄机原病式》《黄帝素问宣明论方》《素问病机气宜保命集》等。

④ 从治：又称"反治"，指顺从病证的外在假象而治的一种治法。适用于疾病的征象与其本质不一致的病证，如热因热用、寒因寒用、塞因塞用、通因通用等。

⑤ 正治：又称"逆治"，是指逆其疾病证候本质而治的一种治法。适用于疾病的征象与其本质相一致的病证，如寒者热之、热者寒之、虚则补之、实则泻之等。

燥火湿火；四时之痢，当分外感内伤，时行疫痢，当分六气岁气，如雨湿之年，流衍①之纪②，宜用发表者，以辛凉辛温之法治之。亢旱之年，赫曦③之政④，宜用攻里者，以苦寒咸寒之味治之，深彰先生之道，而全先生之书也。

论赵氏⑤《医贯》症因差误治法不合

尝读赵先生《医贯》书，发明先天水火之论，深得守真⑥先生《保命》⑦阴阳微旨，此轩岐⑧堂上，独契玄提⑨，而有此出类之见。然其论先天水火，诚为万世准绳。至于论症论治之中，敢为先生一二指陈。

如首论《内经》十二官论，谓心主之官非心也，别有一心主，在无极无形之际，以命门为君主。夫先生之论，先天无形之水火，《内经》之论，后天有形之藏象也。今以无形

----

① 流衍（yǎn 演）：水运太过之意。出《素问·五常政大论》："帝曰：太过何谓？岐伯曰：木曰发生，火曰赫曦，土曰敦阜，金曰坚成，水曰流衍。"

② 纪：古时以 12 年为一纪，此指年份，时间。

③ 赫曦（hè xī 贺希）：火运太过之意。出《素问·五常政大论》。

④ 政：政事。此指当政，当时。

⑤ 赵氏：即赵献可（1573—1664）。字养葵，自号医巫闾子，鄞县（今浙江宁波）人。善易而精医，著有《医贯》等。

⑥ 守真：即金代医家刘完素，字守真。

⑦《保命》：即刘完素所著《素问病机气宜保命集》。综合性医书，3 卷。

⑧ 轩岐：黄帝轩辕氏与其臣岐伯的并称。其二者被视作中国医药的始祖，后以"轩岐"指代医术。

⑨ 独契玄提：唯独契合精微要领。契，契合。玄，精微。

先天之理，以论后天，反使后学差误。又云世之养生者，宜加意于补火，而比类于鳌山之灯①，火熄则不动，火旺则动速。独不思火不宜动，动则病矣；速则易终而易坏；火太旺，则一炬成烬矣。故养生家，务静不务动。今云火旺动速，是妄开后世偏于补火过端。

夫阴阳之道，不可偏废，阴旺则阳亏，阳旺则阴竭，二者一有偏胜，则为病矣。今先生立有阳无阴之论，有偏于补阳之弊。至论伤寒一症，于口燥口渴条中，独重地黄之滋阴，但伤寒末后之时为虚热，初起之时为实热，今以地黄腻膈之味，施以初起口渴症中，则邪热凝滞，食气不消，其渴愈甚。且口干作渴，皆属阳明气分之病，今先生不分气分血分之所属，竟云滋补肾中真阴，不知邪热未去，虽日进滋阴，无益于病。仲景先生不设滋阴补血之方于口燥咽干条内，良以滋阴之药，治血虚发热之内伤症，非治热邪为患之外感法也。至于血症论中，往往以外感内伤，混一立论，将《内经》太阳司天，寒淫所胜，民病呕血血泄之论，引《金匮》外感吐血方中麻黄桂枝等汤主治。不知《内经》所论寒淫所胜，言人表有六淫之寒邪，壅遏发热，邪热郁于太阳之经，不得发越，故血从口鼻而出。是以《伤寒论》有太阳伤寒，失与麻黄汤发汗，遂成衄血吐血之语。今先生误认太阳寒淫所胜之寒，乃是虚寒之寒，而以温热施治，又不著明外感内伤，此等立法，最为误事。至论相火龙雷②，更有疵谬。夫龙雷之

---

① 鳌山之灯：俗称"靠山灯"，是民间花灯与烟火的巧妙结合。

② 相火龙雷：指狭义的相火，即肝肾火。肝火为雷火，因肝于后天八卦配震卦，震为雷；肾火为龙火，因肾为水脏，龙为水中之物，所谓龙潜渊中。乾之初九亦有"潜龙勿用"之语。

理，独详《周易》，龙雷天象，卦属于乾，实主纯阳。初九
为潜，九二为见，上九为亢，以明初阳在下，未可施用，必
待上行九五，方得刚健居尊之体，至上九又为阳居过极，而
为亢龙有悔矣。至雷属于震，于位属东，甲木所主，盖一阳
初动于二阴之下，则曰震动其地，及其二阳见上，卦成乎巽，
而龙雷皆得其令矣。古人以肝肾之火喻之者，以二经一主乎
木，一主乎水，然皆有相火存乎其中，故乙癸同源。二经真
水不足，则阳旺阴亏，相火因之而发，治宜培养肝肾真阴以
制之，不使其阳居过极，为乾之上九，离之九四是矣。今先
生云得湿则焆，遇水则炽，以火逐之则焰灼自消，而独以桂
附辛热之药，温补天真之火。不知龙雷之火，惟春分以后，
秋分以前，少阳相火，少阴君火，太阴湿土，三气合而行令，
一土不胜二火，一阴为二阳所逼，上下皆阳，一阴独寓于中，
于卦成离，于是炎暑时行，天之热气下降，地之湿气上蒸。
或龙从海起，水自天生；或龙从天降，水自地起。震动其地
而雷出，离丽乎天而电生，上下相合，则火雷鼓颔作声，而
成噬嗑①之象矣。及其云行雨施，则天气分而清凉，龙雷各
自隐伏。古人所谓移星易宿，龙蛇起陆②，惟夏月见之。今
先生云：冬时阳气在下，龙雷就火气之同类而居于下；夏月
阴气在下，龙雷不能安其身而出于上。果尔，则龟鳖阴类之

---

　　① 噬嗑：指周易六十四卦之二十一卦，火雷噬嗑。其下卦为震，为
雷，为阳；上卦为离，为电，为阴。刚柔相济，雷电交合，像刚齿破物，
柔舌试味，齿舌配合，去粗取精，所以卦名曰噬嗑，即咀嚼。
　　② 龙蛇起陆：上天如有杀伐的动机，就会使龙蛇飞腾。后用此典表
示自然界进入秋冬季节或发生战乱、灾异等。出《阴符经》："天发杀机，
龙蛇起陆。"

物，夏伏何处，冬见何地乎？夫龙雷何故独见于春夏，而独属于震离也？震属东方生升之位，天干甲乙，地支寅卯；离属南方明丽之位，天干丙丁，地支巳午，夫火长生于寅，临官于巳，帝旺于午也；夫子丑为开辟之初，坎为方萌之阳①，包藏于二阴之间，未能发动。至寅则阴气始剥，有震动发生震惊百里之象；及至天下雷行，卦为无妄，然后万物皆生。至巽则二阳皆生于上，万物皆齐。至离则上下皆阳，万物相见。故曰出乎震，齐乎巽，相见乎离也。夫泽天为夬②，夬尽成乾③，乾复南方先天之位，然后一阴始生于五阳之下，而成天风之姤④。阳极阴生，阴生渐长，火动于上，泽动于下，火泽为睽⑤，于是泽遇于火，水火相息，泽火相革，然后一阴上进，二阳下伏，说以利贞⑥，方成乎兑，而龙雷潜隐，直至剥尽成坤，坤复北方先天之位，然后阳往复反，一阳

---

① 方萌之阳：指冬至一阳生。坎于后天八卦中位于北方，对应壬癸及子水。在十二消息卦中，坎对应十一月，即冬至子月。

② 泽天为夬（guài 怪）：周易六十四卦之四十三卦，泽天夬。其上卦为兑，兑为泽；下卦为乾，乾为天。兑上乾下，有洪水涨上天之象。洪水滔天，必冲决堤防，所以卦名曰夬。夬，《序卦》："夬者，决也。"在十二消息卦中，夬对应三月（辰月）。

③ 夬尽成乾：指夬对应的三月（辰月）转化成乾对应的四月（巳月）。

④ 天风之姤（gòu 够）：指乾对应的四月（巳月）转化成姤对应的五月（午月）。

⑤ 睽：指周易六十四卦之三十八卦，火泽睽。其上卦为离，离为火；下卦为兑，兑为泽。上离下泽，正像水火相克，所以卦名曰睽。睽，《序卦》："睽，乖也。"意即矛盾。

⑥ 说（yuè 阅）以利贞：指火泽睽变为兑为泽。变化过程中，睽卦六五爻由阴变阳，上九爻由阳变阴，此所谓"一阴上进"；睽卦下卦不变，即"二阳下伏"。因兑卦卦辞为"亨，利贞"，故文中曰"说以利贞"。《彖辞》："兑，说也。"说，即悦。

始生五阴之下，而雷在地中复也。夫阴终于夬，夬尽成乾，阳终于剥，剥尽成坤，则知龙雷之火，发见于五阳成卦之泽天夬，收藏于五阴成卦之山地剥也。是则龙雷之火，其纯阳之象无疑矣。是以东垣云：以火吸水，水能上腾，热天龙见，水从地起，不可谓寒也。今先生用辛热摄伏，岂不误哉？夫引火归源而用附桂，实治真阳不足无根之火，失守上炎，如戴阳阴躁之症，非龙雷之谓也；龙雷之火，肝肾之真阴不足，肝肾之相火上炎，水亏火旺，自下冲上，突如其来，如焚死弃；若虚阳上浮，真阳不足，剥床剥肤，乃为阴邪所逼，一同乎五阳在下，一阴将尽于上之纯阳；一同乎五阴在下，一阳将尽于上之纯阴；一如乾之上九，亢龙有悔；一如坤之上六，龙战于野，阳极阴极，二者天渊。夫肝属于木，火本所生；肾属于水，火本先天，然二者之火，俱赖真阴相配，水润木荣，此火安其宅，真阴耗损，则木失所养，转柔为刚，水竭木燥，燎原可畏。但此火真水不足，相火偏胜为患，不比六淫之邪，天外加临之火，而用苦寒直折者，又不可宗火郁发之而用升阳散火之法。治宜养阴制火，如盏中添油，灯焰自熄，用家秘肝肾丸、六味丸，合滋肾丸是也。古人云，壮水之主，以镇阳光，阳光者，龙雷之火也；壮水者，滋阴降火之谓也。今先生云治以辛热，乃是益火之源，以消阴翳矣。乌乎可？

论《内经》《金匮》中风卒中症因各别治法不同

《内经》论中风，症因不一，有风入腠理，开则洒然[①]

---

① 洒然：形容寒冷的样子。

寒，闭则漐然①闷，名曰寒热，此言风寒在表发寒热也。有风气入胃不得外泄，则为热中，此言风邪入里发热也。有人瘦②则外泄而寒，为寒中泣出③，此言人弱汗多，热气外泄，而为虚寒也。有风气与太阳俱入，散于分肉之间，肌肉愤䐜④而有疡，此言风毒逆于肉里而发疮疡也。有卫气有所凝而不行，其肉有不仁，此言恶疠之风，伤人卫气，闭塞血脉而为麻风癞风⑤也。以上，《内经》总叙风邪之症也。

又云：风中五脏六腑之俞，各入其户，所中则为偏风。此言风邪中于各经之俞，或左或右，则为卒中偏风，半身不遂之症也。又云风气循风府而上，则为脑风目风。此言头风之症，能害人目也。又云饮酒中风，多汗不可单衣，喘息恶风，口干善渴，则为漏风。此言因酒热得风，故多汗恶风，口干善渴，表里皆病之症也。又云入房汗出中风，则为内风。此言入房汗出，风中于内，必病遗尿便涩之症也。又云新浴⑥中风，头多汗恶风。若先一日则病甚头痛，名首风。此言因浴见风而成头风头痛之症也。又云久风入中，则为肠风

---

① 漐（zhí执）然：形容微微汗出潮润之状。
② 瘦：弱。
③ 泣出：汗出。
④ 愤䐜（chēn琛）：积满胀起。愤，积满。䐜，胀起，胀大。
⑤ 癞风：中医病名。麻风病之一种。出《诸病源候论》："风起之由，皆是冷热交通，流于五脏，彻入骨中，虚风因湿和合生虫，便即作患。论其所犯，多因用力过度，饮食相违，行房太过，毛孔既开，冷热风入五脏，积于寒热，寒热之风交过通彻，流行诸脉，急者即患，缓者稍远，所食秽杂肉虫生，日久冷热至甚，暴虫遂多，食人五脏、骨髓，及于皮肉筋节，久久皆令坏散，名曰癞风。"
⑥ 浴：《素问·风论》作"沐"。

飧泄①，此言外伤于风之飧泄症也。又云：外在腠理，汗出汗泄衣，身体尽痛，名泄风，此言因自汗，成痛风之症也。以上，《内经》论外感风中也。

又云春甲乙②伤于风，嗌③干善怒，憎④女子，名肝风；夏丙丁⑤伤于风，善吓色赤，言不快，名心风；季夏戊己⑥伤于风，四肢不欲动，微黄不嗜食，名脾风；秋庚辛⑦伤于风，多汗恶风，时咳短气，名肺风；冬壬癸⑧伤于风，面痝⑨然浮肿，有脊痛不能正立，名肾风。又云食饮不下，隔塞不通，失衣则胀⑩，食寒则泄，形瘦腹大，名胃风。以上，《内经》论内伤风邪也。

至《千金方》⑪，则以《内经》风论发卒中条，立名中风；而以半身不遂为偏枯⑫；身无痛，四肢不收为风痱⑬；奄

---

① 飧泄：泻下不消化之食物。

② 春甲乙：指春季正是甲、乙木正旺的时候。

③ 嗌（yì意）：咽喉。

④ 憎：憎恨，厌恶。

⑤ 夏丙丁：指夏季正是丙、丁火正旺的时候。

⑥ 季夏戊己：指季夏正是戊、己土正旺的时候。

⑦ 秋庚辛：指秋季正是庚、辛金正旺的时候。

⑧ 冬壬癸：指冬季正是壬、癸水正旺的时候。

⑨ 痝（máng忙）：原为"疣"，据文义改。痝然，浮肿的样子。

⑩ 失衣则胀：穿少了衣服（容易受寒），引发腹胀。

⑪ 《千金方》：即唐代孙思邈所撰《备急千金要方》。30卷，为综合性临床医著。

⑫ 偏枯：偏瘫，半身不遂。

⑬ 风痱：中医病名，简称痱。症见四肢废而不用，身无痛。甚则可见口不能言，神志昏乱等。

奄①不知人②为风懿③；痹而不仁，为风痹，类中风，即为当今中风之祖。至仲景《金匮》，其第一条则曰：风之为病，当半身不遂，或但臂不遂，此为痹，脉微而数，中风使然。此发《内经》所中为偏风之条，而以脉之微数，以明不同中寒中湿也。第二条言：寸口脉浮而紧，紧则为寒，浮则为虚；虚寒相搏，邪在皮肤；浮者血虚，络脉空虚；贼邪不泻④，或左或右；邪气纵⑤缓，正气即急，正气引邪，喎僻不遂⑥；邪在于络，肌肤不仁；邪在于经，即重不胜⑦；邪入于腑，即不识人；邪入于脏，舌即难言，口吐涎。此发《内经》偏枯中风之症。若脉微数，则为风热；若脉不数，而见浮紧，则为风寒；风寒初中皮肤，失治，则或左或右，喎僻不遂；故邪在于络，肌肤不仁；邪在于经，即重不胜；邪入于腑，即不识人；邪入于藏，舌即难言。此申明风邪之中人经络脏腑，次序轻重之不同也。第三条言：寸口脉迟而缓，迟则为寒，缓则为虚；营缓则为亡血，卫缓则为中风。邪气中经，则身痒而隐⑧疹；心气不足，邪气入中，则胸满而短气。按

① 奄（yǎn 掩盖）忽：忽然，突然。
② 不知人：不省人事，失去了知觉。
③ 风懿：中医病名，又名风癔。症见猝然昏倒，不知人事，伴见舌强不能言，喉中窒塞感，甚则嘤嘤有声。《备急千金要方》：“风懿者，奄忽不知人，咽中塞，窒窒然，舌强不能言，病在脏腑。”《杂病源流犀烛·中风源流》：“风懿，亦名风癔，其病亦在脏腑间，由痰水制火，闭塞心窍，故猝然昏倒，舌强不言，喉中窒塞，嘤嘤有声是也。”
④ 贼邪不泻：外邪不出。贼邪，统指外邪。泻，外出。
⑤ 纵：《金匮要略·中风历节病脉证并治》作“反”。
⑥ 喎（wāi 歪）僻不遂：口眼歪斜，肢体不能随意运动。喎，歪嘴。
⑦ 重不胜：指肢体重滞，不易举动。
⑧ 隐：《金匮要略·中风历节病脉证并治》作“瘾”。

前条以寸口之脉浮紧，明风寒从外而渐入于里；此条以寸口之脉迟缓，明亦是风寒从外而渐入于里。第四条言：寸口脉沉而弱，沉则主骨，弱则主筋，沉即为肾，弱即为肝。汗出入水中，如水伤心①，历节痛，黄汗出，故曰历节②。此言脉沉主骨，脉弱主筋，乃是汗出入水中风，而成历节痛、黄汗出之症。又云：少阴脉③浮而弱，弱则血不足，浮则为风，风血相搏，即疼痛如掣。此言脉弱血虚中风而成痛风之症。又云：盛人④脉涩小，短气，自汗出，历节疼，不可屈伸。此言不虚之盛人，脉多实大，今见涩小，且见短气、自汗出、历节疼不可屈伸之症，例如《内经》饮酒中风多汗喘息等条，又兼见历节痛，不可屈伸之症也。又云：诸支节疼痛，身体尪羸⑤，脚肿如脱，头眩短气，温温⑥欲吐，桂枝芍药知母汤主之。此重申上文支节疼痛之痛风症，乃是外感，宜用桂枝芍药知母汤，和营卫以散表邪也。又云：味酸则伤筋，筋伤则缓，名曰泄。咸则伤骨，骨伤则痿，名曰枯。枯泄相搏，名断泄。营气不通，卫不独行，营卫俱微，三焦无所

---

①　水伤心：即水湿伤及血脉。

②　历节：中医病名，又称"历节风"，见《金匮要略·中风历节病脉证并治》。以关节疼痛，甚则肿胀变形为特点，多由肝肾不足，水湿内侵所致。

③　少阴脉：指肾脉，在足内踝后，跟骨上动脉陷中的太溪穴。

④　盛人：指体虚肥胖之人。

⑤　尪羸（wāng léi 汪蕾）：指瘦弱。尪，弱也。羸，瘦也。

⑥　温温：作"蕴蕴"解，指心中郁郁不舒。

御①，四属断绝②，身体羸瘦，独足肿大，黄汗出，胫冷。假令发热，便为历节。此言筋伤骨痿，内伤枯细之症，似历节痛风，然历节痛风，系外感症，必发热；假令黄汗胫冷，且见发热，方可为历节痛风症，方可散表。故下文复申曰：病历节，不可屈伸疼痛，乌头汤散邪。以上，《金匮》之论中风也。

由此观之，《内经》之论中风，总叙风邪致病，非专言卒中暴仆之症。《千金方》则发卒中之偏枯、风痱、风懿、风痹四症，而补立治法。仲景《金匮》论风，即以《千金方》所发之半身不遂，四肢不收，奄忽不知人，风痹之历节疼痛而发明。《千金》侯氏黑散治寒，风引汤治热，扩充而为卒中风之准绳。然止论外感风寒，未曾详言内伤诸中。于是，河间发火性急速，暴中卒倒，皆属于火；东垣③发气郁壅滞，气虚受邪；丹溪发因痰而生热，因热而生痰。是则《千金》④、仲景发卒中病，单主风寒，但言外感，故刘、李、朱先生，发主火、主气、主痰，兼内伤卒中亦全之矣。喻嘉言先生，妙论丛生，独著中风以《内经》邪害空窍⑤之下，补出补虚堵塞治法，此亦一偏之见。恐留而不去，反成其害

---

① 御：统驭，统治。

② 四属断绝：四肢得不到濡养。"四属"，徐彬《论注》："四肢也"；后藤慕庵《金匮要略方析义》："皮、肉、脂、髓也"。断绝，此处指得不到气血营养。

③ 东垣：即李杲（1180—1251）。字明之，晚号东垣老人，金元时期真定（今河北正定县）人，金元四大家之一。其代表著作有《内外伤辨惑论》《脾胃论》《兰室秘藏》等。

④ 《千金》：即唐代孙思邈所著《备急千金要方》，30卷。

⑤ 空窍：指人体与外界相通达的孔窍，包括九窍在内。

矣。夫中风寒之症，有虚有实，有气血不足，空腹见风，风邪乘虚而入者；有气血壅滞，饮酒中风，风邪乘实而入者；有先中风寒，因而生痰生热者；有先有痰热，后召风寒者。夫饥寒迫切，因虚而邪得以外入，人人知之也。醉饱当风，因实而邪得外入，人所不知也。是以外有六经表症，则比例①加减续命汤等散表；内见便溺阻塞，比例于三化汤等清里。邪散正虚，当用补虚堵塞，古人分闭脱二条，以验虚实，良有以也。至治风先治血，此言厉风伤血，血瘀不行，当行血祛邪；非言补血即可治风；非言厉风伤气，亦以血治。又云：中风之症，理气为先。此言气道壅闭，故当先理其气，非言凡治中风该用理气也。故当细详外感寒邪属表者，比例《千金》之侯氏黑散、加减续命汤等散表；若积热壅闭属里者，比例风引汤、三化汤等清里。若内伤之阴火上炎，积热上冲者，则遵河间治法；痰凝中脘，攻注成疾者，则丹溪、节斋②之法当矣。

故凡治病，切不可执一家论例。如四肢不举与半身不遂，似同实异。四肢不举，有虚有实；半身不遂，病邪为患。故四肢不举，以土不及为虚，土太过为实；土不及者，脾胃二经气血不足，则浑身无力，四肢难以举动，无麻木痛苦者也；土太过则气血壅实，而四肢作楚，不能举动，或痛或麻木，或极冷如冰者也。至半身不遂，则壅滞者多，虚者少，岂以一人之身，有半边不虚，半边独虚之理。即有偏中风寒者，

① 比例：谓比照事例、条例。
② 节斋：即王纶。字汝言，号节斋，慈溪（今属浙江）人，明代医家。著有《本草集要》《名医杂著》等。

亦止得外感寒邪，宜用辛散表邪，实非虚寒而宜温补。《准绳》书注半身不遂，立胃脉沉涩为虚，胃脉鼓大为实是矣；后于心脉小坚急，止注元阳不足一条，不知凡病有虚实，有心脉小坚急，元阳不足，即有心脉大搏指，心火太旺。书不尽言，学人宜细详补解。不玩①《内经》云：心气热则阳气内动，发为肌痹，传为脉痿。又云：阳有余，阴不足，为偏枯。又云：热多，则大筋软短而拘，小筋弛张而痿。如是则半身不遂，未可指为元阳不足一条立论。今之用热药，误治偏枯筋痿，以至大害，祸本于此。

论《内经》《金匮》阴虚阳虚症因各别治法不同

虚劳症，有虚而无火者，名虚寒；虚而有火者，名虚火。同一言虚，而虚寒、虚火，实分天壤。治虚寒之症，宜温补，忌滋阴；治虚火之症，宜滋阴，忌温补。然虚劳之症，后天有形致病者，易治；先天无形水火不足致病者，难治。治先天不足之症，要分别真阳虚、真阴虚。真阳不足者，阳虚无火也，当补阳，桂附八味丸、鹿角胶是也。真阴不足者，阴虚火旺也，当补阴，知柏八味丸、玄武胶②是也。补先天不足，仲景但立桂附八味丸补阳，未立知柏八味丸补阴。良③以既立先天补火之法，则先天补水之法，便可一例而推。钱

① 不玩：疑为衍文。
② 玄武胶：即龟胶。玄武，中国古代神话中的天之四灵之一，是一种由龟和蛇组合成的灵物。
③ 良：确实。

仲阳①微露机关，而以八味肾气丸减去桂附，惟以六味丸平补肾水，以为滋阴治法。至丹溪，则比例仲景之旨，而以黄柏、知母加入六味丸中，直与桂附八味丸旗鼓相对，补阳旺阴亏，肾水不足，得全仲景补阴制火之未备。夫人身阴阳水火，平等则生，偏旺则病，偏极则死。夫阳虚则阴偏旺，阴偏旺则阳愈虚，阳至绝，则孤阴亦随之而绝矣；阴虚则阳偏旺，阳偏旺则阴愈虚，阴至绝，则独阳亦随之而绝矣。然虚劳之症，到底阴虚者多，阳虚者少，故丹溪发阳常有余，阴常不足之论，而加意于滋阴，大补丸主治。王节斋亦有误服参、芪必死之说，此言真阴不足，阴虚火旺，劳瘵喘咳之症，非言真阳不足，虚寒无火之症也。若是虚寒之症，则黄柏、知母岂能大补？服参、芪岂有必死之理？今有真阴不足，虚火之症，服滋阴则变虚寒，服温补又变虚火者，此阴水既竭，阳火亦虚，不耐滋阴之死症也；有真阳不足，虚寒之症，用温补则变虚火，服滋阴又变虚寒者，此阳火既竭，阴水亦亏，不耐温补死症也。有虚寒之症，服温补之药，不变虚火，到底虚寒而死者，此有阴无阳，独阴不长之死症也。又有虚火症，用滋阴到底，不变虚寒而死者，此独阳无阴，孤阳不生死症也。以上，言先天阴阳不足，水火偏胜之虚劳也。

　　至后天损伤劳伤之症，则有脏腑诸条，精、血、气三者不同。然究其实，亦惟虚寒、虚火两条为要。虚而无火者，当用温补；虚而有火者，又当补虚清热。例如气虚无火，当

---

　　① 钱仲阳：即钱乙（1035—1117）。字仲阳，东平郓州（今山东郓城县）人，祖籍钱塘（今浙江杭州），北宋儿科大家。代表著作有《小儿药证直诀》3 卷。

用四君子汤、补中益气汤；若是气虚有火，立斋①加栀子、牡丹皮。血虚无火，当用四物汤、当归补血汤；若是血虚有火，立斋加山栀、牡丹皮。故凡虚劳之症，既明气虚，又要细详气虚之有火无火；既明血虚，又要细详血虚之有火无火。血虚有火，人人知之矣；气虚有火，人都忽之也。故治气虚无火者，当温补其气；若气虚有火，则补气药中，要加清凉。若血虚无火者，当补其血；若血虚有火者，则滋阴药中，又要清火。立两法加减，则精、血、气三者，调补平和之理尽矣。夫知柏天地煎，治精虚有火者；知柏归芍丸，治血虚有火者。古人用地骨皮散，治劳瘵骨蒸，亦因气虚有火耳。即《内经》云阴虚生内热，治当壮水之主，以制阳光。非言虚火是虚寒，可用温补者。东垣云：虚火可补，参芪之属。此言后天饮食劳倦虚阳发热之火，非言先天肾虚水少煎熬真阴之火也。《原病式》云：肾虚者，水虚也。水虚，则火旺而煎熬真水，反用温补消津烁肺，则喘嗽声哑，自汗骨蒸而死矣。世人误认温热为补者，皆因错解《内经》"劳者温之""形不足者，温之以气"，误认"温之"二字为"热之"。不知《内经》原文，言形不足者，温之以气，但言温润和养，以培元气，非言用温热之药；精不足者，补之以味，言用滋阴补其阴精，非言荤腥厚味也。

至论失血之症，方书云：气有生血之功，补血不如补气。此言阴络伤，血内溢，血虚无火之症，非言阳络伤，血外溢，血虚有火之症。夫曰：阴络伤，血内溢，言下泄下脱之血也；

---

① 立斋：即薛己（约1487—1558）。字新甫，号立斋，吴郡（今江苏苏州市）人，明代医家。自著及注释医书16种，后人汇编成《薛氏医案》。

阳络伤，血外溢，言上冲咳血、吐血、鼻衄①、牙衄之血也。夫阴络所伤之血，阴分之血也，血去则火亦去，故血虚无火者也；阳络所伤之血，阳分之血也，血去则火愈旺，此血虚有火者也。故血脱益气之法，但可施之于阴络所伤无火之血，难施之于阳络所伤，血去火旺，劳瘵骨蒸，脉数内热之人也。此等关头，从来差误，惟立斋曾有阳络伤，血上冲，阴络伤，血下脱之发明，然后人未曾思精而熟得。若进思血之阴络阳络，但当分别有火无火，亦不必拘于上溢下脱。例如咳血、吐血，上溢之血也，《金匮》有面色白，脉沉迟，内无热，阳虚不能摄血，古人用血脱益气，胃药收功者。又阳明大肠有火，而发肠红便血，下脱之血也；然有阳络之血，古人用黄柏、槐米以治者。总之，无论上溢下泄，惟以临症时，细审血去有火者，即为阳络所伤之血，但宜凉血养血；血去无火者，即为阴络所伤之血，仍可血脱益气。例如肝主藏血，又主施泄，肝经下血，同是阴经，又有分别。肝虚不能摄血，则用补肝敛肝之药；若怒动肝火，血得热而妄行下泄，则用凉血清火之药。明此两条，万无差误。

论《内经》《金匮》水肿腹胀症因各别治法不同

肿胀之原，《内经》《金匮》，辨别分悉。但其中节目②，隐而未彰。前代诸贤，皆未发明。后人不察，往往以虚肿之法施之实胀之人，实胀之法施之虚肿之症。不知肿、胀二病，

---

① 衄（nǜ 恶）：泛指出血。
② 节目：指关键事项。

皆有虚实。肿浮于外，病在经络，表也；胀满于中，病在肠胃，里也。赖许学士①分明四肢肿为水，但腹胀、四肢不甚肿为胀，发《金匮》肿胀分治之旨。后丹溪书以肿、胀二症，各立一门；王宇泰以水肿、胀满，分立治法，皆有至理。但胀满症中，分明虚实寒热诸条；而水肿门，未详《内经》何条是虚，何条是实，何条是胀，何条是肿；又不发明《内经》风水，与《金匮》风水，各自一症，余心未慊②。

《灵枢·津液别》③篇曰：阴阳气道不清，水谷并于肠胃之中，不得渗入膀胱，则为水胀。此总论水胀之原也。《水胀》篇曰：水始起也，目窠④下⑤微肿，腹乃大。肤胀者，腹大，身尽肿，皮厚⑥；鼓胀者，腹胀，身皆大，大与肤胀等；肠覃⑦者，寒气客于肠外，大如鸡卵，稍益大，如怀子之状，

---

① 许学士：即许叔微（1079—1154）。字知可，真州（今江苏仪征市）白沙人，南宋医家。著有《普济本事方》《伤寒百证歌》《伤寒发微论》等。

② 慊（qiè 窃）：通"惬"，满足、惬意。

③ 《灵枢·津液别》：指《灵枢·五癃津液别》。

④ 目窠（kē 科）：眼睑。

⑤ 下：《灵枢·五癃津液别》作"上"。

⑥ 皮厚：由于寒邪客于皮肤，卫气运行受阻，气、水聚于皮下，故见"皮厚"。如果单纯是水聚于皮下，则见皮薄发亮。

⑦ 肠覃：中医病名。指寒气客于肠外，营卫运行不畅，邪气停滞腹部而形成的包块，男女皆可患病。出《灵枢·水胀》："肠覃何如？岐伯曰：寒气客于肠外，与卫气相搏，气不得荣，因有所系，癖而内著，恶气乃起，瘜肉乃生。其始生也，大如鸡卵，稍以益大，至其成，如怀子之状，久者离岁，按之则坚，推之则移，月事以时下，此其候也"。

月事以时下；石瘕①生于胞中，子门闭塞，月事不以时下。此分论肿、胀之二症也。《胀论》曰：心胀者，烦心短气；肺胀者，虚满喘咳；肝胀者，胁下满，痛引小腹；脾胀者，善哕，体重；肾胀者，腹满，引背腰髀②痛；胃胀者，胃脘痛，妨③于食；大肠胀者，肠鸣而痛，濯濯有声；小肠胀者，小腹䐜胀；膀胱胀者，小腹满而气癃；三焦胀者，气满于皮肤；胆胀者，胁痛，口苦太息。此分论五脏六腑胀病，各经之见症也。《水胀》篇又曰：肤胀、鼓胀可刺乎？曰先泻其胀之血络，后调其经。《腹中论》曰：心腹满，旦食不能暮食，名为鼓胀，治以鸡矢醴④。王宇泰因见同曰鼓胀也，而治法有表里不同，乃分一以气聚之病，一以气停与血相搏之病，而桢⑤以为未然。夫《水胀》篇曰：腹胀身皆大，大与肤胀等。则知肿于遍身，非胀于内，在表不在里。故曰先泄其胀之血络，后调其经。此与《胀论》篇所谓营气循脉，卫气逆，并循分肉，为肤胀，三里而泻，同一法门也。《腹中论》但曰心腹满，旦食不能暮食，则遍身未皆大，在里不在

---

① 石瘕：中医病名。本病多为妇女月经期间寒气入侵胞宫，恶血停积所致。主要症状为子宫内有块状物形成，日渐增大，如怀孕状，并有闭经等。因包块如石，故名。出《灵枢·水胀》："石瘕何如？岐伯曰：石瘕生于胞中，寒气客于子门，子门闭塞，气不得通，恶血当泻不泻，衃以留止，日以益大，状如怀子，月事不以时下，皆生于女子，可导而下"。

② 髀：大腿。

③ 妨：阻碍。

④ 鸡矢醴：以鸡屎为主要成分的一种药酒，古人用来治疗臌胀。出《素问·腹中论》："黄帝问曰：有病心腹满，且食则不能暮食，此为何病？岐伯对曰：名为鼓胀。帝曰：治之奈何？岐伯曰：治之以鸡矢醴，一剂知，二剂已"。矢，同"屎"。醴，本义甜酒，此指酒剂。

⑤ 桢：秦之桢自称，即"我"。

表，故用鸡矢以下。此即《内经》所谓中满者泻之，泄之则胀已是也。《汤液》篇曰：平治权衡，去菀陈莝①，开鬼门，洁净府②。此因气拒于内，形施于外，形不与衣相保，表里俱病，故兼用发汗、利小便二法也。《评热论》曰：有病肾水③者，面胕④痝然，壅害于言⑤，虚不当刺，名曰风水。又曰，肝肾并浮于风水。夫肝火曰雷火，肾火曰龙火，肝肾之脉本沉，今并浮则雷火动而疾风暴雨，龙火动而水附波扬，此二条言肝肾之相火太过，泛滥其水而上浮也。《灵枢·本输》篇曰：少阴者属肾，三焦者，决渎之腑也，水道出焉。《宣明五气》篇曰：三焦病气满，小腹尤坚。又云：水留即为胀。此二条言肝肾之相火不及，不能蒸动其水而下积也。《水热穴论》篇曰：肾者至阴也，至阴盛水也。肺者太阴也，故其本在肾，其末在肺，皆积水也。此言肾水为病，上连于肺也。又曰：肾者，胃之关也。关门不利，故聚水而从其类也。此言肾水为病，上连于胃也。又曰：勇而劳肾，肾汗客于玄府⑥，传为胕肿，此内伤肾水，外受风邪之风水也。《阴

---

① 去菀陈莝：去掉陈积的铡碎的草，意指去除郁结已久的水液废物。菀，《素问·汤液醪醴论》作"宛"，即郁结。陈，陈旧，陈积。莝，铡碎的草。

② 开鬼门，洁净府：中医治疗水肿病的方法。鬼门，指体表的毛孔。在宣肺发汗的过程中，汗从皮肤而出。开鬼门，即发汗。净府，指膀胱。洁净府，即利小便。

③ 肾水：《素问·评热病论》作"肾风"。

④ 胕：同"肤"，皮肤。

⑤ 壅害于言：肾脉系舌本，肾受风邪，言语不利。

⑥ 玄府：指汗毛孔。

阳别论》曰：阴阳结邪，多阴少阳，名曰石水①。又曰：三阴结为水②。又曰：肝肾并沉为石水。此言寒结水邪，后世所名阴水之寒症也。《经脉》篇曰：胃所生病，大腹水肿，膝膑肿痛。又曰：诸胕肿，皆属于火；诸水肿者，湿热相兼也。此言热结水邪，后世所名阳水之热症。《至真要大论》曰：诸湿肿满，皆属于脾；又湿胜则水闭胕肿。此言湿土主脾，而为脾经水肿之症也。又云：太阴所至为胕肿。又太阴所至为中满。此言湿土司天，湿淫所胜之肿胀也。又云：太阳司天，寒胜则浮。此言寒淫所胜之肿胀也。又云：少阴司天，少阳胜复；少阳司天，少阴胜复。又云：热胜则肿。此言君相二火司天，热淫所胜之肿胀也。又按：《本神》篇曰：脾气实则腹胀。《调经论》篇曰：形有余则腹胀。《脉要精微论》篇曰：胃脉实则腹胀。此言脾胃壅滞而为胀病之实症也。《师传》篇曰：足太阴之公孙③虚则胀。《太阴阳明论》篇曰：饮食起居失节，入五脏则膜满闭塞，此言脾胃不足而为胀病之虚症也。《异法方宜论》曰：脏寒生满病，又胃中寒则胀满。此言脏腑阳虚而为胀病之寒症也。《至真要大论》：诸胀腹大，皆属于热。又曰：腹满大便不利，取足少阴。又曰：胀取三阳，此言脏腑郁热而为胀病之热症也。以上乃《内

---

① 石水：中医病名。指邪气结聚，阴盛阳虚，水液内停所致的以少腹肿满为特征的疾病。

② 三阴结为水：指邪气结聚于三阴，可致水肿臌胀之病。一阴为厥阴；二阴为少阴；三阴指太阴，即足太阴脾和手太阴肺。

③ 足太阴之公孙：指足太阴之别络，是公孙穴。出《灵枢·经脉》："足太阴之别，名曰公孙。去本节之后一寸，别走阳明。其别者，入络肠胃，厥气上逆则霍乱，实则肠中切痛，虚则鼓胀"。

经》之论肿胀二症也。至《金匮》则曰：风水脉浮，骨节疼痛恶风。又云：风水脉浮身重，汗出恶风者，防己黄芪汤主之。又云：风水恶风，一身悉肿，脉浮不渴，续自汗出，无大热，越婢汤主之。细玩《金匮》，以脉浮主表，皆从太阳经主治。此必是外感门另是太阳之风水，非《内经》肝肾并浮，及勇而劳肾，面胕疮然，内伤风水也。又云：皮水其脉亦浮，外症胕肿不渴，当发其汗。夫曰发其汗，直与太阳经伤寒同兹治法矣，岂可以此法而治肝肾并浮，勇而劳肾，面胕疮然，虚不当刺之内伤症乎？若云肝肾不足，火衰水泛，则以肾气丸摄服之可也，未宜以太阳经表药升散之。若以为面胕疮然，壅害于言，宜发其汗也，则经文明有不当刺之戒。温衣缪刺①，同是发汗。今刺尚不可，汗岂所宜乎？若以勇而劳肾，肾汗客于玄府而当发也，则伤寒少阴症，又有强发厥竭②之戒。夫伤寒少阴外感症，尚有不应汗之戒，今太阳升散之药，反为劳肾内伤症所宜乎？以此论之，则《金匮》之风水，乃是太阳之外感，实非《内经》肝肾之内伤。

夫仲景之书，往往补《内经》之缺。如温疟论《内经》之温疟，一主少阴，然二者皆先热后寒；《金匮》之论温疟，则但热不寒。《内经》之论温病曰：冬不藏精，春必温病；仲景之论风温，则曰太阳病发汗已，身灼热，名风温。即此二症，仲景之论，与《内经》之论，各自一条。《金匮》又

---

① 缪刺：在身体一侧（左或右）有病时，针刺对侧穴位的一种方法。出《素问·缪刺论》："缪刺，以左取右，以右取左"。缪，交叉。
② 厥竭：指少阴病误用汗法而致逆转的病机。

曰：皮水四肢肿，水在皮肤中，聂聂动①，防己茯苓汤。此亦与上章脉浮风水，以三阳主表而立阳经治法者也。又曰：正水，其脉沉迟，外症自喘；石水，其脉自沉，外症腹满不喘。二症同是脉沉，而以自喘主肺，不喘主肝肾。《金匮》以三阴主里而立阴经治法者也。又云：黄汗，其脉沉迟，身发热，久不愈，必致痈脓。又云：里水者，一身面目黄肿，其脉沉，小便不利。此二条，《金匮》以脉沉主表，立从症不从脉之法也。又云：水之为病，其脉沉小，属少阴。浮者为风，无水而虚胀者为气水，发其汗即已。此又以脉沉脉浮，以分太阳、少阴表里主治，而总结上文三阳三阴水肿治法也。又云：心水，少气不得卧；肝水，腹大，胁下痛；肺水，小便难；脾水，四肢苦重；肾水，腰痛不得溺。此以《内经》有五脏之胀，《金匮》复补出五脏之水也。《金匮》又曰：寸口脉沉而紧，沉为水，紧为寒。趺阳②之脉当伏，今反紧，本有寒疝。又曰：趺阳之脉当伏，今反数，本自有热。此以肺主通调水道，胃主出纳水谷，而以肺胃两家为诊治也。又曰：腰以上肿者，宜发汗；腰以下肿者，宜利小便。此以经文面肿为风，脚肿为水，而以身之上下，以分表里，推广于脉浮脉沉之外也。然此乃同伤寒太阳经麻黄治标，五苓治本之法。不然，则面跗瘟然，虚不当刺等症，腰以上虽肿，而发汗在所不取。肝肾并沉，真阴虚涸之症，腰以下虽肿，利小便又所不用也。以上诸条，乃《金匮》专论水肿之一

---

① 聂聂动：形容轻微颤动之状。由于水邪阻遏阳气运行，导致四肢肌肉轻微颤动。

② 趺阳：切脉部位之一，位在足背胫前动脉搏动处，属足阳明胃经。

症也。

至于后代节斋、丹溪、张三锡，皆以《内经》"诸湿肿满，皆属于脾"独指足太阴一经立论，不及乎诸条者也。何柏斋①独指《内经》肝肾石水，发《金匮》肾气丸为治，又单主足少阴一经者也。薛新甫②、赵养葵③以补肾补脾为肿胀统治，而以脾肾二经为法者也。丹溪又曰：湿热气盛，则肺郁成水。此言《内经》诸气膹郁④，湿热乘肺作肿一门也。河间又云：燥邪干肺，绝水之源，则小便不利而为肿。此因《内经》独缺燥淫一条，千古从未发明，而特补燥热乘肺作肿一门也。奈后代名贤，厌烦喜简，欲将一二经络，印定治法，以为易便。不知此症门路甚多，断难以一二脏为总括者也。但当认明何经所主，何经兼见；五脏中何脏有伤，六腑中何腑受病；三因中何因起症，六脉中何部应诊。因病治之，无不中病。

论《内经》膈气⑤呕吐噎隔呕吐症因各别治法不同

方书所谓膈气呕吐者，此即《内经》气为上膈⑥之一条

---

① 何柏斋：即何瑭（1474—1543）。字粹夫，号柏斋，谥文定，怀庆府（今河南武陟）人，祖籍扬州府泰州如皋。代表作有《柏斋文集》。

② 薛新甫：即薛己，字新甫。

③ 赵养葵：即赵献可，字养葵，明代医家。

④ 膹（fèn 愤）郁：指胸满、喘急一类的症状。出《素问·至真要大论》："诸气膹郁，皆属于肺。"膹，指气逆、喘急。郁，指郁结。

⑤ 膈气：中医病名。指食物吞咽受阻，或食入即吐的一种疾病。膈，阻隔不通，不能纳谷。

⑥ 气为上膈：出《灵枢·上膈》："气为上膈者，饮食入而还出。"

也。所谓噎隔呕吐者，即《内经》三阳结为隔[1]之一条也。仲景《金匮》书，以生姜半夏汤治痰呕，此治膈气方也；又以甘草大黄汤治呕吐便结者，此治噎隔方也。《洁古家珍》[2]以呕吐分上中下三条，而以气积寒主治。东垣以辛香温胃立法。此乃膈气呕吐方书，非噎隔呕吐之症也。河间以《内经》诸逆冲上、诸呕吐酸、诸痿喘呕，正合三阳结热之义，发明气郁不利，胃火上炎，故呕涌溢食不下，而以三乙承气[3]等方为治。丹溪亦谓噎隔之症，火热上炎，多升少降，更发内伤真阴不足，津液枯涸，而以四物汤中多加竹沥、荆沥[4]、牛羊乳等为治。又著《局方发挥》，力辨《和剂》[5]之非。此噎隔呕吐方书，非膈气呕吐胃寒之症也。《内经》明明各是一条，前贤亦各开一面。今因二者症名相似，膈隔易讹，呕吐难别，遂至展转差误。不知同一呕吐也，而有热吐、寒吐之分；同一痰涎也，而有湿痰、燥痰之别。考之方书，同是治隔也，而有膈气、噎隔二条之分。按之《内经》，固有是论也，而有气为上膈，三阳结为隔之异。夫膈气呕吐者，言饮食之时，并无阻碍；但食后时或作胀，时或气逆，时或

---

① 三阳结为隔：邪气郁结于三阳，则多为上下不通的隔证。出《灵枢·阴阳别论》："三阳结，谓之隔"。

② 《洁古家珍》：金代张元素编著的综合性医书，1卷。

③ 三乙承气：即刘完素创制的三一承气汤，由大黄、芒硝、枳实、厚朴、甘草、生姜组成，有泄热通便之功。出《宣明论方》。

④ 荆沥：中药名，学名黄荆沥，为黄荆的茎用火烤灼而流出的液汁。具有清热、化痰、定惊之功效。

⑤ 《和剂》：即《太平惠民和剂局方》。大观（1107—1110）年间，政府诏令医官陈承、裴宗元、陈师文等人将官药局所收制剂处方加以校订而编成。

呕吐，然亦时作时止。不比噎隔之症，饮食之际，即有拒隔不下之患；下咽之后，少顷直涌而上也。《内经》云：三阳结为隔。注曰：三阳者，大小肠、膀胱也。结者，结热也。小肠结热则血脉燥，大肠结热则后不通，膀胱结热则津液干涸。三阳下结，食必上潮。此阳火上逆，推而不下也。桢细玩之，曰三阳，则与阴经无与；曰结热，则非阴寒可知。夫《千金》诸方，治反胃噎隔而用姜桂，因气滞清道，用大黄、芒硝、石膏、竹沥、芦根、生地黄汁等一派苦寒，略用姜桂以为向导，非因胃寒而用也。又按：方约之①《附余心法》②曰：噎隔之症，因火而成，病源不一。有因思虑过度而动脾火者，有因忿怒过度而动肝火者，有因饮食太过而生胃火者，有因淫欲过度而起肾火者。盖火气炎上，熏蒸结聚，津液干燥，饮食不得流利，为噎为隔。久则胃脘结断，饮食虽进，停滞隔间，反而上逆，为呕为吐。此症切不可用香燥之药，若服之必死。夫症属热燥，又用香燥之药，散气消阴，则助火而烁津矣。又考王宇泰《准绳》书，谓溢食一症，或伤于酒，或伤于食；或胃风③而吐，或胃热而吐。医者不察，火里烧姜，汤中煮桂；沉香未已，豆蔻继之；砂仁未已，胡椒继之，竟将热药妄施。素热之人，三阳既结，食必上潮，仓

① 方约之：即方广。字约之，号古庵，休宁（今安徽休宁）人。先学儒，后学医，曾旅居河南洛阳、陈留等地，以医术闻名于中原一带，对朱丹溪最为推崇。编有《丹溪心法附余》一书，对于传播和研究丹溪之学有一定影响。

② 《附余心法》：即方广所编《丹溪心法附余》。

③ 胃风：中医病名。因胃中积热生风所致，以呕吐为主症。

公①治用下剂。刘河间治呕吐噎食，遵仲景呕吐门甘草大黄汤，及三乙承气等，独超近代。但用药之时，累累加服，慎勿顿攻。若咽喉痰阻，微用苦酸，轻轻涌出，因而治下。设或不行，蜜盐下道，始终勾引，两药相通，结散阳消，饮食自顺。

余今分别发明曰：膈气呕吐与噎隔呕吐，各是一条。膈气呕吐，有寒有热，有痰有气，有燥有湿；噎隔呕吐，则但热无寒，但燥无湿，惟是三阳结热。《金匮》《千金》、洁古②、东垣之方，治膈气呕吐者，不可治噎隔症；河间、丹溪之方，治噎隔法也，不可治胃寒膈气。仲景小半夏汤，治湿痰呕吐者也；大黄甘草汤，治大便燥结，食已即吐者也；其小柴胡汤，治运气外来，少阳所胜之呕吐也。后洁古加青黛治呕苦，亦同是义。东垣之丁香茱萸汤，治胃寒呕吐者也；《三因方》③麦门冬汤内用竹茹、芦根汁，治燥热漏气呕吐也；河间用承气等下药，治热淫所胜，膏粱积热，外感有余之噎隔也；丹溪以四物汤加羊牛乳等滋阴，治津竭血燥，内伤不足之噎隔也。赵氏书独主滋阴而重地黄丸，此治精竭阴耗，肾经真水不足，内伤噎隔之法也。至于东垣所论噎塞，又有不同。夫曰堵塞喉咙，阳气不得出曰塞，阴气不得降曰噎。夫气逆咽喉，诸经不行，口开目瞪，气欲绝，当用气味

---

① 仓公：即淳于意（约前215—前140）。西汉临淄（今山东淄博）人，西汉医家。

② 洁古：即张元素（约12—13世纪）。字洁古，金代易州（今河北省易县）人。著有《医学启源》《脏腑标本寒热虚实用药式》《珍珠囊》《洁古家珍》等。

③ 《三因方》：即《三因极一病证方论》，为南宋医家陈言所著。

俱阳之药，引胃气以治其本。桢细玩之，词中并不言及拒格饮食等语。下文反言食消服之，更以美食压。夫噎塞直至口开气绝，尚能待食消，更以美食压之乎？此之噎塞，又言膈气不通，阴寒气窒之症，另是气噎一门之症，非言噎隔溢食，格食不下，三阳结热之噎矣。余读《准绳》书，见以膈气呕吐，叙于噎隔呕吐之上，另立一门；又以噎塞之症，叙于噎隔之下，亦另立一门，则知古人原有分别也。是以一症之中，亦要分析寒热燥湿诸条。即如《内经》诸呕吐酸，同言热呕也，而为湿热之呕；诸痿喘呕，同言热呕也，而为燥热之呕。二热同原，湿与燥又分天壤。方书以食久而吐属寒，名曰翻胃；以食入即吐为热，名曰反胃。不知反与翻同，皆是形容呕吐之义，未可以食入即吐、食久而吐以定寒热。王太仆①虽有此论，亦言其理之常，难必其症之变也。余常见暴吐多热，即久吐中亦有热者。脾胃湿热，食久不化，熏蒸结聚，痰涎裹住不消，亦令上逆而吐。如夏月人感湿热，则食不消化而吐是也。是以噎隔之症，千无一寒，万无一寒，从古到今，亦无一寒也。呕吐之症，亦止寒热各半耳。余今以噎食不下，隔食呕吐之症，直以有热无寒施治。以呕吐之症，不论食久食已，惟以酸不酸、臭不臭分别寒热。呕而酸馊，夏热之化，主火；呕而不酸不臭，冬寒之象，主寒。如造酒者然，热者主酸主臭，冷者不腐不臭是也。

---

① 王太仆：即王冰（710—805）。号启玄子，曾任唐代太仆令，又称"王太仆"。生平好养生之术，潜心研究《素问》，著成《次注黄帝内经素问》，共24卷。

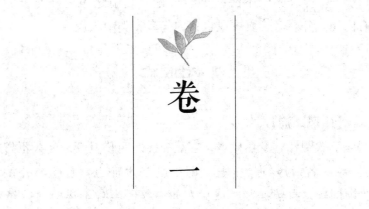

卷

一

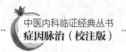
～ 中 风 总 论 ～

秦子曰：中风之症，卒然仆倒，昏不知人。若痰涎暂升，少顷即醒，此中之轻者；卒然倒仆，昏不知人，痰涎壅盛，口噤①失音，良久不醒，渐渐沉重，此中之重者。有外感，有内伤。外感者，真中风也；内伤者，类中风也。

外感中风症

【中风之症】

卒然倒仆，身热口噤，志乱神昏，四肢俱废，良久不省，《内经》名曰风痱，东垣所谓中脏之重症也。若仓卒仆倒，少顷即醒，身热痰涎，或见左瘫右痪，半身不遂，《内经》名曰偏枯，东垣所谓中腑之稍轻者；外无六经寒热，内无便溺阻隔，无痰无喘，言语分明，惟见皮肤不仁，或麻或木，口眼㖞斜，东垣所谓中血脉之最轻者。以上乃外感真中风之症也。

【中风之因】

或坐卧当风，风入五内；或衣单被薄，卒遇暴风；或披星戴月，风露袭人，外邪乘虚入于诸经，而中风之症作矣。

【中风之脉】

左关浮弦，病在足厥阴、少阳。左寸浮弦，病在手少阴、

---

① 口噤（jìn 尽）：牙关紧闭，口不能开。

少阳。左尺浮大，病在足少阴、太阳。右寸浮洪，病在手太阴、阳明。右关浮大，病在足太阴、阳明。右尺浮大，病在三焦及命门。

【中风之治】

初起宜祛风涤邪。有表者，小续命汤、羌活愈风汤汗之；有里者，三化汤下之；表里俱见者，大秦艽汤、防风通圣散和之；痰涎壅盛者，竹沥二陈汤，合胆星汤、牛黄清心丸；积热神昏，海藏清心丸。

小续命汤 通治中风六经表症。后具河间六经加减、四时加减之法。

麻黄　人参　黄芩　白芍药　甘草　防风　杏仁　川芎
防己

春，加防风；夏，倍加石膏；秋，加知母；冬，加桂枝。身痛，加羌活、秦艽。

河间云：凡中风，不审六经加减，虽治之不能去其邪。《内经》云：开则洒然寒，阖则热而闷，知暴中风邪，宜以小续命汤，随症随经治之。

中风无汗，恶寒，脉浮紧，风中太阳经营也。以续命汤加后三味各一倍，名**麻黄续命汤**。

麻黄　防风　杏仁
宜针太阳少阴，出昆仑、阳跷穴血。

中风有汗，恶风，脉浮缓，风中太阳经卫也，以续命汤加后三味各一倍，名**桂枝续命汤**。

桂枝　白芍药　杏仁
宜针风府。

中风无汗，身热不恶寒，脉洪长，风中阳明经症也，以

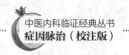

续命汤加后三味各一倍，名曰**石膏续命汤**。

石膏　知母　甘草

中风无汗，身热不恶风，脉缓长，风中阳明表症也。以续命汤加后三味各一倍，**名干葛续命汤**。

干葛桂枝　黄芩

宜刺厉兑，泻阳明之实，清火也；针陷谷，去阳明之邪，散表也。

中风无汗，身凉，风中太阴经也，以续命汤加后三味各一倍，**名附子续命汤**。

熟附子　干姜　甘草

宜刺隐白，以去太阴之贼。

中风有汗，无热，以续命汤加后三味各一倍，**名桂附续命汤**。

桂枝　熟附子　甘草

宜针太溪，以去少阴之邪。

中风六经混淆，指节挛痛，麻木不仁，系手少阳、厥阴，**羌活连翘续命汤**。

小续命　羌活　连翘

宜刺厥阴之井大敦，以通其经，灸少阳之经绝骨，以引其热。又云，古之小续命，混淆无六经之别，今各分经治，又立针刺之法。

中风外无六经形症，内无便溺阻隔，惟舌强难于言语，手足不能运动，知血弱不能养筋，宜养血舒筋，**大秦艽汤**主之。

又云，中风外有六经形症，先以加减小续命诸方，随症随经治之。内有便溺阻隔，复以三化汤下之。桢按：以上诸症，乃西北真中风症，故立祛风散邪之法。以下内伤条内，有不因外风而因于调养失宜。例如河间之论火，丹溪之论痰，而实系类中风之症，以其相类，故同列之，然各有分别，不可混治。

羌活愈风汤 治表里已解，服此为善后条理。

羌活　防风　防己　川芎　独活　蔓荆子　麻黄　细辛　秦艽　柴胡　前胡　甘菊花①　黄芪　枳壳　当归　芍药　苍术　黄芩　生地　半夏　白芷　知母　甘草　地骨皮　厚朴

三化汤 外无六经表症，内有便溺阻隔，以此方利之。

厚朴　大黄　枳实　羌活

虚人，加人参；痰多，加胆星②、半夏。

大秦艽汤 治外无六经表症，内无便溺阻隔，惟手足言语不便者。

秦艽　石膏　甘草　川芎　当归　白芍药　羌活　独活　防风　黄芩　白术　白茯苓　生地　白芷　细辛　熟地

天寒，加生姜；心下痞，加枳实、川黄连。夏秋，加石膏、知母；冬，桂枝。

防风通圣散 治表里未除，以此方和解。

麻黄　石膏　桔梗　黄芩　山栀　荆芥　滑石　白术　广皮③　甘草　川芎　当归身　防风　大黄　芒硝　连翘

---

① 甘菊花：中药名。即白菊花，有清热散风，养阴清肝之功。

② 胆星：中药名。即胆南星，别名胆星、陈胆星，为天南星用牛胆汁拌制而成的加工品。具有清化痰热、息风定惊的功效。

③ 广皮：中药名。即广陈皮，陈皮的一种。一般认为药材陈皮以广陈皮质量最好，而广陈皮中又以新会陈皮品质最优。

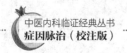
薄荷　白芍药

竹沥二陈汤　治中脘痰滞。

熟半夏　白茯苓　广皮　甘草　竹沥

寒，加生姜；热，加山栀、黄连。

胆星汤　治痰涎壅盛。

陈胆星　广橘红　苏子　钩藤　甘草　菖蒲

里热甚，加山栀、黄连；肝胆热，加青黛、海石。

牛黄清心丸　治痰迷心窍。

真牛黄　犀角　羚羊角　辰砂　陈胆星　天竺黄　麝香

薄荷　雄黄　防风　冰片

海藏清心丸　治积热迷心。

黄柏二两　黄连　麦冬各一两　龙脑①一钱

炼蜜为丸。

内伤中风论

秦子曰：以其不因外感，故曰内伤；以其症类中风症，故亦曰中风。古人名类中风，即此症也。

内伤中风症

【中风之症】

平居无故，倏尔仆倒，随即苏醒；一年半载，又复举发；

---

①　龙脑：中药名。冰片之别名，由樟科植物龙脑樟枝叶经水蒸气蒸馏并重结晶而得，具有开窍醒神、清热散毒之功。

三四发作，其病渐重；或犯半身不遂，口眼㖞斜，甚则痰涎
壅闭，便溺不通；至手撒口开，遗尿不语，乃为不治。此内
伤中风之症也。

【中风之因】

或本元素弱，劳役过度，五志厥阳之火，煎熬真阴，阴
虚则热，热则风生，风火相搏，痰涎自聚，不由外邪，其病
自发；或膏粱积久，湿热之气，上熏成痰，迷其心窍，亦能
倒仆，而成内伤之症。

【中风之脉】

空大气虚，微细血弱，沉数沉实，膏粱积热。

【中风之治】

初起脉细神清，宜活血安神，加减茯神汤。古人云，治
风先治血，血行风自灭。此指内伤中风虚者而言也。若脉数
沉实，昏冒不省，先宜清火为急，安神丸；痰涎壅盛，当化
痰理气，涤痰汤；膏粱积热者，清胃汤；俟诸症平安，然后
养血安神。气虚者，四君子汤；血虚者，四物汤；气血皆虚，
加味归脾汤。

加减茯神汤

白茯神　当归　远志　麦冬　知母　羚羊角　犀角

心火旺，加黄连；肺火旺，加山栀；肝火旺，加丹皮、
山栀；尺脉数，加黄柏；元气虚，加人参。

安神丸　治痰迷心窍。

麦冬　白茯神　山药　辰砂　甘草　马牙硝①　寒水石

---

①　马牙硝：中药名。亦作"马牙消"，朴硝的一种。具有泻下通便，
润燥软坚，清火消肿之功效。

痰多，加胆星，甚则加牛黄；心火，加黄连；肺火，加黄芩；肝火，加山栀；肾火，加黄柏；虚人，加人参。

涤痰汤　治痰涎壅盛。

南星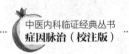①　半夏　枳实　石菖蒲　竹茹　橘红　甘草　白茯神

痰不化，加竹沥、生姜；热甚，加黄连；胸满闷，加枳壳；大便闭结，加大黄；虚人加人参。

清胃汤　治胃中湿热。

川黄连　升麻　山栀　甘草

四君子汤　治气虚不足。

人参　白术　白茯苓　炙甘草

血虚合四物，恐凝滞不用四物，竟加当归一味。

四物汤　治血虚。

当归　白芍药　川芎　怀熟地

气虚，合四君子；恐燥，加黄芪，即合当归补血汤。

归脾汤　诸症平安，此方调理。

白术　白茯神　远志　枣仁　当归　黄芪　广皮　白芍药　甘草　丹皮　山栀　人参

《家秘》加升麻、柴胡，即合补中益气汤，以升举中气。

六淫之邪，皆能中人，非止得风邪也。故《准绳》书立卒中七条。以感而轻者名伤；感而重者名中；若忽然中倒，遍身发热，世名中风。方书充栋，惟河间立四时加减续命汤诸方，以治中风。外有六经表症，开示化方用药之妙悟，立

---

①　南星：中药名。天南星之别名，具有燥湿化痰、祛风止痉、散结消肿之功。

愈风汤、通圣散，以和解有表有里之症；又立三化汤，以治内有便溺阻格，土太过之里实症；又立十全大补等，以治土不及之虚中，则散邪、和解、清里、补虚，四法全备。东垣复发卒中昏倒，偏废手足，舌强语謇之类中风，而立理气开郁，疏通经络，以治气中。丹溪又补痰涎壅闭，痰火攻冲，而立竹沥、姜汁、半夏、南星等，豁痰散结，以治痰中。此皆发明卒中之症，不独外中于风，有因气郁痰迷，内伤壅闭致病者；家秘于是分外感内伤，各立一条；又发内伤卒中，气郁痰迷，手足偏废，多因膏粱积热，酒湿成瘫所致。既详各条治法，又立总论于卷首。大凡著书垂后，每症之下，必要详明经系何经，病因何气，使后学有实据可凭，临症庶①不数数更方，朝攻暮补，贪图侥幸，以致误人。

外感半身不遂

【半身不遂之症】

身发寒热，暴仆卒倒，醒后或左或右，偏废不用；或痛或木，或热或冷，二便赤涩。此外感半身不遂之症也。

【半身不遂之因】

起居不慎，卫气不固，风邪入于经络，邪踞不散，气血阻绝，则半身为之废矣。

【半身不遂之脉】

或病左，左手无脉；病右，右手无脉。或病左，左脉反大；病右，右脉反大。

---

① 庶：表示希望，相当于"但愿"。

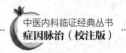

【半身不遂之治】

脉洪大者，宜祛邪涤热，大秦艽汤。外邪抑遏，脉伏不出者，加减续命汤，散其表邪；痰火壅闭经络，脉伏不出者，三化汤、导痰汤清其壅滞，则脉出而手足自如。

大秦艽汤

加减续命汤

三化汤　以上三方，见前中风。

导痰汤

南星　半夏　枳实　甘草　橘红

内伤半身不遂

【半身不遂之症】

或一手一指，先见麻木，一年半载，渐渐不能举动，此病起于缓者；或痰火内作，忽尔僵仆，少顷即苏，半身不能举动，此病因于火而急者。二者皆无表邪形象，故曰内伤半身不遂也。

【半身不遂之因】

或气凝血滞，脉痹不行；或胃热生痰，流入经隧，踞绝道路，气血不得往还；或浩饮①所伤，酒湿成瘫，则半身不遂之症作矣。

【半身不遂之脉】

沉涩血痹，沉滑结痰，沉数酒湿，脉虚气亏，脉细血少。

---

①　浩饮：豪饮。

【半身不遂之治】

血痹者，活血汤；结痰者，二陈汤加竹沥、生姜；酒湿成痿者，戒酒，服散湿热之药，葛花平胃散，或加栀、连，或栀连二陈汤；若气虚补气，血少补血。

活血汤

当归　赤芍药　红花　丹皮　川芎　泽泻　郁金　木通　秦艽

二陈汤　见痰饮。

葛花平胃散

葛花①　苍术　厚朴　广皮　甘草

有热，加山栀、黄连。

栀连二陈汤　即二陈汤加栀、连。

外感四肢不举

【四肢不举之症】

身发寒热，内热口渴，二便赤涩，手足俱废，或痛或麻，此外感四肢不举也。

【四肢不举之因】

内气不足，起居不慎，卫外之阳已亏，外邪袭之，则手足废而不用，四肢不举矣。

【四肢不举之脉】

浮数风热，浮紧寒伤，浮缓风伤，浮滑痰涎。初按不见，

---

①　葛花：中药名。为豆科植物野葛和甘葛藤的花，有解酒化湿醒脾之功。

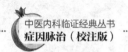
邪伏之诊；久按反疾，热结使然。

【四肢不举之治】

脉浮数者，防风通圣散、秦艽汤。脉浮紧者，麻黄续命汤。浮缓者，桂枝续命汤。脉弦滑者，胆星汤。左脉浮大，羌防柴胡汤。初按脉沉伏，有表邪者，续命汤散邪。久按滑疾，宜宣通壅滞，三化汤下之。

防风通圣散

大秦艽汤

麻黄续命汤

三化汤

桂枝续命汤

胆星汤　以上六方见前。

羌防柴胡汤

柴胡　黄芩　广皮　甘草　羌活　防风

内伤四肢不举

【四肢不举之症】

忽尔倒仆，手足偏枯，外无六经表症，惟内热便闭尿赤，此土太过症也。若渐至四肢无力，不似偏枯，神清气爽，二便清利，此土不及症也。

【四肢不举之因】

膏粱积热，土困中央，手足本于阳明胃经，土太过则隧道壅塞，四肢不举；手足又禀气于脾土，不及则脾气亏损，四肢亦不举。

【四肢不举之脉】

右关实大，或见沉数，土太过也；虚大细缓，或见沉迟，土不及也。

【四肢不举之治】

右脉滑实，土太过，枳实丸消导之。右脉沉数，大便结者，三化汤。痰注四肢者，导痰汤。酒湿成瘫，热在上者，干葛清胃汤。六脉虚缓，土不及者，六君子汤。尺脉沉迟，真火不足者，八味丸，温补天真。

枳实丸

陈枳实　厚朴　槟榔　木香

小便不通，加黄连、木通。

三化汤　见外感中风。

导痰汤　见半身不遂。

干葛清胃汤　即清胃汤加干葛。

六君子汤　即四君子汤加陈皮、半夏。

八味丸　即六味地黄丸加肉桂、附子。

按：半身不遂与四肢不举，大有分别。四肢不举者，有虚有实；半身不遂，悉作实邪。夫一人之身，岂有半边虚而半边不虚者乎？此症当与口眼㖞斜同看，非外感六淫之邪，即内伤痰火死血。今前二条虽有气虚、血虚之说，然不过戒后人不可峻攻其邪，非教人用补药也。若外感致病，发热恶寒，此风寒也，当用羌独败毒散，辛散表邪。若发热、多汗、口渴，此风热也，当用加减防风汤。若口角流涎，胸前呕恶，此内伤痰火也，宜导痰汤加干葛，多冲竹沥。胃家无滞者，加栀、连；有滞者，合家秘保和散。大便结者，指迷丸加玄明粉。若死血凝结，夜间作痛者，活血汤加桃仁。血中伏火，睡中盗汗者，兼用当归大黄汤。若四肢不举，方书以二便阻涩，为诸窍壅滞，四肢或冷或麻木，全然不能举动者，土太过，实症也，用三化汤等，削平土厚①。若二便滑利，诸窍通滑，手足但觉乏力，别无痛苦麻木，原能略略举动者，此土不及虚症也，当补气血。夫四肢不举，有气血诸经之别，今独言土者，以手足为阳明胃土所主，四肢禀命于脾胃，举土而言，则可类推。

外感口眼㖞斜

【口眼㖞斜之症】

头痛目疼，身发寒热，目筋缩短，软戾拘急。此外感口眼㖞斜之症也。

【口眼㖞斜之因】

当风露卧，胃冷冲寒；肝主筋脉，风中肝木，则眼目拘缩；阳明主肌肉，风中肌表，则口欠唇歪。

【口眼㖞斜之脉】

左关弦紧，风中肝胆。右关弦长，风中阳明。浮数滑大，邪伤于气。沉弦细数，邪伤于血。

【口眼㖞斜之治】

风中肝胆，羌防四物汤。风中阳明，防风干葛汤。左㖞，用羌防四物汤，内服外熏；右㖞，防风葛根汤，内服外熏。因于寒，外用艾火灸之，右㖞灸右，左㖞灸左。

---

① 削平土厚：喻指胃肠实证当用攻下之法治疗。土厚，比喻胃肠实证。

羌防四物汤 治风中于左，邪入厥阴，口眼㖞斜之症。

羌活　防风　当归　生地　川芎　白芍药

身痛，加秦艽、钩藤、柴胡。

防风干葛汤 治风中于右，邪入阳明，口眼㖞斜之症。

防风　荆芥　干葛　升麻　广皮　甘草　白芷

身痛，加秦艽、钩藤。

内伤口眼㖞斜

【口眼㖞斜之症】

外无六经形症，忽尔眼欠口㖞，此内伤口眼㖞斜之症也。

【口眼㖞斜之因】

金燥木枯，则肝血不足，筋急牵引。燥金太过，则子合母虚，阳明之脉，亦必短缩。膏粱酒湿，湿热不攘，则脾火不运，筋脉软短，肌肉不仁，口眼㖞斜之症作矣。

【口眼㖞斜之脉】

左关弦数，肝胆有邪；右关洪长，肠胃有热。左脉微涩，肝血不足；右脉微细，气虚之别。

【口眼㖞斜之治】

左关弦数者，当归钩藤汤。右关脉弦数者，栀连平胃散加干葛、木瓜、秦艽。膏粱积热者，干葛清胃汤。肝血不足，补肝散。脾气虚者，四君子汤。

当归钩藤汤

当归　钩藤　秦艽　丹皮　防风　青皮　黄芩　柴胡
甘草

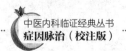
栀连平胃散

山栀　川黄连　熟苍术　厚朴　广皮　甘草　葛根　木
瓜　秦艽

干葛清胃汤

升麻　川黄连　山栀　丹皮　生地　甘草　干葛

四君子汤　见前内伤中风。

补肝散

归身　白芍药　川芎　生地　羌活　防风

阳明之脉，夹口环唇，入目络鼻，故口眼㖞斜。阳明主
多①，此系实邪之症，即同半身不遂，但当去其病邪，用不
得温补堵塞。前条虽有血虚、气虚，而立补方，亦不过预防
其本元耳。以内有痰涎积热，每多口眼㖞斜，故凡流涎口角而
㖞斜口眼者，悉以胃热主治，而用清胃汤、防风干葛汤；舌音
不清㖞斜者，皆主心胃有热，而用转舌膏；大便硬为大肠燥
火，而用四顺饮；即或泻或结，亦是大肠湿热，用川连枳壳
汤；小便赤涩不利，为小肠燥火，即或数数欲小便者，亦为小
肠湿火，用导赤各半汤；二便皆涩，八正散。大凡治病，当察
何经主病，何经兼见；上观唇口眼鼻，则知上焦虚实寒热；下
观二便通涩，即知下焦之虚实寒热，此下手之真诀也。

外感口噤不语

【口噤不语之症】

面色多赤，身体壮热，牙关紧闭，昏冒不知，口干唇焦，

———————

①　阳明主多：指阳明胃经多气多血，阳气亢盛，邪易从热化。

二便赤涩，此外感不语之症也。

【口噤不语之因】

内有积热，外中风邪，经络不通，发热自盛，热极生痰，上熏心肺，神识昏迷，则不语之症作矣。

【口噤不语之脉】

右脉滑数，肠胃有热。左关浮大，表邪未解；右脉滑实，痰凝气滞；左脉浮紧，寒邪闭结；左脉沉数，心肝有热。

【口噤不语之治】

表未解者，防风通圣散减白术；表解里热者，清心丸、凉膈散、转舌膏；宜下者，三化汤下之；有痰，涤痰汤；寒邪闭结者，温中散；心肝有热，龙胆泻肝汤；若初起痰食凝结上焦，先用吐法极妙。

防风通圣散　见前。

清心丸　治热痰迷心窍。

黄连　麦冬　黄芩　龙脑　薄荷　胆星

凉膈散　治热壅口噤。

山栀　连翘　薄荷　黄芩　甘草　大黄　桔梗　芒硝

转舌膏　治舌音不清，语言不出。

连翘　石菖蒲　山栀　黄芩　桔梗　防风　犀角　玄明粉　甘草　柿霜　酒大黄

三化汤　见前。

涤痰汤　治痰迷心窍。

南星　半夏　枳实　石菖蒲　竹茹　橘红　甘草　白茯神

温中散

厚朴　广皮　半夏　甘草　炮姜

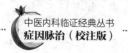

龙胆泻肝汤　见舌音不清。

内伤口噤不语

【口噤不语之症】

或发热，或不发热，喉中痰声，语言不出，手足或冷或热，大便或秘或溏，此内伤不语之症也。

【口噤不语之因】

或一时感气，填塞胸臆；或食气①不化，痰饮胶凝；或形寒饮冷，抑遏心胸，阻其心窍；或恼怒伤肝，木火刑金，肺声不出，内伤口噤之症作矣。

【口噤不语之脉】

右关沉滑，气食相凝；或见滑数，内有热结；左关弦大，肝胆有邪；左寸钩洪，心经有热；脉见迟弦，苦寒抑遏。

【口噤不语之治】

右脉沉滑，导气枳壳散；右关滑数，栀连二陈汤；左关弦数，龙胆泻肝汤；左寸钩洪，导赤各半汤；苦寒抑遏，大顺饮。此症实邪者多，不足者少。宜用导痰消滞汤、胆星汤，开豁痰涎，利其诸窍。

枳壳散　治胸前热结。

枳壳　桔梗　黄芩

栀连二陈汤　即二陈汤加栀连。

龙胆泻肝汤　见舌音不清条。

---

① 气（xì细）：同"饩"，指谷物，粮食。

导赤各半汤

黄芩　黄连　犀角　麦冬　滑石　山栀　知母　人参
灯心　白茯神

大顺饮　治口噤不语，脉沉而迟。

草豆蔻　炮姜　熟附子　广皮　白茯苓　炙甘草　熟
半夏

导痰消滞汤

南星　半夏　枳实　橘红　厚朴　石菖蒲　竹沥　生姜

胆星汤

陈胆星　广橘红　苏子　石菖蒲　嫩钩藤

按：不语之症，皆是邪结上焦，初起服导痰消滞汤，片
时①用探吐法最好。

外感痰壅

【痰壅之症】

身热神昏，声如齁睡，喘急不宁，语言不便，此外感痰
壅之症也。

【痰壅之因】

肺胃有热，外束风邪，热无从泄，则为喘为齁，而痰涎
壅盛矣。

【痰壅之脉】

脉多浮大，浮紧风寒，浮数风热，沉滑顽痰，洪滑痰热。
寸口脉大，肺壅气结。

---

① 片时：片刻，不多时。

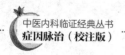

【痰壅之治】

风寒者，加减桂枝汤；风热者，加减防风汤；痰热者，栀连二陈汤；顽痰者，导痰汤；肺壅痰喘，加减泻白散。

加减防风汤

防风　荆芥　桔梗　甘草　薄荷　天花粉　半夏　连翘　山栀　黄芩　瓜蒌仁

加减桂枝汤

桂枝　麻黄　杏仁　半夏　生姜　甘草

栀连二陈汤

陈皮　半夏　白茯苓　甘草　山栀　川黄连

导痰汤

南星　半夏　橘红　甘草　枳壳　石菖蒲

加减泻白散　　痰结上焦，先用吐法。

桑白皮　地骨皮　甘草

风，加防风、荆芥；寒，加麻黄、桂枝。

内伤痰壅

【痰壅之症】

身无寒热，痰结心胸，上气喘逆，喉中有声。此内伤痰壅之症也。

【痰壅之因】

或膏粱嗜酒，内热生痰；或饮食过饱，停留作患；或忧思郁结，五志火动；或脾气虚损，不能运化，则内伤痰壅之症作矣。

【痰壅之脉】

脉多滑大。滑数积热，沉实食凝，沉滑抑遏，洪数火多，缓大脾怯。

【痰壅之治】

脉洪数者，栀连二陈汤；沉滑者，导痰汤；脉沉实有下症者，三化汤、滚痰丸；痰结中脘，二陈汤加石菖蒲；肝胆有痰，胆星汤；肺家有痰，泻白散加苏子、瓜蒌仁；脾虚不能运化，六君子汤。

胆星汤 见中风。

栀连二陈汤 见胸痛。

加味泻白散 见胸痛。

导痰汤 见半身不遂。

三化汤 见中风。

滚痰丸 见痰积腹痛。

六君子汤

人参　白术　茯苓　甘草　半夏　广皮

痰有虚实，若脾胃虚，不能运化水谷而成者，为虚痰。肠胃湿热，蒸酿水谷而成者，为实痰。痰壅之症，以其壅闭经络，迷塞中焦而命名，则痰壅当为实症。然脾胃虚不能运化者，间而亦有，但实痰壅闭者易治，不过消之散之而已；虚而停滞者，补之不服，逐之愈虚故也。然实痰壅塞，亦有各条分别，如发热神昏，六脉浮数，痰涎壅结，气急喘鸣，当外解表邪；无汗者，加减羌活汤、导痰消滞汤；有汗者，加减防风合涤痰汤。若外无发热，神气不昏，六脉沉滑者，则用导痰消滞汤，调家秘保和散；若大便不通者，当以导痰消滞汤加玄明粉下之；若见咳嗽喘逆，此肺气受病，当用节

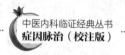

斋化痰丸、三子养亲汤，合泻白枳桔汤；若肺有表邪，当用羌活泻白散、防风泻白散。

外感舌音不清

【舌音不清之症】

身热口燥，面色多红，二便赤涩，神智昏沉，语言不便，此外感舌音不清也。

【舌音不清之因】

心经热甚，则舌纵而语謇；风中厥阴，则舌卷而难言；阳明邪盛，则舌根强硬；或风寒外束，顽痰壅于胞络，则心窍不开。此外感舌音不清之因也。

【舌音不清之脉】

脉多洪数。心经热者，左寸洪数；肝胆热者，左关弦数；风中厥阴，左关弦紧；阳明热盛，右脉洪数。

【舌音不清之治】

心热者，导赤各半汤；肝热者，龙胆泻肝汤、小柴胡汤；肝中风寒，补肝散；阳明胃热，干葛清胃汤；大便秘结，有下症者，四顺饮。

导赤各半汤 见遗尿条。

龙胆泻肝汤

龙胆草　知母　川连　人参　麦冬　天门冬　山栀　黄芩　甘草　柴胡

补肝散 见口眼㖞斜。

干葛清胃汤 见口眼㖞斜。

四顺饮

当归　大黄　白芍药　枳壳

内伤舌音不清

【舌音不清之症】

二便不赤，气爽神清，但觉舌不能转，此肾虚舌音不清之虚症也。神识昏沉，语言不利，便闭口渴，此积热舌音不清之实症也。

【舌音不清之因】

盖肾脉挟舌本，肾经水亏，不能上循喉咙，则失润而喑；或因刺足少阴脉，重虚出血而喑；或因刺足少阴舌下中脉，出血不止而喑，此虚症之因也。或脾胃热，则舌根硬而音不清，或心肝热甚，则舌卷而音不清，此实症之因也。

【舌音不清之脉】

两尺细数，肾水枯涸；刺血阴亏，左脉空虚；脾胃积热，右关洪滑；心肝有火，左脉见数。

【舌音不清之治】

肾虚，三才丹；刺血重虚，当归补血汤；脾胃积热，转舌膏；心经有火，导赤各半汤；肝经有火，龙胆泻肝汤。

三才封髓丹

天门冬　熟地黄　人参

当归补血汤

黄芪　当归

转舌膏　见口噤不语。

导赤各半汤　见内伤不语。

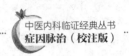

龙胆泻肝汤 见前。

口角流涎而舌音不清，胃热也，清胃汤、栀连平胃散。口渴引饮，而舌音不清，干葛石膏汤。咳逆喘息而舌音不清，肺热也，栀连泻白散加枳桔，或凉膈散、清燥汤。肺遗热于大肠，大便闭结而舌音不清，枳桔四顺饮。上焦有痰火，舌根或硬或麻者，栀连二陈汤。上有痰火，下见大便阻滞者，指迷丸，多冲竹沥，以顺大肠。心遗热于小肠，小便赤涩而舌音不清者，导赤各半汤，大凡舌音不清，皆系上焦之热，故转舌膏为通治之方。

外感遗尿

【遗尿之症】

身体发热，神志不清，小便自出而不觉，便色黄赤，此外感遗尿之症也。

【遗尿之因】

外受表邪，内有积热，热极神昏，则遗尿不禁矣。

【遗尿之脉】

若见浮大，外有表邪；若见沉数，里有热结；左脉弦数，外感邪热；右脉滑实，痰饮食积。

【遗尿之治】

外有表邪，羌活防风汤。脉数里热者，导赤各半汤。脉实滑数，食填太仓者，枳实消滞汤。痰凝中脘者，二陈汤加石菖蒲，或导痰汤。便闭里实，有下症者，三化汤。

羌活防风汤

羌活　防风　柴胡　葛根　荆芥　木通

导赤各半汤　见前不语。

枳实消滞汤

枳实　厚朴　神曲　广皮　莱菔子　麦芽

二陈菖蒲汤

半夏　广皮　白茯苓　甘草　石菖蒲

三化汤　见前中风。

导痰汤　见前痰壅。

内伤遗尿

【遗尿之症】

神气清爽，时时遗失，似无关栏，语言轻微，饮食渐少，大便滑泄，此内伤遗尿之症也。

【遗尿之因】

肾元不足，真阳不能自固。肾主闭藏，肾虚则开阖失职。真阴不足，肝火内扰。肝主疏泄，火动则溺不停蓄，而遗尿之症作矣。

【遗尿之脉】

脉见散大，中气虚寒；六脉濡软，气血不足；尺脉浮大，真火外越；尺脉沉数，真阴内竭。

【遗尿之治】脉散大者，中气不足，补中益气汤。尺脉浮大者，八味肾气丸。两尺沉数者，三才汤加门冬、五味、黄柏、知母。

补中益气汤

人参　白术　黄芪　甘草　当归　广皮　升麻　柴胡

八味丸　治肾火衰败，真阳外越。

即六味地黄丸加肉桂、附子。

三才汤

天门冬　地黄　人参

家秘加麦门冬、五味，以治遗精不禁。加黄柏、知母，治脉数精虚。

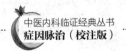

伤寒总论

秦子曰：余著《伤寒大白》书，内立二十七总论①，七十二症治②，并详解仲景原文汇聚于各症之下，详且悉矣。今著大方杂症，又何必多赘。但仲景《伤寒论》中，中寒、伤寒，同卷立名，虽已注明直中阴经者为阴症，传入阴经者为阳症，后人不知，往往于阴经之阳症，混以阴症名之，误投热剂，都致不救。余今以直中阴经之寒症，名曰中寒，另立一条。寒伤阳经之热症，名曰伤寒，亦另立一条，使展卷了然，而无阴阳误治之弊矣。

伤寒之症，头痛身疼，腰脊强直，恶寒发热，此太阳经表症也；目痛，鼻干不眠，眼眶痛，或口干，或呕吐，此阳明经表症也；寒热往来，口苦胁痛，耳聋而呕，此少阳经半表半里症也。以上皆三阳经表症也。若阳经热邪不解，传入于里，恶寒身痛未除，又加小便不利，此太阳经里症也；若

---

① 二十七总论：《伤寒大白》总论实际为二十八论。

② 七十二症治：《伤寒大白》实际为五十五症治。

恶寒、身痛、头疼悉除，脉沉数不浮，皮肤不热，口渴唇焦，引饮消水，小便赤，大便结，潮热谵语，手足多汗，此阳明之里症也；若口干咽燥，渴而消水，或自利纯清水，心下硬痛胀满，不大便，此阳邪传入少阴里症也；若手足自温，或发身黄，或腹满实痛者，此阳邪传入太阴里症也。烦满囊缩，下利谵语，腹中痛，矢气，或厥而有热，此阳邪传入厥阴里症也。以上皆三阳经之热邪，传入阴经而为里症者。经虽属阴，症则阳症。若初起两经见症，或三经皆病，名曰合病。若是一经先病未罢，而又见一经者，名曰并病。凡此皆伤寒症也。

【伤寒之因】

其人腠理空疏，偶值时令之寒，入于肌表，郁而发热，此冬月伤寒致病之因也。若热令之人，内有积热，又因非时之暴寒，外束皮毛，亦令人头疼身痛，恶寒发热，此即三时之寒热病也。

【伤寒之脉】

浮大为表，沉数为里；左关浮紧，寒伤太阳；右关洪长，病在阳明；左关弦数，病在少阳；沉数实大，阳明里症；沉数细疾，三阴里热。

【伤寒之治】

头疼腰痛，脉浮紧，无汗恶寒，太阳经寒伤营也，仲景冬月麻黄汤，家秘用羌活败毒散。有汗恶风，脉浮缓，太阳经风伤卫也，仲景冬月用桂枝汤，家秘用冲和汤。若恶寒身痛发热，又加小便不利，此热结膀胱，乃太阳经里症也，仲景冬月用五苓散，家秘用羌活木通汤。目痛鼻干不眠，脉弦长，阳明经表症也，宜汗之，冬葛根汤，余月葱白葛根汤。

口渴消水，昼夜皆热，六脉洪数而长，阳明经半表半里症也，宜清之，干葛石膏汤。口燥舌胎（苔？）黄，脉沉数而长，阳明之腑，里症也，未见腹痛便结等下症者，凉膈散清之；若下症悉具者，三承气汤选用。若寒热未除，口苦耳聋，或呕吐胸满，尚在少阳经，未入里也，小柴胡汤。若阳经不解，传入三阴，乃是阴经之阳症，口燥咽干而渴，腹不胀，便不结，宜清里热；若腹胀不大便，或自利纯清水，心下硬痛，此热传于少阴也；有下症者，大小承气汤选用。夫阳邪传入少阴，直至口燥咽干，内水将竭，不得不急下之，以存津液也；若手足自温，发热身黄，腹满大实痛者，此热邪传于太阴也。仲景不设承气汤下法，而立桂枝大黄汤下之，以太阴脾经为纯阴之脏，且太阳之邪，传入太阴，故用桂枝太阳之药，协大黄之功，即散太阳之表邪，复清太阴之里热。烦满囊缩，脉数而厥，先热后厥，此热深厥亦深，热邪入于厥阴经也。仲景不用大下，盖先见发热，后乃发厥，手足既已厥冷，不合大下之法，故立小承气汤，以示轻下之意，待其手足自温，然后再议清热之药，庶为缓转得宜。

按：伤寒里症有四经，一曰阳明，一曰少阴，一曰太阴，一曰厥阴。在阳明者，阳经之热病也；在三阴者，乃阴经之热病也，故三阴之下药，稍轻于阳明也。若热邪虽已内传，然未有下症，即热在阴经，但可清之，未可下也。如手少阴热极，神昏不语，如醉如痴，不用承气，止用导赤各半汤、泻心等汤。是以下法，必要确见腹胀痛，大便结，时下失气，欲便而不得便，手见自汗时出，皮肤不热，面无赤色，舌上有黄黑干胎，方可用下；若见一些头疼身痛，恶寒发热，手足未见自汗漐漐①，即为表邪未尽，不可下也。总令腹胀便结，不得不下，亦止用大柴胡汤，不可用承气。即用小承气，亦加柴胡、干葛、羌活，仍治三阳各经见症之表药，庶里热得清，而表邪有升散之药，不致内陷。此用下法而不碍表邪，似下法，实和解之法也。此章伤寒，别明阴症阳症两条，故略注大纲条目，若细细治法，另注《伤寒大白》书中。

麻黄汤

麻黄　桂枝　杏仁　甘草

陶氏②加川芎、防风、羌活。

桂枝汤

桂枝　白芍药　麻黄　甘草

陶氏以葛根易去麻黄。

按：以上二方，仲景治西北方冬令伤寒之方，南方三时不宜用者。

羌活败毒散　　此方治无汗发热，代麻黄汤者。

羌活　独活　柴胡　前胡　防风　荆芥　甘草　川芎

口干渴，去川芎，易干葛，兼清阳明。

羌活冲和汤

羌活　黄芩　防风　苍术　川芎　生地　细辛　白芷甘草

唇干口渴，去川芎、细辛，以干葛易白芷。胸前饱闷，去生地，加枳壳。

---

① 漐漐（jí jí 及及）：汗出连绵不断之意。

② 陶氏：即陶华（约1369—1450）。字尚文，号节庵、节庵道人，余杭（今属浙江）人，明代医家。著有《伤寒六书》6卷。

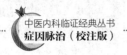

家秘冲和汤 此方治自汗发热，代桂枝汤。

羌活 黄芩 防风 生地 白芷 白芍药 甘草

寒热，加柴胡；眼眶目痛，口渴，加葛根，去白芷；小便赤，加木通；渴而有痰，加天花粉；渴而消水，加石膏；吐呕，加半夏；痞满，加枳、连。

以上三方，其败毒散，治太阳经纯是表邪之症也；其冲和汤，治太阳经表有邪，里有热，用此和解者也；其家秘冲和汤，治太阳经汗出热不减之方也。

羌活木通汤

羌活 木通

二味同煎。

干葛汤

干葛 桂枝 麻黄 白芍药 甘草

陶氏以升麻易麻黄；里有热，加石膏；时寒时热，加柴胡；恶寒身痛，加羌活；头痛，加川芎。前方去麻、桂，加荆芥、葱白，名葱白干葛汤。

干葛石膏汤

干葛 知母 石膏 甘草

心烦躁，加麦冬、竹叶；呕而多痰，加半夏；烦渴痰多，加花粉；小便涩，加木通、灯心。

小柴胡汤

柴胡 黄芩 广皮 半夏 甘草 人参

胸热痞满，去人参，加川连、枳壳。渴，去半夏，加花粉。

凉膈散

山栀 黄芩 川连 天花粉 连翘 薄荷 桔梗 甘草

大承气汤

大黄　芒硝　枳实　厚朴

去芒硝，即小承气汤。

调胃承气汤

大黄　芒硝　甘草

家秘加广皮。

桂枝大黄汤

桂枝　大黄　白芍药　甘草

导赤各半汤　见中风。

外感风寒，从毛窍而入，必要从毛窍而出，故伤寒发热症，首重发表解肌。太阳篇曰：初起病时，发汗不彻，则转属阳明而病不解，但坐①以汗出不彻之故，再当发汗则愈。以身表发热，未有不出汗而能凉者，若汗虽出而仍干，到底出汗不彻，而热不退，必得时时有汗，邪热方解。若不分方宜，概以北方麻黄桂枝汤治南方温热之症，则犯火闭无汗，而热愈甚。又有表邪烦热，失用解表，误用寒凉，则胃阳抑遏，不能敷布作汗。又有外冒表邪，内有痰饮食滞，误用寒凉，凝结胃阳，岂能作汗外解？夫发汗以治发热，人人知之；然发之不效，以其未知发汗之真诀在何处，前书未有发明，后人愦愦②到老。谁知《伤寒论》首条用麻黄汤，治无汗发热，气逆喘满，独加杏仁，以理肺气，默示肺气壅遏，则皮毛闭郁，不能作汗，此开发肺主皮毛，润肺气为发汗之真诀。又以桂枝汤治有汗之发热，方下注明服药后食稀粥以助药力，

---

① 但坐：只是因为。但，只是。坐，因为，由于。

② 愦愦：糊涂。

此默示发热之症，必胃气空松，方能敷布作汗；若汗出而邪不散，以桂枝汤解肌散邪，助以稀粥，则胃阳敷布，汗出而邪亦散。可见有汗之症，胃无凝滞，可食稀粥；无汗之症，胃家必有壅滞凝结，决不食稀粥。此开发胃主肌肉，疏利胃气，升发胃阳，为发汗之真诀。然此暗度金针①，非精思不觉者。至于头汗条中，则明言但头有汗，遍身无汗，皆系水饮瘀热凝结中焦，胃阳不能通达，隔绝周身升降之道路，故遍身不得出汗。治以宣发胃气，疏通经络。余今化立败毒散中加枳、桔、桑皮，宣通肺气，治风寒壅肺，喘逆发热无汗之症。此从麻黄杏仁理肺发汗中化出治法。又常以败毒散中加枳、朴、半夏、广皮，疏散胃滞，宣扬胃气，以治痰涎食滞，凝塞中焦，腹满发热无汗之症。此从头汗条中，及太阳表症，心下有水饮，用小青龙汤，化出辛散水饮，宣发胃阳，敷布作汗之真诀。一名理肺发表汤，一名平胃发表汤。

～ 中 寒 论 ～

秦子曰：中寒之症，身不发热，手足厥冷，二便清利，即仲景直中阴经之真阴症也。若恶寒发热，则伤寒阳症，而非中寒症矣。故仲景以恶寒发热者，名曰伤寒，曰阳症；以恶寒不发热者，名曰中寒，曰阴症。今余以直中阴经之阴症，立其名曰中寒；以寒伤三阳之阳症，名曰伤寒，则阳症不混

---

① 暗度金针：比喻秘诀。

于阴症条内。

【中寒之症】

恶寒身蜷，遍身疼痛，或自下利，口有冷涎，面如刀刮，手足厥冷，无热神清，唇不焦，口不渴，二便清白，此中寒之症也。

【中寒之因】

其人真阳素虚，阴寒内盛，胃中之阳，不能捍卫于外；脾中之阳，不能腐熟于中；肾中之阳，不能封闭关门；一得外寒，则直中三阴，而为中寒之症矣。

【中寒之脉】

脉多沉微，或微而迟，或极似绝，或伏而沉。或空而浮，或紧而弦。

【中寒之治】

寒中少阴，二三日应微汗者，麻黄附子甘草汤。又少阴身痛，手足寒，脉沉者，附子汤。若下利脉微，白通汤；若利不止，厥逆无脉，干呕而烦者，白通汤加猪胆汁以止烦。又少阴下利，有水气，或咳或呕，真武汤。又太阴自利不渴，其人脏有寒也，用四逆汤以温之。若厥阴下利，四肢疼，厥逆恶寒，四逆汤。又厥阴下利清谷，汗出而厥，通脉四逆汤。

麻黄附子甘草汤

麻黄　附子　甘草

附子汤

熟附子　白术　白茯苓　人参　白芍药

白通汤

葱白　干姜　熟附子

白通猪胆汤

葱白　干姜　熟附子　猪胆汁　人尿

真武汤

白茯苓　白芍药　生姜　白术　熟附子

四逆汤

干姜　熟附子　炙甘草

通脉四逆汤

干姜　熟附子　炙甘草　葱白

葱白加于四逆汤中，则阳气和，血脉通；若腹痛，加白芍药，合戊己汤①以和中，减去葱白，恐其助阳散气也。

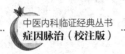

中热中暑总论

秦子曰：热与寒，相反也。冬有寒，夏有热。仲景于冬则有直中阴经之寒症，有寒伤三阳之热症，总其名曰《伤寒论》。其夏秋寒热病，则无垂训②也。洁古、东垣，虽有动而得之之中热，静而得之之中暑，然其治法，似乎未纯。夫中热中暑，均是热症，但得之有动静之分，则治之不无差别。盖动而得者，行役气扰③，外引时令之热，直中阳经，并无寒邪外束，即俗云热病也。静而得者，里有热邪，伏于身中，

---

① 戊己汤：即《伤寒论》中的芍药甘草汤。

② 垂训：垂示教训。

③ 行役气扰：劳役过度，气机失调，阳气外扰。

又因纳凉太过，束其内热，不得外越，郁而发热，此即俗云寒热病也。古人因其均是热病，以动而得，明其无表邪，故曰中热；以静而得，明其有表邪，故曰中暑。后人不解其义，概用寒凉，不知治热病，原有两条分别：无表邪者，不必用发表，即可寒凉；若有表邪者，先散外束之寒邪，后用寒凉可也。此症与仲景冬月伤寒相似，但冬月伤寒，内无暑热，故初起无口燥舌干内热之象；直待日久，寒郁成热，然后口燥咽干。今夏秋寒热病，内有暑热，外冒风寒，初起即见外寒里热之症，故不同冬月伤寒治法妄用辛温，但宜辛凉散表以治之。今有重视表症者，误用仲景麻桂发表，碍其暑热，重视暑热者，误用寒凉清里，抑遏表邪，良以不明夏秋之热病，不同冬月伤寒治法耳。

中热病 即无表邪之热病

【中热之症】

发热昏沉，闷乱口噤，烦躁大渴，神识不清，遗尿便赤，外无表症，此即古名动而得之为中热症也。

【中热之因】

时值夏令，天之热气下降，地之热气上升，人在气交之中，日中劳役，扰动其阳，热邪直中阳经，则有中热之症矣。

【中热之脉】

脉息洪数，六经皆热。或见洪长，阳明之热；或见沉数，里有结热；身热脉数，中热之别。

【中热之治】

忽然倒仆，闷绝不知。切勿置极热极冷之处，宜以鲜藿香煎汤，调六一散，微温灌服，得汗乃佳。若治之太热，恐增其热；治之太冷，则遏其热。直待手足自汗，热邪外出，人事少知，然后以黄连香薷饮、三黄石膏汤治之。渴者，人参白虎汤加干葛；若肺家多热，桔梗汤；心脏有热，导赤各半汤；心肺俱热，神志不清，凉膈散；湿热甚，苍术白虎汤；燥热甚，竹叶石膏汤。

黄连香薷饮　通治暑热。

黄连　香薷　白扁豆　厚朴

加鲜藿香同煎。身痛，加羌活；转筋挛缩，加木瓜；小便赤涩，加六一散；呕，加广皮；渴，加干葛、花粉。

三黄石膏汤　治无表邪，多汗口渴，里热甚者。

黄连　黄柏　黄芩　石膏　山栀　玄参　知母　甘草

人参白虎汤　治阳明经里热之症。

人参　石膏　知母　粳米　甘草　葛根

桔梗汤　治肺素有热，烦热喘咳，口燥咽干。

薄荷　桔梗　黄芩　山栀　连翘　甘草　竹叶

导赤各半汤　利去小肠之热，则心火自退，故曰导赤；泻去心火，则小肠自利，故曰泻心汤。

黄连　生地　木通　犀角　山栀　黄芩　麦冬　灯心
甘草

凉膈散　治上焦热甚，表解里热，宜清未宜下之症。

黄芩　山栀　桔梗　连翘　天花粉　黄连　薄荷

苍术白虎汤　治阳明湿热。

苍术　石膏　知母　甘草

竹叶石膏汤　治阳明燥热。

石膏　知母　麦冬　甘草　竹叶

中热，即暴发热病之重者，以其昏沉卒倒，故曰中热；以其无恶寒表热之表症，故不曰寒热病、温病。热令之温热病，但热不恶寒，而无卒倒昏沉之候。按：中热与热病，同纯阳之症，而热病可用寒凉直折；若中热，恐痰饮食滞，迷塞中焦，昏沉不省，胃阳抑遏，手足反冷。故凡治神昏之症，反不得用寒凉，重在胃阳凝结，填塞痰迷者多耳。治中热昏沉，宜先用疏利中焦，待其胃气宣通，胃阳敷布，手足温热有汗，方可用以上诸方，以清上焦之热。如热结下焦，大便闭结，有下症者，用三化汤、承气汤；若大小便俱闭者，八正散。

大凡去邪去病，止寻三条出路：身热上焦热，寻毛窍发汗而出；下焦热在小肠、膀胱，当从小便而出；热在大肠，当从大便而出。此三者人人知之，不曾认得的耳。

～ 寒 热 病 论 ～

秦子曰：寒热病，即古静而得之为中暑病也。以暴寒而伤有热之人，则恶寒发热，乃非时之伤寒。因在夏热之令，先伏暑热在内，故不得为伤寒矣。今更其名曰寒热病。夫寒热者，以寒伤热而命其名也。伤寒与寒热病，时异而治殊，故余注明症治，则伤寒与寒热，两无差误矣。总之同一暑热病，以无表邪者为中热病，以有表邪者为寒热病。同一有表邪病，以热令里有暑热者，为寒热病，照后条治法；以冬月里无暑热，惟外感风寒，在表发热者，名伤寒，仍照伤寒治法。

寒热病 <small>即有表邪之热病</small>

【寒热病之症】

头疼身痛，恶寒发热，去衣则凛凛，著衣则烦躁，口渴懊憹①，足冷耳聋，谵语喘呕，或手足无汗，或两足独冷，即静而得之为中暑症也。

【寒热病之因】

痰饮之热积于中，时令之热感于内；或因纳凉太过，或因居处太静，身无汗出，热气无从发泄。又被早晚阴寒，束其肌表，则恶寒身痛，身热足冷之症作矣。

【寒热病之脉】

脉见浮紧，太阳表邪；若见洪大，阳明有邪；或见弦数，少阳有邪。

【寒热病之治】

头疼身痛，恶寒发热无汗，羌活败毒散汗之。有汗者，羌活冲和汤和之。脉伏烦躁者，升阳散火汤发之；待足暖有汗，脉出不伏，然后清其里热。肺素有热者，桔梗汤；心热甚，导赤各半汤；心肺俱热，凉膈散。若足冷耳聋，寒热而呕，有瘢②者，升麻干葛汤加柴胡；无瘢者，小柴胡汤。若手足汗少，两足不温，邪热未曾发越，亦用升阳散火汤。热令人手足应温，今反见足冷，乃是表邪未散，即上身热极，上身多汗，尚是表邪烦热，犹宜散表。

---

① 懊憹（náo nǎo）：指心胸烦热，闷乱不宁之状。
② 瘢：斑点状的皮肤病的通称。

羌活败毒散

羌活　独活　柴胡　前胡　枳壳　川芎　广皮　人参
甘草

羌活冲和汤

羌活　防风　苍术　川芎　细辛　白芷　生地　黄芩
甘草

升阳散火汤

升麻　干葛　羌活　独活　人参　白芍药　柴胡　防风
甘草

小柴胡汤　见前伤寒。

桔梗汤

导赤各半汤

凉膈散　以上三方见中热。

无恶寒身痛表症，但见内热烦渴多汗，唇焦消水①，六
脉沉数，即为无表邪之中热症。若初起发热恶寒，头痛身痛，
六脉浮数，则为有表邪之寒热症，当从三阳经主治。然一见
恶寒，即重太阳，以外感惟怕表邪不散耳。小柴胡汤，单主
少阳一经之寒热者；若太阳少阳寒热，仲景则有桂枝柴胡汤，
家秘化立羌活柴胡汤。太阳阳明寒热，仲景则用桂枝葛根汤，
家秘化立羌活干葛汤。三阳寒热，今补立羌柴葛根汤。大凡
寒热之病，必要先散表邪，即里热已甚，必不得已，但可双
解表里，不可纯用寒凉，以碍恶寒之表症。

————————

①　消水：谓指口渴多饮。

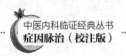

～ 发 热 总 论 ～

秦子曰：人若发热，则为有病。发热不已，即蹈危机。夫人未有不病而发热者，未有发热不休而不死者。凡病而不发热，虽病未重；若病而发热，虽轻不可忽也。故余于发热症，既详著《伤寒大白》中，又复著于大方杂症门，今立外感二条，内伤二条，其余门路虽多，可以比例而推也。

外感发热风寒、温热

风寒发热

【风寒发热之症】

头痛身痛，无汗恶寒，发热拘紧，此表邪发热也。手足多汗，口渴恶热，此里邪发热也。

【风寒发热之因】

或时令当寒，或非时暴寒，或早晚受寒，体虚不谨，则感冒而发热矣。

【风寒发热之脉】

脉见浮紧，寒邪伤营；脉见浮缓，风邪伤卫。左脉浮数，病在太阳；左脉弦数，病在少阳。右脉浮数，病在阳明。六脉沉数，里有结热。

【风寒发热之治】

寒邪伤营，无汗恶寒，羌活汤；风邪伤卫，有汗恶风，防风汤；脉弦而数，病在少阳，柴胡汤；伤寒者，加羌活、独活；伤风者，加防风。右脉洪数，病在阳明，葛根汤；寒邪加羌活。脉沉里热，宜清里。

羌活汤

羌活　独活　柴胡　防风

防风汤

防风　荆芥　葛根

柴胡汤

柴胡　防风　荆芥

干葛汤　见伤寒。

温热发热

【温热发热之症】

身热多汗，不恶寒，反恶热，口渴唇焦，神气昏沉，烦闷躁扰，此温热之症也。

【温热发热之因】

或时令大热，热淫所胜；或应寒反温，应凉反热，温热之邪，袭人肌表，传入经络，则温热发热之症作矣。

【温热发热之脉】

脉多洪数。浮数表热，沉数里热。左脉若数，太阳、少阳；右脉若数，阳明肠胃。

【温热发热之治】

热在太阳，羌活冲和汤；热在少阳，小柴胡汤；热在阳明，干葛石膏汤；沉数里热，大便结者，凉膈散；下症急者，三黄丸下之。

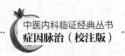

羌活冲和汤

小柴胡汤

干葛石膏汤

凉膈散　以上四方见伤寒。

三黄丸　见痢疾。

内伤发热气分、血分

气分发热

【气分发热之症】

夜则安静，昼则烦热，唇焦口渴，饮水多汗，此气分发热之症也。

【气分发热之因】

或膏粱积热，蕴于肠胃之中；或热病后，余热未除，早食荤腥谷气，此内伤实热之因也。若本元不足，气怯神离，夜凉日热，此内伤虚热之因也。

【气分发热之脉】

左寸脉数，心气之热；左关脉数，肝胆之热；右寸脉数，大肠肺热；右关脉数，肠胃气热。

【气分发热之治】

左脉洪数，肝胆气分发热，羌活柴胡汤、地骨皮散。右脉洪数，肠胃气热，干葛石膏汤、桔梗汤。

羌活柴胡汤

羌活　柴胡　黄芩　广皮　甘草

地骨皮散

地骨皮　柴胡　黄芩　广皮　甘草

干葛石膏汤　见伤寒。

桔梗汤　见中热。

血分发热

【血分发热之症】

昼则安静，夜则发热，唇焦口干，反不饮水，睡中盗汗，此血分发热之症也。

【血分发热之因】

或热病后，热伏血中；或阴血素亏，血虚火旺。二者皆成血分发热也。

【血分发热之脉】

左寸脉数，心经血热；左关脉数，肝胆血热；右寸脉数，大肠肺热；右关脉数，脾胃血热。

【血分发热之治】

心经血热，实热，导赤各半汤；虚热，天王补心丹。肝经血热，实热，栀连四物汤；虚热，归芍柴胡汤。右脉洪数，肺胃大肠血热，实热，清胃汤；虚热，犀角地黄汤。

桢按：夜间发热，若无先寒后热等症，方可以血热治之；若先寒后热，每夜如此，乃是太阳经似疟之表邪症，当以太阳经羌活汤表药治之。

导赤各半汤　见不语。

天王补心丹　见衄血。

栀连四物汤　即四物汤加山栀、黄连。

归芍柴胡汤

当归三钱　白芍药三钱　柴胡三钱　黄芩五钱　广皮二钱
甘草五钱

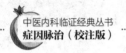
清胃汤　见齿痛。

犀角地黄汤　见咳血。

羌活汤　见伤寒。

气实柴胡汤　治气实发热。

柴胡　黄芩　广皮　甘草　知母　石膏　地骨皮　天花粉

气虚柴胡汤　治气虚发热。

柴胡　黄芩　广皮　甘草　人参　黄芪　地骨皮　金石斛

血实柴胡汤　治血实发热。

柴胡　黄芩　广皮　甘草　当归　白芍药　丹皮　大黄

血虚柴胡汤　治血虚发热。

柴胡　黄芩　广皮　甘草　人参　黄芪　当归　白芍药

以上四方，家秘治内伤发热之正法。血虚发热，方中加参芪，气有生血之功；气虚发热，方中不加补血之药，血无益气之理也。

～ 头 痛 论 ～

秦子曰：头痛头风，同一症也。头风者，头痛症中之症。方书以痛之久者为头风，暴起者为头痛，其词盖以头痛为外感，头风为内伤。愚意虽有新久之别，而外感内伤之分，不在此也。头痛头风，同归于痛而已。因于风者，名头风可也。伤寒门头痛，皆是三阳经表症。今在杂症门，虽分外感内伤，然三阳三阴，皆有头痛。

外感头痛

【头痛之症】

初起不因内伤，忽尔头额作痛，沿门多病，大小传染，此外感岁运之气，所谓天行症也。若起居不谨，睡卧当风，冲寒冒雪，不因传染而病头痛，此外感六淫之邪，所谓人自感冒症也。若恶寒发热，头项巅脑发际作痛，太阳症也。咳哕烦心痞满，额前作痛，阳明症也。时寒时热，鬓边作痛，少阳症也。心疼烦闷头痛，痛连胲骨①，少阴症也。干呕、吐涎沫，痛在巅顶，厥阴症也。若头旋发热，有汗者，风痛也。恶寒发热，无汗者，寒痛也。夏令头痛，发热汗多口渴者，暑痛也。头重而痛，天阴则发，湿痛也。口干唇裂，烦躁便闭，燥痛也。暴厥昏倒，烦热不卧，火邪痛也。

【头痛之因】

少阳之政，风胜乃摇，候乃大温，病头痛。又云阳明之复，咳哕烦心，病在膈中，头乃痛。太阳之胜，热反上行，头项脑户中痛。太阳之复，心痛痞满，头痛。太阴之政，腰脊头顶痛。又云太阴在泉，湿淫所胜，病冲头痛，目似脱，项似拔，凡此皆岁运之加临，人在气交中，潜受其气，搏于经络之中，则成天行头痛之症矣。若不因天行司政之气，自觉起居不慎，坐卧当风，风寒暑湿，入于经络，则成自感六淫之头痛也。

---

① 胲（gǎi 改）骨：颊骨。

【头痛之脉】

脉必浮大。浮缓伤风，浮紧伤寒；虚数者暑，洪数者热；寸大易愈，尺实难脱。

【头痛之治】

宜详天行、自感，属何经所主。若在太阳经者，选奇方。在阳明经，清震汤。在少阳经，清空膏。在少阴经，独活细辛汤。在太阴经，苍术除湿汤。在厥阴经，头痛，吐涎沫者，吴茱萸汤主之。因于风者，加风药；因于寒者，加热药；因于暑湿者，加凉燥之药；因于燥热者，加清润之药。运气加临，须详运气用药。又少阳头痛，耳前后脉涌有热，刺出其血。故余家秘治头痛，不按经穴，随其所痛之处而刺之，则不必出血，而痛即减。此宗《内经》谬刺之法也。

选奇方

防风　羌活　黄芩　甘草

因于风，倍加荆芥、防风；有寒，去黄芩，加川芎、细辛；有暑，加石膏、香薷；有湿，加苍术、白芷；有燥，加知母、石膏；有火，加黄连、山栀。

清震汤

升麻　苍术　干葛　甘草　鲜荷叶

有风，加防风、荆芥；有寒，加川芎、细辛；有暑，加黄连、石膏；有湿，加白芷；有燥，加知母、石膏；火旺，加山栀、黄连。

石膏散

石膏　川芎　白芷　葛根

为细末。

清空膏

柴胡　黄芩　黄连　甘草　川芎　羌活　防风

有风，加荆芥，倍防风；有寒，去黄芩、黄连，加生姜、细辛；有暑，加石膏、黄连；有湿，加苍术、白芷；有燥，加知母、石膏；火旺，加山栀、黄连。

独活细辛汤

独活　细辛　川芎　秦艽　生地　羌活　防风　甘草

有风，加荆芥，倍防风；有寒，加麻黄、桂枝；有暑，加黄芩、石膏；有湿，加苍术、白芷；有燥，加石膏、竹叶；火旺，加知母、黄柏。

苍术除湿汤

苍术　白术　厚朴　白茯苓　陈皮　甘草　半夏曲

有风，加防风；有寒，加生姜；有暑，加黄芩；有湿，加川芎、白芷；有燥，加知母、石膏。

吴茱萸汤

吴茱萸　人参　大枣　生姜

内伤头痛

【头痛之症】

或在半边，或在两边；或痛二三日，或痛七八日，甚则数日之外；痛止仍如平人，偶一触犯，则痛立至。如气怯神衰，遇劳即痛，痛连鱼尾，此气虚痛也。五心烦热，时常牵引刺痛，此血虚痛也。口渴唇焦，二便赤涩，此积热痛也。恶心呕吐，此痰饮痛也。恼怒即发，痛引胁下，此肝火攻冲痛也。以上皆内伤之症也。

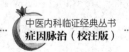
【头痛之因】

或元气虚寒，遇劳即发；或血分不足，阴火攻冲；或积热不得外泄；或积痰留饮；或食滞中焦；或七情恼怒，肝胆火郁；皆能上冲头痛，而成内伤头痛之症也。

【头痛之脉】

空大乏神，的是气虚；若见细涩，方是血亏；或见洪数，膏粱积热；或见滑大，痰饮内结；两寸洪大，上焦有火；左关弦数，肝胆郁结。

【头痛之治】

若气虚者，家秘和中汤。血亏者，家秘芎归汤。膏粱积热者，栀连平胃散。酒湿上冲，葛根解醒汤。积痰留饮者，半夏天麻汤、导痰汤。食积作痛者，平胃保和汤。肝胆有火者，清空膏、柴胡清肝饮、泻青汤。

家秘和中汤

人参　当归　黄芪　白术　广皮　甘草　升麻　柴胡　川芎　细辛

家秘芎归汤

当归　川芎　生地　连翘　细辛　蔓荆子

栀连平胃散

苍术　厚朴　广皮　甘草　山栀　黄连

葛根解醒①汤

葛根　葛花　砂仁　木香　陈皮　白茯苓　猪苓　泽泻　人参　神曲　白术　白豆蔻　青皮　川黄连

---

① 醒（chéng呈）：酒醉后引起的病态。

天麻二陈汤

半夏 白茯苓 广皮 甘草 天麻

导痰汤

南星 枳壳 半夏 白茯苓 广皮 甘草

平胃保和汤

苍术 厚朴 广皮 甘草 莱菔子 山楂 麦芽 神曲

连翘

清空膏

柴胡 黄芩 黄连 甘草 川芎 羌活 防风

柴胡清肝饮

柴胡 白芍药 山栀 黄芩 丹皮 当归 青皮 钩藤

甘草

泻青汤 家秘清肝胆风热。

当归 龙胆草 川芎 山栀 羌活 防风 黄芩

附：大头症

秦子曰：大头症，古书未载，近代独多。头面红肿，其大如斗。若肿在两颐，头上不肿，名曰发颐①，非大头症也。大头症，有外感，无内伤。

---

① 发颐：中医病名。指热病后余毒结于颐颌间引起的急性化脓性疾病，相当于西医学的化脓性腮腺炎。

大头见症

【大头痛之症】

身发寒热，头面胕肿，赤色焮红①，壅害言语②，此三阳经湿热为患。若大小传染，沿门相似，此天行湿毒症。若无传染，独一人自病，此起居不慎，偶触湿热之气，人自感冒。《内经》所谓湿上甚为热，正此症也。

【大头痛之因】

太阴司天，湿淫所胜；少阳司天，火淫所胜。阳明之胜，上行头目。湿胜则肿，热胜则痛，湿热上甚，则头面胕肿，大头之症作矣。

【大头痛之脉】

必见浮洪。湿胜则浮，热胜则数。浮数宜汗，沉数宜清。浮大易愈，沉伏难医。

【大头痛之治】

宜羌独败毒散，以散天气之邪；次用普济消毒饮，加酒煮大黄，以清散热毒。胕肿红赤，外用砭刺出血，以去在表壅滞。大抵时行之症，先宜发汗，要知出血，亦发汗之意也。

羌独败毒散

羌活　独活　柴胡　前胡　桔梗　枳壳　川芎

湿胜肿大，加苍术、白芷；口干、脉大，加葛根、升麻，兼散阳明。

---

① 焮（xìn 信）红：红肿。
② 壅害言语：妨害说话，言语不利。

普济消毒饮

升麻　柴胡　陈皮　甘草　人参　黄连　黄芩　桔梗
玄参　连翘　马勃　大力子①　僵蚕　板蓝根

大便闭，加酒浸大黄。口渴，加石膏、天花粉。

头痛虽有气血虚者，然到底痛无补法。以但虚无邪，必不作痛。即气虚头痛，必是虚而冒寒，然后作痛；血虚头痛，必是血虚有火，然后攻冲而痛。凡治病必先治其痛。如气虚冒风寒，荆防芎苏饮，内服外熏。痛愈，以四君子汤补气。血虚有火，知柏四物汤。痛止，服当归补血汤。然头痛第一要详审胃家无滞者，可用上二法；若胸次欠适，即为痰饮凝滞，又要平胃化滞，以头痛皆因胸前凝滞而起。胸前凝滞，则胃阳不能上布，易于感邪，故平胃保和散，治头痛要著，无论内伤头痛，即外感之痛亦用之。以外感表邪，必要宣通胃阳，方能作汗外解。故疏散胃滞，为发汗散邪妙诀。夫发汗散邪，人人知之；欲散外邪，先散胃滞，使胃阳敷布作汗，人所不知也。

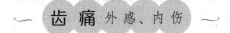

齿 痛 外感、内伤

外感齿痛

【外感齿痛之症】

身发寒热，痛连头目，甚则攻注牙龈，肿痛作脓，此外

---

① 大力子：中药名。即牛蒡子，有疏散风热、宣肺利咽、解毒透疹之功。

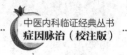
感齿痛之症也。

【外感齿痛之因】

齿痛属阳明、少阳二经者多。胃家有热，胆经有火，外被风寒所束，二经之热，不能发越，则郁而攻注作痛矣。

【外感齿痛之脉】

右关浮数，阳明风热；右关沉数，肠胃积热；左关浮紧，少阳风寒；左关沉实，肝胆之火。

【外感齿痛之治】

阳明风热者，干葛防风汤。阳明积热者，外刺合谷穴，内服干葛清胃汤。少阳风寒者，柴胡防风汤。少阳风热者，柴胡清肝饮。肝胆积热者，龙胆泻肝汤。头痛恶寒，太阳风寒外束，羌活汤。齿痛属阳明少阳者多，或有太阳症，故立后条。

干葛防风汤

干葛　防风　石膏　甘草

干葛清胃汤

升麻　甘草　生地　丹皮　山栀　干葛　川黄连

右上盘牙痛，加枳壳、石膏；

右下盘牙痛，加石膏、桑白皮；

上正门牙痛，加川黄连；

下正门牙痛，加知母、黄柏；

上二虎牙痛，加葛根、石膏；

下二虎牙痛，加白芍药；

左上盘牙痛，加柴胡、黄芩；

左下盘牙痛，加白芍药、黄芩。

柴胡防风汤

柴胡　防风　羌活　川芎　青皮　甘草

柴胡清肝饮

柴胡　白芍　山栀　黄芩　当归　丹皮　青皮　甘草
钩藤

龙胆泻肝汤

龙胆草　柴胡　黄芩　川黄连　山栀　知母　麦门冬
甘草

元气虚，加人参；血虚，加当归、白芍药；大便结，加
大黄；气结，加青皮。

羌活汤

羌活　防风　川芎　白芷　苍术　甘草

内伤齿痛

【内伤齿痛之症】

或齿豁①，或动而长，或浮痒燥黑，时常作痛，此内伤
之症也。若右上盘痛，属胃与大肠；右下盘痛，属肺胃二经；
左上盘痛，属胆经；左下盘痛，属肝经；上正门痛，属心经；
下正门痛，属肾经；上左右二虎牙痛，属胃经；下左右二虎
牙痛，属脾经。

【内伤齿痛之因】

齿豁而浮者，肾衰；齿动而长者，胃热；痒为血热；痛
为火烁；黑是虫蚀。此内伤齿痛之因也。

【内伤齿痛之脉】

尺脉虚大，肾水有亏；若见洪数，阴火妄动；左关弦急，

---

① 齿豁：齿缺。

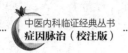

肝胆之火；右关洪滑，痰火内烁。

【内伤齿痛之治】

肾虚阴火者，凉八味玄武胶为丸，或知柏天地煎。左关弦急，龙胆泻肝汤。右关洪滑，化痰汤。应下者，三黄丸。大凡牙痛症，寒者少，热者多，故内伤门都用凉剂。若劳倦而胃虚齿浮者，又当用补中益气汤，不可拘痛无补法也。

凉八味丸

即六味丸加黄柏、知母，共为细末，玄武胶为丸。

知柏天地煎

黄柏　知母　天门冬　生地黄

同煎三四次，冲玄武胶收膏。

龙胆泻肝汤　见前。

化痰汤

贝母　枳实　黄芩　黄连　花粉　桔梗　元参　升麻
甘草

家秘三黄丸

黄芩　黄连　大黄　甘草　广皮

补中益气汤

人参　黄芪　当归　白术　广皮　升麻　柴胡　甘草

齿痛虽有各经虚实不同，然阳明积热者多，故清胃汤治齿痛总司，然尚有分别。若膏粱食气已化，惟存积热，所谓热而无滞，可用清胃汤，苦寒直折；若积热虽重，厚味尚未化尽，所谓热而有滞，若以苦寒直折，则滞气凝遏，而热愈甚。例如郁火症，用苦寒则火愈郁，服升阳散火汤则愈。东垣以清胃汤加砂仁、香附，更名清胃散。散者，散也。家秘加白豆蔻、黑山楂末，同是此意。以肠胃积热，大抵酒肉食滞，蒸酿而成，故化散胃滞，积热自清。余以平胃保和散，治口疮齿痛，及痔火痔积，俱获奇效。此深得清积热根本。故疮癣齿痛之人，不能淡薄滋味①，必缠绵难愈也。

～ 胸 痛 论 ～

秦子曰：胸与膈，肺之分野，膈痛、胸痛，两症也。但胸痛止在中间，膈痛则连两腋。故歧骨之上作痛，乃为胸痛；若痛在胸之下，即名胃痛；若胸中满塞而不痛，又名胸痞；若胸中满塞，水谷全不能下，又名胸痹，皆非胸痛也。或痛久不散，每夜寒热，按之愈痛，视之有形，此又是内痈之症，而非胸痛矣。

外感胸痛

【外感胸痛之症】
初起表邪未散，下早闷痛，此伤寒门结胸症也。胸痛胀满，咳嗽气逆，不能仰卧，此六淫之邪，伤于肺经，方书所谓肺胀胸痛也。若胸痛寒热，咳吐腥秽，又是肺痈之症。

【外感胸痛之因】
伤寒表邪未散，下之太早，内陷胸中。盖胸主半表半里，外邪内陷，与水饮互相盘结，则成结胸之症。若六淫之邪伤

---

① 淡薄滋味：清淡饮食。

087

肺，肺热焦满，怫郁①不宣，胸亦为之作痛，盖胸为心肺之室也。

【外感胸痛之脉】

沉紧而劲，下后作痛，结胸之症；脉来浮大，胸痛身热，支结之别；寸口浮大，风热肺逆；寸口脉实，肺痈之疾。

【外感胸痛之治】

伤寒误下已成结胸者，宜大、小陷胸汤出入加减；若未成结胸者，宜枳壳汤治之；若肺痈风热者，加味泻白散；肺气壅塞，枳桔二母汤；肺痈作痛，桔梗汤②、瓜蒌汤。

大陷胸汤

大黄　芒硝　甘遂

小陷胸汤

黄连　半夏　瓜蒌

加味泻白散　治风热伤肺。

桑白皮　地骨皮　甘草　防风　荆芥

热甚，加石膏、知母。

枳桔二母汤　清理肺气，兼消痰火。

枳壳　知母　川贝母　瓜蒌仁　苏子　桔梗

枳梗汤　治肺痈肺痿。

川贝母　薏苡仁　桑白皮　地骨皮　葶苈子　枳壳　桔梗　杏仁　甘草

瓜蒌汤　通治肺胃之痈。

瓜蒌仁一个，去皮，炒黑，研，甘草同煎服。

---

① 郁：气机郁结。
② 桔梗汤：附方作"枳梗汤"。

内伤胸痛

【内伤胸痛之症】

不因外感，胸中隐隐作痛，其痛缓，其来渐，久久不愈，饮食渐少，此内伤胸痛也。若见咳嗽寒热，吐痰腥秽，则是肺痈之症，而非胸痛也。

【内伤胸痛之因】

七情六欲，动其心火，刑及肺金，或怫郁气逆，伤其肺道，则痰凝气结；或过饮辛热，伤其上焦，则血积于内，而闷闭胸痛矣。

【内伤胸痛之脉】

滑大主痰，洪数主火。左寸洪数，心火刑金；左关弦数，肝胆有热；右寸沉结，气滞上焦；寸脉芤涩，上部蓄血。

【内伤胸痛之治】

痰气不清，瓜蒌仁汤，加青黛、海石；兼火者，栀连二陈汤；心火乘金，泻心汤；救肺，清肺饮；烦恼郁结者，加味柴胡散；气滞上焦者，四七汤；血积上焦者，红花当归汤加桃仁、牡丹皮；有热加炒山栀、郁金。

瓜蒌仁汤 见前。

栀连二陈汤

山栀　黄连　熟半夏　白茯苓　广皮　甘草

泻心汤

川黄连　甘草

清肺饮

地骨皮　桑白皮　桔梗　知母　黄芩　玄参　薄荷

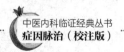

甘草

　　热甚加石膏。

加味柴胡汤

　　柴胡　黄芩　广皮　甘草　山栀

四七汤

　　半夏　厚朴　茯苓　紫苏

　　加姜、枣。

红花当归汤

　　红花　当归　红曲　赤芍药　牡丹皮　青皮　桃仁　郁
金　楂肉　泽兰叶　黑山栀

　　胸痛上焦气分病，当理肺气，要分肺管、胃管。若胃气有伤，胃脘气逆，亦多胸痛。其中分别：若饮食自如，而见气逆咳喘作痛，病不在胃而在于肺，当和肺气；若无喘咳气逆，而见饮食阻滞，病不在肺而在于胃，当调胃气；若二经皆病，当审其何经先起，如先见喘咳气逆满作痛，后见妨碍饮食者，此肺病遗祸于胃也，当治其肺，兼治其胃；若先见饮食妨碍，后见喘咳气逆，此胃病遗祸于肺也，当平其胃，兼治其肺。此从方广①肿胀门，辨脾肺相传法中，化出辨肺胃二经之胸痛。又有语言即痛，饮食不痛者，病在于肺；饮食即痛，语言不痛者，病在于胃。此从辨喉痛症中，化出辨肺胃之胸痛也。

---

　　①　方广：明代医家，字约之，号古庵，编有《丹溪心法附余》一书。

胁 痛 论

秦子曰：胁痛者，左右两胁痛也。胁之下尽处名季胁。若痛在胁之上，名腋痛；痛在季胁之后，名腰痛；二者皆非胁痛也。夫腋痛者，肺症也。腰痛者，肾与膀胱症也。凡胁痛多火，皆肝胆症也。上胁痛属肝，下胁痛属胆，或有肺气怫郁，金邪乘木，亦令胁痛，名肺胁痛，最利害①，金乘木为贼邪，故重。

外感胁痛运气　感冒

运气胁痛

【运气胁痛之症】

病起于仓卒，暴发寒热，胁肋刺痛，沿门相似，或在一边，或在两边，痛之不已，胀及遍身，甚则指甲紫黑而死。此天行岁运，胜复之气加临，所谓天灾流行之疫症，俗名刺肋伤寒，又名痧胀是也。

【运气胁痛之因】

少阳司政，相火用事；少阴司政，君火用事；阳明司政，燥火用事。其年胜复之气太过，则相火甚于本位，而肝胆自病；君火太过，则子病累母，肝胆亦病；燥火用事，金病克木，肝胆亦病；三火炽甚，木火通明，肝胆之气怫郁，则两

---

① 利害：严重。

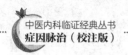

胁暴痛之症作矣。

【运气胁痛之脉】

多见弦数。浮数居表，沉数主里。脉减痛缓则生，沉伏厥冷则死。

【运气胁痛之治】

宜疏散为先。若少阳司政，柴胡汤加减主之；少阴司政，独活败毒散，泻心汤主之；阳明司政，干葛石膏汤主之。凡胁痛，外用针刺委中、三里二穴出血；若痛甚，指甲黑者，即刺十指尖出血为妙，越①地所谓放痧是也。若咳嗽痰声，无论左右，即为肺邪胁痛，宜泻青各半汤，并刺少商穴。

柴胡汤

柴胡　黄芩　广皮　甘草　青皮　山栀　枳壳　木通

加苏梗。

独活败毒散

独活　木通　柴胡　黄芩　桔梗　枳壳　甘草　钩藤
广皮

加苏梗。

泻心汤

黄连　甘草　灯心

干葛石膏汤

干葛　柴胡　黄芩　石膏　枳壳　广皮　甘草　木通

加苏梗。

泻青各半汤

龙胆草　黄芩　山栀　桑白皮　地骨皮　甘草

---

①　越：通"粤"。

加青黛一钱，冲服。

感冒胁痛

【感冒胁痛之症】

并无时行传染，因自冒风寒，先见恶寒发热，胁痛耳聋，呕而口苦，此伤寒少阳经胁痛症也。若寒热已除，后乃胁痛干呕，此表解里未和，热邪痰饮之症，二者皆非天灾流行，乃人自感冒之症也。

【感冒胁痛之因】

起居不慎，感冒外邪，或初感即中少阳，或传变而入少阳，则邪居半表半里，而成胁痛之症也。

【感冒胁痛之脉】

脉来多弦。弦紧宜汗，弦细宜和；弦数为热，弦促为结。

【感冒胁痛之治】

风邪在表，柴胡羌活汤；热邪在半表半里，小柴胡汤；热邪在里，小柴胡加山栀、青皮、枳壳；表已散，里气不和作痛，审知是燥痰结饮，轻则瓜蒌仁汤，重则十枣汤；若肝胆郁火成痰，家秘胆星汤主之。

柴胡羌活汤

柴胡　羌活　防风　枳壳　桔梗　青皮　苏梗

小柴胡汤

柴胡　黄芩　广皮　甘草　山栀　青皮　桔梗　枳壳

瓜蒌仁汤

瓜蒌仁　枳壳　青皮　苏梗　桔梗

十枣汤

芫花　甘遂　大戟

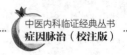
上三味，以水先煮肥枣三十枚，取枣汁，入药末一钱调服。瘦弱人五六分，得利即止。

家秘胆星汤 治胆火成痰，胁肋作痛。

陈胆星　柴胡　黄芩　广皮　甘草　青黛　海石

内伤胁痛痰饮、郁火、死血、肝肾虚

【内伤胁痛之症】

并无外感之邪，或左或右，胁肋作痛，或左右皆痛，或左右攻冲，或时痛时止，或常痛不休，此内伤胁痛也。

【内伤胁痛之因】

或痰饮悬饮，凝结两胁；或死血停滞胁肋；或恼怒郁结，肝火攻冲；或肾水不足，龙雷之火上冲；或肾阳不足，虚阳上浮，皆成胁肋之痛矣。

【内伤胁痛之脉】

右关滑数，胃家痰实；右寸沉弦，肺家悬饮；两关芤涩，乃是死血；左关数大，肝胆火冲；尺脉沉数，肾水不足；尺脉浮大，虚阳上越。

【内伤胁痛之治】

痰饮聚于中脘，攻注两胁者，导痰汤加竹沥；悬饮凝结，咳逆胁痛，十枣汤；死血作痛，红花桃仁汤；恼怒伤肝，肝经郁火者，柴胡清肝饮、栀连柴胡汤；肝血不足，肝气不调，家秘补肝汤；肝肾真阴不足，龙雷之火上冲，家秘肝肾丸；若肝肾真阳不足，无根之火失守上炎，八味丸治之。

导痰汤

南星　橘红　白茯苓　半夏　甘草　枳壳

热者，冲竹沥一钟；寒者，加白芥子。

十枣汤　见前篇。

红花桃仁汤

大黄　枳壳　厚朴　桃仁　红花　赤芍药　当归尾

柴胡清肝饮

柴胡　黄芩　山栀　白芍药　青皮　枳壳

栀连柴胡汤

柴胡　黄芩　广皮　甘草　山栀　川黄连

家秘补肝汤

当归　白芍药　生地　川芎　青皮　香附　木通　苏梗

钩藤

家秘肝肾丸　治肝肾真阴不足，龙雷之火上炎，当滋阴

降火。

天门冬　生地　当归　白芍药　黄柏　知母

八味肾气丸　治肝肾真阳不足，无根之火，失守上炎，

法当引火归原。

即六味地黄丸加肉桂、附子。

桢用前二方，皆治龙雷之火。夫龙火主肾，雷火主肝，

然当分肝肾之真阴虚、真阳虚。若真阴虚者，真水涸而火自

旺，即乾之上九，亢龙有悔①之象，宜用家秘肝肾丸敛而降

---

① 乾之上九，亢龙有悔：以纯阳无阴之卦比之"真阴亏虚"。乾卦
上九爻爻辞曰："亢龙有悔。"亢，王肃云："穷高曰亢"；子夏《传》曰：
"亢，极也"。悔，《系辞》云："悔吝者，忧虞之象也。"亢龙有悔，以升
腾到极高处的龙，喻指身居崇高地位的统治者脱离臣民，孤高无辅，必遭
灾祸。上九之爻居全卦之尽头，在本卦系统中，乃是孤立无援之象，有悖
于阴阳变易、刚柔往来之道，故曰"真水涸而火自旺"。

之。若真阳虚者，真火不足，无根之火，失守上浮，即坤之上六，龙战于野①之象，宜用《金匮》八味丸以摄伏之。一阴一阳，寒热天壤。堂儿问曰：临症何以分别？余曰：真阴虚则火旺，原症脉象，俱是火候，如便闭、喘咳、骨蒸，六脉沉数，皆真阴虚也；若真阳虚则火虚，原症脉象，俱是虚候，如大便泄、小便清，六脉空大，皆真阳虚也。

～ 胃脘痛论 ～

秦子曰：胃脘痛，在胸之下，脐之上，两肋中间。但心胞络痛，同在心下脐上，极难分别。大抵痛而能饮食者，心胞络痛也；痛而不能饮食者，胃脘痛也。二经之痛，俗名心头痛。此症内伤者多，外感者间或有之。今列外感二条，内伤七条，即古名九种心疼也。

外感胃脘痛风寒、暑热

【外感胃脘痛之症】

向无此症，偶值时令暴寒，心下闷痛，恶寒厥冷，二便

---

① 坤之上六，龙战于野：以纯阴无阳之卦比之"真阳虚衰"。坤卦上六爻爻辞曰："龙战于野。"坤卦上六，是坤道极盛之象。阴阳之间到了极点就必须转化。故《文言》曰："阴疑于阳必战。"阴性到了阴极之地，反而变得阳刚强悍，被阳气怀疑，必导致争战。上六阴极生阳，阴阳交战，龙战于野，故曰"真火不足，无根之火，失守上浮"。

清利，口吐冷沫，此寒邪入胃，凝结痰饮食积，卒然暴痛之症也。若时令暴热，心下忽绞痛，手足虽冷，头额多汗，身虽恶寒，口燥舌干，大便虽泻，溺色黄赤，此湿热所伤之症也。

【外感胃脘痛之因】

其人中气向寒，偶触时令之寒，则寒凝胃口而痛。若内有积热，外遇湿热，两热蒸酿，则热壅胃口，亦成胃痛之症。

【外感胃脘痛之脉】

或见浮紧，寒邪在表；或见沉弦，寒邪入里；或见浮数，表有热邪；或见沉数，里有热结。

【外感胃脘痛之治】

宜分寒热二条。寒痛者，先用五积散，兼散外寒；后用温胃汤，以温内寒。热痛者，先用神术平胃散，以清外热；后用清中汤，以清里热。言寒则风亦在焉，言热则暑湿燥火皆在焉。

五积散

白茯苓　陈皮　半夏　甘草　川芎　白芷　枳壳　厚朴苍术　麻黄　干姜　肉桂　桔梗

温胃汤

厚朴　砂仁　甘草　陈皮　干姜　白豆蔻　黄芪　人参姜黄　益智仁

神术平胃散

苍术　防风　甘草　石膏　知母　厚朴　广皮

清中汤

黄连　山栀　草豆蔻　半夏　陈皮　白茯苓　甘草

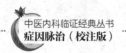
内伤胃脘痛

【内伤胃脘痛之症】

不因外感六淫，偶或伤于饮食，填塞太仓，胸前闷痛，此食积症也。痛极应背，背心①一片如冰，恶心呕吐，吐出涎痰稍缓，此痰饮症也。时作时止，口渴唇燥，痛则多汗，此积热症也。二便清利，手足逆冷，口吐涎沫，得寒饮则甚，此积冷症也。遇气即发，或攻注作痛，或凝结作胀，此气滞症也。日轻夜重，或唧唧作声，得寒则痛，得热暂缓，此死血痛也。呕吐清水，面上白斑，唇红能食，时或吐蛔，此虫积症也。故云内伤之痛有七。

【内伤胃脘痛之因】

饮食不节，伤其胃口，太阴升降之令凝结壅闭，则食积之痛作矣。脾胃素弱，日饮水谷，不能消受，停积中脘，则成痰饮而痛。七情六欲之火，时动于中；膏粱炙煿②之热，日积于内；热久成燥，积热之痛作矣。胃阳不足，冷饮内伤，阴寒凝结，则积冷之痛作矣。怒则气上，思则气结，忧思日积，气不宣行，则气滞而成痛。血分素热，又喜辛辣之物，以伤其阴血，则停积于中，而成死血之痛。湿土主生生之令，饮食不谨，湿热内生，则虫积而成痛矣。

【内伤胃脘痛之脉】

沉实有食，沉滑多痰；数大为热，迟缓主寒；气滞脉沉，

---

① 背心：指胃之俞穴所在背部位置。
② 炙煿（zhì bó 至博）：烘烤煎炒的食物。

死血涩结；乍大乍小，虫积使然。

【内伤胃脘痛之治】

宜平胃散出入主治。若食积痛，用三棱丸治之。痰饮痛者，二陈汤、导痰汤，痛甚滚痰丸。积热作痛者，栀连清胃汤。有下症，神芎丸。积冷作痛者，豆蔻丸。气滞而痛者，苏子降气汤。死血作痛，红花桃仁汤。有下症，桃仁承气汤。虫积痛，用万应丸治之。

平胃散

苍术　厚朴　陈皮　甘草

三棱丸

京三棱　枳壳　厚朴　广皮　甘草

二陈汤

导痰汤　二方见痰症。

栀连清胃汤　见齿痛。

神芎汤

大黄　黄芩　黑牵牛①　滑石　薄荷　川芎

豆蔻丸

草豆蔻　吴茱萸　益智仁　青皮　姜黄　麦芽　神曲半夏　甘草

苏子降气汤

紫苏子　半夏　前胡　厚朴　甘草　陈皮　沉香　当归

红花桃仁汤

红花　桃仁　当归尾　赤芍药　泽兰叶　楂肉　丹皮

---

①　黑牵牛：中药名，即牵牛子。牵牛子为旋花科植物牵牛和圆叶牵牛的种子，其中种子黑色者称黑牵牛，有泻水、下气、驱虫之功。

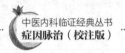

山栀

桃仁承气汤

桃仁　大黄　甘草　桂枝　芒硝　枳壳　归尾

万应丸

麦芽　神曲　雷丸　陈皮　甘草　京三棱　莪术　槟榔
芜荑　鹤虱　使君子

家秘保和散

苍术　厚朴　半夏　广皮　枳壳　鲜麦芽　楂肉　香附
槟榔　干葛　莱菔子

共为细末，多冲萝卜汁、竹沥，拌湿晒干，研细末。白
汤调服。

家秘消坚散

三棱　莪术　槟榔　枳实　香附　海石

治上部癖积，加苍术、厚朴；治下部癖积，加青皮、
枳壳。

栀连二陈汤　加竹茹、干葛，治呕吐作痛。

滚痰丸　治痰癖作痛。

胃痛，要分别常痛、不常痛二条；又要细详若何痛重，
若何痛缓。若饮食即痛，时常气嗳，此伤饮食也，用家秘保
和散。若痛而呕恶，吐出痰涎稍减，此痰饮痛也，平胃导痰
汤。胃脘有块，常痛不休，癖积痛也，家秘消坚散。时作时
止，痛而汗出者火也。热而无滞者，清火为急，清胃汤；热
而有滞者，消滞为先，栀连保和散。遇夜痛甚，逢冷即痛，
按之有形，或饮食入胃，从半边而下，此瘀血痛也。先用三
棱丸，后用桃仁承气汤。痛而能食，得食痛减，常下虫积者，
平胃散加使君子。胃中有形，按之痛极，每夜发热者，此胃

痛痛也，瓜蒌四圣散。

凡见痛症，须防发毒，无论胸胁腰背，皆要按其痛处，若按之愈痛，每夜发热，要防内痈。

～ 腋 痛 论 ～

秦子曰：腋痛者，在两胁之上，奶旁外侧，痛连缺盆，肺经症也。若在腋之下，原是胁痛，而非腋痛。方书以右腋为肺，左腋为肝，愚无左右之分。若见气粗喘咳者，即痛连左腋，亦名肺病。即见肝家形症，只作金邪乘木，治肺不治肝。以腋下为肺之部分，不比胁肋，主乎肝胆，此余宗钱仲阳肺藏治病之独诀。

外感腋痛

【外感腋痛之症】

恶寒发热，喘急嗽痰，腋下作痛，痛引缺盆，此风寒伤肺症也。若口渴面赤，吐痰干涸，小便短赤，此燥热伤肺症也。

【外感腋痛之因】

风寒壅于肺经，腋为肺脉所注之俞，故腋为之痛。燥热刑金，肺气焦满，攻注腋下，亦令人痛。是以风寒暑湿燥，皆有腋痛之候也。

【外感腋痛之脉】

右寸浮紧，风寒伤肺；或见浮洪，风热之诊；或见躁疾，燥火刑金。

【外感腋痛之治】

伤寒者，麻黄杏子汤。风邪伤肺，加味泻白散。燥火伤肺金之气者，知石泻白散。燥火伤肺金之血者，青金泻白散。

麻黄杏子汤

麻黄　杏子　米仁①　桑白皮　桔梗　甘草

加味泻白散

桑白皮　地骨皮　桔梗　杏仁　防风　黄芩　瓜蒌仁知母　薄荷　枳壳　橘红　甘草

口渴加石膏、花粉、竹叶。

清肺饮

山栀　黄芩　薄荷　甘草　桔梗　连翘

加竹叶七片，同煎。口渴，加石膏；大便秘，加大黄。

知石泻白散　家秘治火邪伤肺之气。

桑白皮　地骨皮　甘草　知母　石膏

胃火上冲，加葛根；肝火旺，加柴胡、黄芩。

青金泻白散　家秘治火邪伤肺之血。

桑白皮　地骨皮　甘草　黄芩　山栀

肝火刑金，加白芍药；胃火旺，加干葛、石膏。

内伤腋痛

【内伤腋痛之症】

无外感之邪，但两腋下作痛，或见咳嗽气逆，此内伤腋

———————

① 米仁：中药名，即薏苡仁，有利水消肿、健脾止泻之功。

痛之症也。

【内伤腋痛之因】

或恼怒怫郁，肝火刑金；或膏粱积热，熏蒸肺气；或房劳不谨，肾火上冲，皆成内伤腋痛之症。

【内伤腋痛之脉】

寸口脉大，肺气有伤；右关洪数，膏粱积热；脉沉而结，肺气膹郁；寸数尺疾，肾火刑金。

【内伤腋痛之治】

若恼怒伤肝，木火刑金，加味泻白散。膏粱积热，土中之火刑金，加味清胃汤，倍川连、枳壳。房劳不谨，水中之火刑金，家秘天地煎，合黄芩泻白散、二母汤。

加味泻白散

桑白皮　地骨皮　甘草　黄芩　柴胡　钩藤　苏梗　桔梗　山栀

加味清胃汤

升麻　川连　甘草　葛根　石膏　桑白皮　枳壳　地骨皮

家秘天地煎

天冬　地黄　黄柏　知母　川贝母　甘草　麦冬　桑白皮　地骨皮

水煎三四次，冲玄武胶收。

黄芩泻白散　即泻白散加黄芩。

二母汤　即贝母、知母，二味同煎。

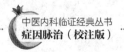
～ 肩背痛论 ～

秦子曰：《内经》云：西风生于秋，病在肺，腧在肩背，则肩背之痛，乃肺之分野；且手阳明大肠之脉，循臂上廉，上肩出髃骨之前廉，上出柱骨，下入缺盆络肺。其支别者，从缺盆，上颈贯颊。又云：手太阳小肠之脉，出肩解，绕肩胛，交肩上，入缺盆。其支别者，从缺盆循颈，上颊。按此论之，则肩背肺俞之痛，乃肺与大小肠为患矣。故肺病则缺盆中痛，肩背痛；大肠病，则耳后肩臑肘臂皆痛；小肠病，则肩臑肘臂肿痛。故凡背部肺腧作痛，要分别左右二腧，外感内伤，有余不足。若右肺腧缺盆痛，此肺与大肠之症；若左肺腧缺盆痛，乃是肺与小肠症也，以左右而分大肠小肠。至肺腧，则左右皆属肺也。然太阳膀胱之脉，亦在于背，但膀胱太阳之病，满背皆痛，不比肺痛，止在肺腧缺盆也。

外感肩背痛

【外感肩背痛之症】

背痛肩痛，发热不恶寒，反恶热，烦躁不宁，便闭便赤，口渴唇焦，此火邪伤肺之症也。若背痛肩痛，头痛发热，内虽烦躁，外反恶寒，此风寒伤肺之症也。

【外感肩背痛之因】

《内经》云：岁火太过，民病肩背热痛。又云：少阴司天，热淫所胜，民病肩背缺盆痛，此火邪伤肺也。又有肺素有热，风寒外束皮毛，肺热不得泄越，而肩背肺俞作痛，此寒邪伤肺也。

【外感肩背痛之脉】

右寸洪数，肺经热壅，火邪所伤；脉浮而紧，表有寒邪，风寒外束。

【外感肩背痛之治】

若火邪伤肺，当用家秘泻白汤、清肺饮。肺素有热，风寒束于肌表者，羌防泻白散。

家秘泻白汤

桑白皮　地骨皮　粉甘草　黄芩　石膏　黄连

清肺饮

桔梗　黄芩　山栀　连翘　天花粉　玄参　薄荷　甘草

羌防泻白散　即泻白散加羌活、防风。

内伤肩背痛

【内伤肩背痛之症】

气怯神离，精神不足，痛势不急，仍能睡卧，此肺气不足之症也。若喘息气逆，不得睡卧，此肺壅作痛之症也。若劳伤脱力，遇劳即痛，此伤损之症也。口渴唇焦，二便赤涩，烦躁不宁，此积热作痛之症也。

【内伤肩背痛之因】

元气素亏，又复伤损，则肺气不足而作痛；肺热叶焦，复有触发，则肺气怫郁而作痛；劳碌举重，损伤筋膜，则肺窍有损而作痛；膏粱酒客，肠胃积热，上熏肺金，则土中之

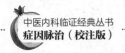

火刑金，而肩背缺盆肺俞，每每作痛。此皆内伤肩背痛也。

【内伤肩背痛之脉】

右脉浮大，按之无根，肺气不足；寸口脉盛，按之数实，气壅肺实；六脉弦大，按之促结，伤损之诊；右关沉数，肠胃积热；左关弦数，肝胆之火。

【内伤肩背痛之治】

气怯神清，脉大而虚，四君子汤、补中益气汤；喘急气逆，不得安卧，六脉躁盛，重则葶苈泻肺汤，轻则家秘泻白散；久痛不愈，气血有伤者，四物汤、八珍汤，加秦艽、续断、钩藤、羌活；膏粱积热，口燥唇焦，六脉沉数者，家秘泻白散；木火刑金，左关脉数者，泻白各半汤。

四君子汤　治气虚作痛。

人参　白术　茯苓　甘草

补中益气汤　治气血两虚，肩背作痛。

人参　白术　黄芪　当归　陈皮　甘草　升麻　柴胡

葶苈泻肺汤　治痰饮壅塞肺窍，肩背缺盆牵引作痛。

葶苈子　大枣肉

家秘泻白散　治实火刑金，肺热喘咳，唇焦便赤。

桑白皮　地骨皮　甘草　黄芩　石膏　川黄连

家秘加葛根清胃火，加白芍药清脾火，加柴胡清肝胆之火，加辰砂清心火，加黄柏清肾火，加枳壳清大肠之火，加木通清小肠之火。

四物汤　治血虚肩背作痛。

熟地黄　白芍药　当归　川芎

家秘加秦艽、续断、钩藤、羌活，治诸凡身痛。

八珍汤　治气血两亏，肩背作痛。

即四君子、四物汤，家秘加秦艽、续断、钩藤、羌活。

泻白各半汤

桑白皮　地骨皮　甘草　胆草①　山栀　黄芩

加青黛冲服。

～ 腰 痛 总 论 ～

秦子曰：《内经》论腰痛，诸条不一。其曰太阳所至为腰痛，少阳腰痛如针刺，阳明腰痛不可顾。此数者，乃论外感腰痛也。其曰用力举重，入房过度，转摇不能，肾将惫矣，此论内伤腰痛也。今立外感三条，以赅六气；内伤五条，以赅七情。

外感腰痛 风湿、寒湿、湿热

风湿腰痛

【风湿腰痛之症】

发热恶风，自汗身重，腰背重痛，不能转侧，此风湿腰痛之症也。

【风湿腰痛之因】

或雨湿之年，风湿袭入肌表，则时行腰痛，此因岁气而

---

① 胆草：中药名，菊科地胆草属植物的全株。为我国长江以南，尤其是华南地区常用的民间药物，有清热解毒、凉血消肿、止咳利尿之功。

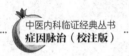
致病者；或冲风冒雨，风湿感人；或以水为事，水舍皮肤，一人独病，此人自感冒而致病者也。

【风湿腰痛之脉】

脉多浮涩。左尺浮涩，太阳风湿；左尺细涩，少阴风湿；左关浮涩，少阳风湿；左关细涩，厥阴风湿；右关浮涩，阳明风湿；右关细涩，太阴风湿。

【风湿腰痛之治】

《内经》云：腰痛引项脊尻背，太阳经也，宜羌独败毒散加白芷、苍术。腰痛引脊内廉，少阴经痛也，宜独活秦艽汤。腰痛如锥刺皮中，少阳经痛也，宜柴胡独活汤。腰痛如张弓弦，厥阴痛也，宜柴胡芍药汤。腰痛不可顾，如有见①，善悲者，阳明经痛也，白芷独活汤。腰以下如横木居其中，太阴经痛也，苍独肾着汤。

羌独败毒散

羌活　独活　防风　荆芥　川芎　柴胡　前胡　甘草
苍术　白芷

独活秦艽汤

独活　秦艽　防风　川芎　苍术

柴胡独活汤

柴胡　独活　防风　川芎　苍术　青皮　甘草

芍药柴胡汤

白芍药　柴胡　独活　防风　川芎　苍术　青皮　钩藤

---

① 如有见：《素问·刺腰痛》作"顾如有见"，指回头顾盼时，有时会出现幻觉。

白芷独活汤

白芷　独活　防风　苍术　秦艽　干葛

苍独肾着汤

白术　白茯苓　干葛　苍术　独活　防风

寒湿腰痛

【寒湿腰痛之症】

头痛身痛，无汗拘紧腰痛，不能转侧，此寒湿腰痛之症也。

【寒湿腰痛之因】

或寒湿之年，阴寒司令，民病身重腰痛，此因岁气而成病者。或冲寒冒雨，阴寒雨湿之邪致痛，此人自感冒而成病者。

【寒湿腰痛之脉】

脉多沉紧。左尺沉紧，太阳寒湿；左尺细紧，少阴寒湿；左关沉紧，少阳寒湿；左关细紧，厥阴寒湿；右关沉紧，阳明寒湿；右关细紧，太阴寒湿。

【寒湿腰痛之治】

太阳寒湿，羌活败毒散加苍术。少阴寒湿，独活苍术汤。少阳寒湿，柴胡苍术汤。厥阴寒湿，四逆汤加柴胡、独活。阳明寒湿，苍术白芷汤。太阴寒湿，《济生》[①] 术附汤、渗湿汤；未效，用五苓散分利小便。

羌活败毒散

羌活　独活　前胡　川芎　防风　荆芥　甘草　苍术

---

① 《济生》：即南宋严用和所撰《济生方》，10 卷。

寒甚加桂枝、生姜。

独活苍术汤

独活　苍术　防风　细辛　川芎　甘草

寒甚加姜、桂。

柴胡苍术汤

柴胡　苍术　川芎　防风　广皮　甘草　独活

寒甚加生姜。

四逆汤

干姜　熟附子　炙甘草　柴胡　独活

苍术白芷汤

苍术　白芷　防风　干葛　升麻　干姜　甘草　独活

《济生》术附汤

白术　熟附子　杜仲　干姜

渗湿汤

白术　干姜　白茯苓　橘红　苍术　丁香　甘草

寒甚加桂枝。

五苓散

白茯苓　猪苓　泽泻　白术　肉桂

气滞者，去白术。

湿热腰痛

【湿热腰痛之症】

内热烦热，自汗口渴，二便赤涩，酸痛沉重，此湿热腰痛之症也。

【湿热腰痛之因】

或湿火之年，湿热行令，人病腰痛，长幼皆发，此因岁气而成病者；或形役阳亢，外冒湿热之邪，此人自感冒而成病者。

【湿热腰痛之脉】

脉多沉数。左尺沉数，太阳湿热；左尺细数，少阴湿热；左关沉数，少阳湿热；左关细数，厥阴湿热；右关沉数，少阳湿热；右关细数，太阴湿热。

【湿热腰痛之治】

左尺沉数者，羌独冲和汤。左尺细数者，独活二妙丸。左关沉数者，柴独苍术汤。左关细数者，柴胡芍药汤。右关沉数者，芷葛二妙丸。右关细数者，防独神术汤。

羌独冲和汤

羌活　黄芩　川芎　白芷　防风　细辛　苍术　广皮
甘草　独活

热甚，加黄柏。

独活二妙丸

独活二两，蒸，晒　黄柏二两，炒

柴独苍术汤

柴胡　独活　苍术　防风　黄柏　黄芩

热甚，加胆草。

柴胡芍药汤

柴胡　白芍药　青皮　钩藤　香附　山栀　乌药　独活

热甚，加黄柏、胆草。

芷葛二妙丸

苍术　黄柏　白芷　葛根　秦艽　独活

热甚，加栀、连。

防独神术汤

白术　黄柏　防风　独活

内伤腰痛 瘀血停滞、怒气郁结、痰注停积、肾阳不足、肾阴火旺

【内伤腰痛之症】

日轻夜重，痛定一处，不能转侧，此瘀血停蓄之症。胁肋气胀，遇怒愈甚，此怒气郁结之症。腰间重滞，一片如冰，得热减寒，得寒愈盛，此痰注作痛之症。时常怕冷，手足不暖，凡遇寒气，腰背即痛，此真火不足，阳虚之症也。五心烦热，足心如火，痛如锥刺，此阴虚火旺之症也。

【内伤腰痛之因】

挫闪跌仆，劳动损伤，则腰腹作痛；七情恼怒，忧思郁结，则腰胁疼痛；脾湿不运，水饮凝结，则为痰注腰痛；先天不足，真阳亏损，则为阳虚腰痛；真水不足，复损阴精，则肾虚火旺而腰痛。

【内伤腰痛之脉】

尺脉芤涩，瘀血之诊；尺脉沉结，怒气所伤；尺滑尺伏，皆主痰涎；空大微迟，真阳不足；细数躁疾，火旺水干。

【内伤腰痛之治】

瘀血停滞者，调荣活络饮、四物桃仁汤、红花桃仁汤。血虚者，四物羌活汤。怒气郁结者，柴胡清肝饮加木香、独活。痰涎停注者，南星二陈汤加海石、香附。真阳不足者，金匮肾气丸、河车膏合青娥丸。阴虚火旺者，知柏天地煎、知柏地黄丸，加玄武胶为丸。

调荣活络饮

当归尾　红花　桃仁　赤芍药　独活　牛膝　秦艽　桂

枝　大黄

有寒者去大黄，有热者去桂枝。

四物桃仁汤

当归尾　赤芍药　川芎　怀生地　桃仁　独活　香附

有寒者加桂枝；有热者加大黄。

红花桃仁汤

红花　桃仁　赤芍药　当归尾　秦艽　独活

四物艽活汤

当归　白芍药　川芎　生地　秦艽　独活

气滞加沉香、砂仁。

柴胡清肝饮

柴胡　青皮　山栀　川芎　钩藤　香附　木通　枳壳
木香　独活　乌药

寒者加姜、桂；热者加黄柏。

南星二陈汤

胆星　熟半夏　白茯苓　橘红　甘草　海石　香附

虚寒者，加姜、桂；内热者，加栀、柏；大便结硬，加
枳壳、玄明粉。

金匮肾气丸

即六味丸加熟附子、肉桂、车前子。

青娥丸

补骨脂四两，炒，研　杜仲四两，姜炒

煮烂河车一具，打为丸。痛甚加独活、秦艽。

知柏天地煎

天门冬六两　怀生地六两　知母二两　黄柏二两

热甚便秘，加玄武胶极效；胃寒，加生姜；气滞，加砂

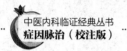

仁米、沉香；痛甚，加独活、杜仲。

知柏地黄丸

即六味地黄丸加知母、黄柏各二两，炼蜜为丸。胃寒者，鹿角胶为丸。气滞者，加沉香、砂仁。

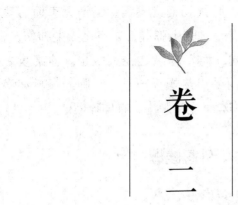

卷
二

～ 咳 嗽 总 论 ～

秦子曰：《内经》云，五脏六腑，皆令人嗽，非独肺也。其词似撇开肺经，然其义实言肺经独多，而他经亦有耳。河间以咳谓无痰而有声，肺气伤而音不清；嗽谓无声而有痰，脾湿动而为痰。此指有痰之嗽主脾湿，无痰之咳主肺伤，合《内经》不独在肺之句，而发脾脏之令人嗽也。桢细玩之，肺受外感六气所伤，内受湿热燥火煎熬，则肺经痰嗽亦多，急宜清肺，不可一见痰嗽，竟治脾湿，有伤肺燥也。

外感咳嗽

伤风咳嗽

【伤风咳嗽之症】

憎寒壮热①，头痛眼眶痛，自汗恶风，鼻塞涕流，痰结肺管，咳嗽不已。此风伤肺气，即痰饮门风痰咳嗽，今人名曰伤风症也。

【伤风咳嗽之因】

肺家伏热，外冒风邪，束于肌表，肺热不得发泄，则肺风痰嗽之症作矣。

【伤风咳嗽之脉】

脉多浮大，浮紧风寒，浮数风热，浮缓风湿，浮滑风痰。

---

① 壮热：高热。

【伤风咳嗽之治】

脉浮紧，恶寒发热，羌活汤。头痛，眼眶痛，干葛汤。脉浮数，自汗身热，加味泻白散。表邪尽散，痰结肺管，咳嗽不止者，苏子杏仁汤。肺中伏热，家秘泻白散。

羌活汤

羌活　防风　荆芥　桔梗　甘草　柴胡　前胡

葛根汤

干葛　柴胡　防风　荆芥　桔梗　甘草

加味泻白散

桑白皮　地骨皮　甘草　防风　荆芥　桔梗

苏子杏仁汤

苏子　杏仁　桔梗　枳壳　防风　半夏　瓜蒌霜

家秘泻白散

桑白皮　地骨皮　甘草　黄芩　石膏

伤寒咳嗽

【伤寒咳嗽之症】

头痛身痛，恶寒发热，无汗喘咳。此寒邪咳嗽之症也。

【伤寒咳嗽之因】

时令寒邪，外袭皮毛，内入于肺，不得外伸，郁而发热，则肺内生痰，恶寒无汗，头痛喘咳，而为伤寒咳嗽之症矣。

【伤寒咳嗽之脉】

若见浮紧，里未郁热；若见浮洪，肺已郁热；紧而带数，以寒包热。

【伤寒咳嗽之治】

脉浮紧，寒伤肺，未郁热者，冬月麻黄杏仁汤。若三时，恶寒身热，前方加石膏、半夏。寒伤肺，郁而变热者，羌防泻白散。三时，寒伤肺者，通用此方。

麻黄杏仁汤

麻黄　杏仁　桔梗　甘草

肺热，加石膏。头痛身痛，加羌、防。

羌防泻白散

桑白皮　地骨皮　甘草　羌活　柴胡　葛根　防风

有痰，加瓜蒌、半夏。有热，加黄芩、石膏。

伤湿咳嗽

【伤湿咳嗽之症】

身重身痛，或发热有汗，或面目浮肿，或小便不利，骨节烦疼，气促咳嗽。此伤湿咳嗽之症也。

【伤湿咳嗽之因】

或时行雨湿，或坐卧湿所，或湿衣所侵。肺主皮毛，皮毛受湿，则身重鼻塞之症作矣。

【伤湿咳嗽之脉】

脉多濡软。浮缓，风湿；沉紧，寒湿；沉数，湿热；沉涩，湿郁。

【伤湿咳嗽之治】

带表症，防风胜湿汤。湿热壅肺，神术泻肺汤。汗后兼利小便，通苓散。古人有清肺则小便自利，此则利小便，而肺自清也。

防风胜湿汤　家秘治风湿咳嗽。

防风　荆芥　葛根　白芷　桔梗　甘草

神术泻肺汤　家秘治伤湿咳嗽。

苍术　石膏　桑皮　地骨皮　桔梗　甘草

通苓散　利湿清肺之方。

麦门冬　淡竹叶　车前草　赤茯苓　木通

伤暑咳嗽

【伤暑咳嗽之症】

身热引饮，内热烦躁，外反恶寒；或身痛口渴，咳嗽身倦。此暑伤肺气之症也。

【伤暑咳嗽之因】

时值夏秋，或气虚身弱，触冒暑湿；或热甚于中，偶感时行，内外夹攻，蒸酿胸胃之间，上熏于肺，则暑湿咳嗽作矣。

【伤暑咳嗽之脉】

经曰：脉虚身热，得之伤暑。又云：伤暑之脉，濡软者多，大抵右寸口脉或虚或数。

【伤暑咳嗽之治】

身热引饮，内热烦躁者，石膏知母汤。身痛口渴，外反恶寒，十味香薷饮、泻白益元散。外冒暑邪，内伤积热者，凉膈散。脉虚身热，气虚身乏之人，清暑益气汤。

石膏知母汤　家秘治暑热伤肺。

石膏　知母　桔梗　桑白皮　地骨皮　甘草

十味香薷饮

香薷　厚朴　白扁豆　陈皮　白茯苓　苍术　黄柏　升麻　葛根　桑白皮　地骨皮　甘草

泻白益元散

桑白皮　地骨皮　甘草

水煎，调益元散服。

凉膈散

山栀　黄芩　川黄连　大黄　桔梗　天花粉　连翘　薄荷　玄参　甘草

清暑益气汤　治气虚伤暑、补中救肺之方。

黄芪　苍术　升麻　人参　白术　陈皮　神曲　泽泻黄柏　葛根　当归　麦冬

伤燥咳嗽

【伤燥咳嗽之症】

口渴唇焦，烦热引饮；吐痰不出，或带血缕；二便带赤，喘急咳嗽。此伤燥咳嗽之症也。

【伤燥咳嗽之因】

天行燥烈，燥从火化，肺被燥伤，则必咳嗽。

【伤燥咳嗽之脉】

多见躁疾。或见数大，或见沉数，或见浮急。

【伤燥咳嗽之治】

石膏泻白散、清燥救肺汤、人参白虎汤。口渴加门冬饮子。

石膏泻白散　家秘治燥火伤肺喘咳之症。

石膏　知母　桑白皮　地骨皮　甘草

痰多加贝母、瓜蒌。

清燥救肺汤

桑叶　石膏　人参　麦门冬　枇杷叶　杏仁　真阿胶甘草

痰多加川贝母；阴精虚加地黄；热甚加羚羊角。

人参白虎汤　治口渴唇焦，烦热引饮，脉见沉数。

人参　石膏　知母　甘草

口渴，加葛根、天花粉。

门冬饮子

天门冬　麦门冬　桑白皮　枳壳　桔梗　荆芥　甘草

痰多，加贝母；大便燥结，加大黄。

伤热咳嗽

【伤热咳嗽之症】

咽喉干痛，面赤潮热，夜卧不宁；吐痰黄浊，或带血腥臭；烦躁喘咳，每咳自汗。此即痰饮门热痰嗽。

【伤热咳嗽之因】

湿热行令，热伤肺气；或时令应寒而反温，应凉而反热，皆能令人咳嗽也。

【伤热咳嗽之脉】

右脉洪数。洪为肺火，数为里热。洪数而滑，肺热痰结。

【伤热咳嗽之治】

寸口脉大，家秘泻白散。面赤潮热，柴胡饮子、栀连清肺饮。脉数而实，吐痰黄浊，凉膈散加川贝母。烦躁喘嗽，带血腥臭，犀角地黄汤加山栀、黄芩。

家秘泻白散

桑白皮　地骨皮　甘草　川连　黄芩　石膏

柴胡饮子

柴胡　黄芩　人参　大黄　广皮　甘草　当归　白芍药

栀连清肺饮

山栀　川连　桔梗　甘草　杏仁　天花粉　黄芩　薄荷

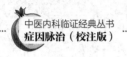

凉膈散　见伤暑嗽门。

犀角地黄汤　加山栀、黄芩。

犀角　生地　牡丹皮　白芍药　山栀　黄芩

内伤咳嗽

肺经咳嗽

【肺经咳嗽之症】

气急喘咳，痛引缺盆，右胁下洒淅恶寒；或右臂筋吊痛，痰咯难出；或吐白涎，口燥声嘶。此肺咳之症也。肺咳不已，大肠受之。大肠咳状，则遗矢粪水也。

【肺经咳嗽之因】

或真阴不足，劳伤火动；或肺脾素燥，不慎辛热炙煿；或恼怒、思虑、忧愁动火，三者皆能伤其肺金，乃成肺经咳嗽也。

【肺经咳嗽之脉】

右寸洪滑，肺有实痰；或见微弱，肺气不足；或见滑数，肺有热痰；或见沉数，郁火内伏。

【肺经咳嗽之治】

右寸洪数，泻白一物汤、清肺饮。脉见迟细，人参补肺饮、人参生脉散、琼玉膏。肺有热痰，青黛海石丸、节斋化痰丸。久嗽肺虚，百花膏主之。

泻白一物汤　即泻白散加黄芩。

黄芩一物汤，治火伤肺之血而嗽者；泻白散，治火伤肺之气而嗽者；气血俱伤，二方合用。

清肺饮

桔梗　甘草　杏仁　天花粉　黄芩　山栀　薄荷　连翘

人参补肺饮

人参　麦冬　五味子　天冬　薏苡　黄芪　百合　炙甘草

人参生脉散

人参　麦门冬　北五味①

三味同煎。

琼玉膏

生地　白茯苓　人参

青黛海石丸

青黛　海石　瓜蒌仁　川贝母

节斋化痰丸

瓜蒌霜　天冬　海石　青黛　连翘　桔梗

百花膏

款冬花　百合

等分为末，煎膏蜜收。

脾经咳嗽

【脾经咳嗽之症】

咳而右肋②下隐隐作痛，痛引心脾；神衰嗜卧，面色萎黄，腹胀黄肿；身重不可以动，动则咳剧。此脾经咳嗽之症。脾咳不已，则胃受之。胃咳之状，咳而呕，甚则长虫出。

【脾经咳嗽之因】

或膏粱积热，湿热蒸酿，脾胃之火，上熏于肺；或土不

---

①　北五味：中药名。木兰科植物五味子的干燥成熟果实，具有收敛固涩、益气生津、补肾宁心之功。

②　肋：《素问·咳论》作"胁"。

生金，母虚子病，则为脾虚脾损。二者，乃脾经咳嗽之因也。

【脾经咳嗽之脉】

右寸洪数，肺家有火；右关弦急，积热肠胃；寸口虚大，肺气不足；右关微弱，中气衰弱。

【脾经咳嗽之治】

肺有热者，家秘泻白散。脾胃热积，栀连二陈汤。肺气不足，生脉散。土不生金，四君子汤。有痰，六君子汤。虚热，加丹皮、山栀，热甚加栀连。

家秘泻白散

桑白皮　地骨皮　甘草

加白芍、川连。若胃火，加石膏；肝火，加黄芩；心火，加黄连；肾火，加黄柏。

栀连二陈汤　见后痰症。

生脉散　见前章肺咳。

四君子汤

人参　白术　茯苓　甘草

加半夏、陈皮，名六君子汤。虚中有热，加丹皮、山栀。热甚，加栀、连。

心经咳嗽

【心经咳嗽之症】

咳则心痛，喉中介介如梗状①，甚则舌肿咽痛，此心咳

---

① 介介如梗状：像是有小草堵在喉咙里。介，通"芥"，指杂草、小草。梗，堵塞。

之症也。心咳不已，则小肠受之。小肠咳状，咳而失气①，气与咳俱失。

【心经咳嗽之因】

焦心劳思，心火妄动，金被火囚，肺叶焦满，为喘为咳；或心血不足，心气亏损，心神不安，上为喘咳。二者乃心经咳嗽也。

【心经咳嗽之脉】

左寸洪数，心经有热；右寸洪数，肺家有热；左寸细数，心经虚火；右寸细数，肺经虚热。

【心经咳嗽之治】

左寸洪数，导赤各半汤、朱砂安神丸。右寸洪数，家秘泻白散。右寸虚数，人参平肺散。

导赤各半汤

生地　木通　甘草　黄连　麦冬　山栀　赤茯苓　车前子

加灯心。

朱砂安神丸

朱砂　黄连　甘草　生地　麦冬　当归　远志　白茯苓

家秘泻白散

桑白皮　地骨皮　甘草　石膏　黄芩　川连

人参平肺散

人参　桑白皮　甘草　地骨皮　拣冬②　橘红　川贝母

---

① 失气：即矢气，俗称放屁。
② 拣冬：中药名。即麦冬，具有养阴生津，润肺止咳之功。

肝经咳嗽

【肝经咳嗽之症】

咳则两胁下痛，痛引小腹；或寒热往来，面青色筋急，此肝经咳嗽。肝咳不已，则胆受之。胆咳之状，咳呕胆汁，而口为之苦。

【肝经咳嗽之因】

木气怫郁，肝火时动，火盛刑金，则为喘咳；或肝经少血，肝气亏损，则木燥火生，亦为喘咳。二者肝经咳嗽之因也。

【肝经咳嗽之脉】

左关弦数。或见弦急，肝经有热；或见弦细，或见弦涩，肝经少血。

【肝经咳嗽之治】

左关弦数，泻青各半汤。寒热往来，宜柴胡饮子。左关弦细，加味逍遥散。

泻青各半汤　家秘治木火刑金。

黄芩　山栀　桑白皮　地骨皮　甘草

柴胡饮子

柴胡　黄芩　陈皮　甘草　人参　大黄　当归　白芍药

加味逍遥散

白芍药　当归　白茯苓　甘草　柴胡　白术　广皮　丹皮　山栀

肾经咳嗽

【肾经咳嗽之症】

咳则腰痛，五心烦热，涌泉热，阴火上炎，时见干咳，痰味带咸，此肾经咳嗽也。肾咳不已，则膀胱受之。膀胱咳状，咳则遗溺。

【肾经咳嗽之因】

有劳伤肺气，则金不生水；有色欲过度，则真阴涸竭，水虚火旺，肾火刑金；有真阳不足，水泛为痰，则肾经咳嗽之症作矣。

【肾经咳嗽之脉】

左尺滑数，真水不足；或见沉实，肾经有火；右尺虚软，肾气不足；或反浮大，真阳外越。

【肾经咳嗽之治】

劳伤肺气，金不生水，生脉散合四君子汤。左尺滑数，知柏天地煎。真阴涸竭，人参固本丸、三才丹。右尺虚软，生脉散。真阳不足，八味丸主之。

生脉散

四君子汤　二方俱见肺嗽。

人参固本丸

人参　天门冬　麦门冬　熟地　生地

三才封髓丹

天冬　人参　熟地

知柏天地煎

天门冬　地黄　知母　黄柏

八味丸　即六味丸，加附子、肉桂。

气虚咳嗽

【气虚咳嗽之症】

面黄肌瘦，气怯神离，咳嗽吐痰，痰色清稀，饮食减少。

此气虚咳嗽之症也。

【气虚咳嗽之因】

或劳役过度，肺气有伤；或饮食劳倦，中气有损。脾伤则土不生金，肺伤则气怯喘嗽，此子母俱病，而成气虚咳嗽之症也。

【气虚咳嗽之脉】

右寸脉微，肺气有损；右关脉濡，中气不足；寸关皆涩，脾肺俱虚。浮软者生，数实不得卧者死；上气喘急，面肿肩息①，脉浮大者死。

【气虚咳嗽之治】

土旺则金生，宜四君子汤、参术膏。损其肺者益其气，补中益气汤。润肺即是补肺，琼玉膏、生脉散。久嗽不止，百花丸。

四君子汤　见脾经咳嗽门。

参术膏

人参　白术

补中益气汤　见前气虚短气门。

琼玉膏　见肺经嗽门。

生脉散　见前肺嗽。

百花丸

款冬花　百合

等分，蒸晒，研极细，炼蜜为丸，每夜噙化一丸。

---

① 肩息：气喘。谓呼吸困难，抬肩以助呼吸。

血虚咳嗽

【血虚咳嗽之症】

盗汗自汗，潮热骨蒸，下午嗽多，形体黑瘦，五心烦热，此血虚咳嗽之症也。

【血虚咳嗽之因】

形役阳亢，阴血亏损，血虚则内热。煎熬真阴，阴火日旺，肺金被克，而咳嗽之症作矣。

【血虚咳嗽之脉】

左寸细数，肺阴有损；中虚脉弱，气不生血；左脉弦数，肝火煎熬；两尺细数，肾虚水竭。

【血虚咳嗽之治】

血虚补血，海藏四物汤、归芍地黄汤、天地煎。虚寒之人，血脱益气，四君子汤合生脉散。虚热之人，肝肾阴虚，龙雷之火，刑肺而嗽者，宜敛阴降火，家秘肝肾丸合黄芩泻白散。

海藏四物汤

熟地　白芍药　牡丹皮　当归

归芍地黄汤

生地　归身　白芍药　枸杞　丹皮　知母　人参　甘草
地骨皮

天地煎

天门冬　熟地

二味同煎。

四君子汤　见前脾咳。

生脉散　见前肺嗽。

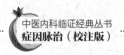

家秘肝肾丸 血虚下午嗽，古云敛而降之，非言酸敛、收敛，乃滋阴降火，敛而下降也。

当归　白芍药　天冬　地黄　知母　黄柏

黄芩泻白散 见前肺嗽条。

食积咳嗽

【食积咳嗽之症】

每至五更嗽发，嗽至清晨，或吐痰味甜，胸前饱闷。此积痰咳嗽之症。

【食积咳嗽之因】

食滞中焦，不能运化，成痰成饮。每至五更，痰火上升，则咳嗽之症作矣。

【食积咳嗽之脉】

气口洪大。或见沉滑，或见沉数，或见沉实。

【食积咳嗽之治】

脉沉滑，胸满闷者，二陈平胃散、三子养亲汤。若沉数而滑，加栀、连。肺火上升，咳嗽汗出，石膏泻白散，加枳、桔。

二陈平胃散

熟半夏　白茯苓　广皮　甘草　熟苍术　厚朴

三子养亲汤

莱菔子　山楂子　紫苏子

石膏泻白散

桑白皮　地骨皮　甘草　枳壳　桔梗　石膏

积热咳嗽

【积热咳嗽之症】

面赤烦躁，嗽则多汗，夜卧不宁。清晨嗽多，小便赤涩。此积热咳嗽之症也。

【积热咳嗽之因】

膏粱积热，酒客浩饮，热气聚于中焦；阳明受热，肺被火刑，则积热咳嗽作矣。

【积热咳嗽之脉】

右关长大。或见浮洪，或见洪数，胃脉上朝，肺受火热。

【积热咳嗽之治】

家秘清胃汤，以清中焦；咳嗽不已，家秘泻白散。热结大肠，枳壳黄连汤。

家秘清胃汤

升麻　生地　川连　山栀　甘草　干葛　石膏

家秘泻白散　见前伤风嗽。

枳壳黄连汤

枳壳　川连　甘草

积热咳嗽，得食暂停，少顷复发，嗽而多汗，栀连保和散合家秘泻白散。以多汗而定内有积热，不独咳嗽一症；以多汗而以清热主治，亦不独治咳嗽一症。例如胃痛胸胁痛，痛即汗出，亦为火痛。即身表发热，若见多汗，亦用清热主治。如前外感咳嗽条，身热身痛，咳嗽，本表症也；若一见多汗口渴，而在夏秋，不作伤寒表症而治，又作伤暑主治。同一咳嗽，发热恶寒身痛，而应发表，应清里，下手分别，惟以有汗无汗，渴而引饮二症上端的①。又如夏秋热病，若身热身痛，无汗发热，此为内伏暑热，外冒表邪，当服羌独败毒散，或羌活冲和汤；若见咳嗽，兼用荆防泻白散，先散表邪；若身热多汗，口渴引饮，即用白虎汤清里；兼咳嗽者，家秘泻白散、清燥汤清里。

附：诸贤论

王节斋曰：伤风咳嗽，宜辛凉解表，如桑白皮、防风、荆芥、薄荷。伤热咳嗽，宜清凉降火，如黄芩、桑白皮、知母、门冬。伤湿热咳嗽，宜利湿热，流湿②润燥，如桑皮、石膏、黄柏、苍术、滑石、甘草。伤燥咳嗽，宜清金降火，润肺清燥，如石膏、知母、桑皮、麦冬。伤寒咳嗽，宜辛散解表，如麻黄杏子汤、小青龙汤、越婢汤等；若肺素有热者，仍加山栀、黄芩、石膏、知母。又云：咳嗽皆主于肺，盖肺主气而作声者也。治法须分新久虚实，新冒风寒则散之，火热则清之，湿热则渗泄之，燥热则清润之。久病宜分虚实，若气虚则补气，血虚则补血，精虚则补精；若久而有郁，又宜开郁为主。又云：因咳而有痰，咳为重，主治在肺。此言素无痰候，今见咳嗽，后乃有痰而嗽也。因痰而致嗽者，痰为重，主治在脾。此素有痰涎，今渐加咳嗽喘急之候，即湿痰痰饮之嗽也。若食积成痰，顽痰胶固，痰气上升，以致咳

---

① 端的：标准。
② 流湿：使湿流动起来。如用宣肺之法使水津四布通达全身各处以润燥。

嗽，只治其痰，消其积，而咳自止，不必治肺。又云：凡酒色过度，劳伤肺肾真阴而咳嗽者，不可服参芪，恐阴虚火旺，反助阳气而阴益消也。先以壮水之药，如六味之类，补其真阴，使水升火降；随用参芪补肺之药，以助肾之母，使金水相生，则阴自生而阳火退。世之用参芪者，不知先壮水以镇火，而遽投参芪以补阳，反使阳火愈旺，而金水愈竭矣。《直指》①云：感风嗽者，鼻塞声重；伤冷嗽者，凄凄清怯；伤热嗽者，烦热焦心；热郁于内，外复冒寒者，恶寒烦热，声哑；感湿嗽者，身重鼻塞；瘀血嗽者，胁肋刺痛，胸膈腥闷；水停嗽者，心下怔忡。如肺脉浮紧者，为外感风寒，以发散取汗；如肺脉沉实而数，为内伤肺热，以清利之；肺脉濡散者，为肺虚，以补之。肺主皮毛。肺气虚则腠理不密，风邪易入，法先当解表，后乃补虚，肺气实则腠理密，而邪不入矣。肺有火，则腠理不闭，风邪易入，当解表清火，肺火清，则腠理闭而邪不入矣。若肺虚咳嗽，而用清肺之药，则腠理愈加不密，而感邪愈易；肺火而用补肺之药，则腠理愈不闭，而感邪愈甚。夏月喘急而嗽，面赤潮热，其脉大者，黄连解毒汤；烦躁而咳，栀子汤，此实火之治也。咳唾有血者，麦冬汤，吞六味丸，以制阳火，此虚火之治也。

张三锡曰：百病惟咳嗽难治。一咳而痰便出者，名滑痰，属脾湿，宜南星与半夏之类燥之，滋润之味所当忌也。如连咳数声痰不出者，名燥痰，属肺燥，宜门冬、知母、杏仁之类以润之，香燥之药亦当忌也。

---

① 《直指》：即宋代医家杨士瀛编撰的《仁斋直指方论》，又名《仁斋直指》《仁斋直指方》，为中医综合性典籍。

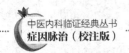

丹溪云：上半日嗽，多胃中有火；午后嗽，多阴虚火旺；黄昏嗽，多阴火上浮，宜敛而降之。又曰：五更嗽者，胃中有痰火，伏积于内，至此时火气生养之时，上潮于肺也，宜知母、石膏、地骨皮、青黛、海石治之。午前嗽者，气分有热，泻白散加知母、石膏。午后嗽者，血分有热，宜养阴退热，加减四物汤，吞六味丸，合滋肾丸。又云：干咳嗽，乃痰郁火邪在中，宜先以甘桔汤开之，随加补阴之味。咳嗽声哑，寒包热，不宜骤用寒凉，宜以辛散之，以甘润之。

桢按：黄昏嗽，火气上浮肺中，宜敛而降之一法。此敛字，言阴虚火气上升，当养阴滋阴，敛其火气下降，即滋阴降火之法。今人误认酸寒收敛，大谬矣。

～ 噎 隔 论 ～

秦子曰：夫噎者，饮食在喉，不得下咽，噎住喉间；隔者，饮食稍能入咽，顷刻上逆吐出。此火热煎熬，血液衰耗，胃脘干枯。其干在上，近喉之间，水饮可入，食物不进，名之曰噎；其干在下，在胃之中，食虽暂下，才将入胃，不能下行，反而吐出，名之曰隔。噎隔之症，纯热无寒，但有外感内伤之分，再无寒热之异。《内经》故曰：三阳结而为隔。不比隔气呕吐门，有寒有热者也。若肠结于下，胃反于上，更为甚矣。

外感噎隔

【外感噎隔之症】

向无饮食阻隔，忽尔内热唇焦，饮食不得下咽，下咽噎住不通，或下咽而复吐出，烦热引饮，此外感噎隔之症也。

【外感噎隔之因】

偶逢赫曦之令，或远行劳倦，时当大热，燥火烁人，津液内涸，而噎隔之症作矣。

【外感噎隔之脉】

右脉洪数，热在气；左脉洪数，热在血；两手洪数，气血皆热；两手细数，血燥津竭。

【外感噎隔之治】

宜清热生津，三因麦门冬汤、人参白虎汤，或冲竹沥、芦根汁。大便闭结者，三一承气汤选用；血不足者，四顺饮；便结有寒热者，大柴胡汤；元气弱者，柴胡饮子。

三因麦冬汤 通治津竭液干，呕吐隔食。

麦冬　知母　石膏　枇杷叶　葛根　山栀　黄芩　陈皮
甘草　竹茹

人参白虎汤

知母　石膏　粳米　人参　甘草　天花粉

三一承气汤① 治便闭气壮者。

四顺饮 治便闭血枯者。

---

① 三一承气汤：原书未列药物。卷首谓三乙承气，出自金代刘完素《宣明论方》，方由大黄、芒硝、枳实、厚朴、甘草、生姜组成。

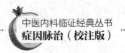
当归　白芍药　大黄　甘草

大柴胡汤　治便闭寒热气壮者。

柴胡　黄芩　广皮　半夏　甘草　大黄

柴胡饮子　治便闭寒热气弱者。

柴胡　黄芩　广皮　半夏　甘草　人参　大黄

内伤噎隔

【内伤噎隔之症】

饮食之间，渐觉难下，或下咽稍急，即噎胸前。如此旬月，日甚一日，渐至每食必噎，只食稀粥，不食干粮，此内伤噎隔之症也。

【内伤噎隔之因】

平素忧愁郁结，五志之火皆动，日夜煎熬，津液干涸；或膏粱厚味，辛辣炙煿，恣意不谨，积热消阴。二者皆成噎隔反胃之因也。

【内伤噎隔之脉】

多见沉涩。左寸沉涩，心血枯；左关沉涩，肝血竭；尺脉沉涩，肾水虚；右关沉涩，脾阴绝；胃脉沉涩，胃汁干，胃汁干兮肠亦结。

【内伤噎隔之治】

宜生津养胃，二母二冬汤。虚者生脉散，加养血之药。若凝窒已久，痰涎聚结于胃脘，不可用凝滞之药。先用清痰清火，开豁化痰，《金匮》麦门冬汤，冲竹沥、姜汁、芦根汁，以开通中脘结痰，随以养阴生津治本。若大肠已结者，名结肠，宜以四顺饮缓缓微利几次。如大肠结硬，略加玄明粉。津液干枯，承气不可用；若膏粱积热，本元旺者，承气汤或可选用。

二母二冬汤

知母　贝母　麦门冬　天门冬

家秘痰多，暂加青黛、海石；肠枯，暂加当归、芍药；气凝痰滞，暂加半夏、香附，以行本方之滞。此不得已，暂服二三剂可也。

生脉散　见前肺嗽。

四顺饮　见前肺嗽。

《金匮》麦门冬汤

麦门冬　半夏　人参　粳米　甘草　橘红

承气汤

枳壳　厚朴　大黄　甘草

桢按：膈气呕吐，噎隔呕吐，同一呕吐也，而其原不同，其治天壤。夫方书所谓膈气呕吐者，即《内经》气为上膈之一条也；所谓噎隔呕吐者，即《内经》三阳结为隔之一条也。膈气呕吐，有寒有热者也；噎隔呕吐，有热无寒者也。

噎隔外感者易治，以其暂得燥热，不过清之。内伤者难治，以其阴精内竭，一时难复。

然尚有轻重。初病者，痰涎未起，可用滋阴；久病者，必强其饮食，以致吐干胃汁。若误投燥热，燥极反见湿象，必至痰涎上涌；热极反见寒象，必至冷气上冲，如是则滋阴凝滞不服。详论首卷总论中，细玩则得之矣。第一要饮食得法，一起忌食干粮辛辣，竟吃酥粥牛乳及淡腐浆等，小口慢咽，渐润胃管开通，然后咽下；若吃荤腥，但可慢火煮烂，竟吃浓汁，切不可吃有形硬块，治以养阴滋血汤等。夫医者止论用药，谁知治隔症，反在饮食得法。例如饮食伤胃，必要饮食小心；劳累损伤，必要咽津静养，方可挽回也。

吐 血 咳 血 总 论

秦子曰：胃中呕出名吐血，肺中嗽出名咳血。吐血阳明胃家症，咳血太阴肺家症。丹溪以呕血嗽血，皆从口中吐出，总名之曰吐血，故呕咳不分，肺胃罔别。余今分别咽中胃管呕出名吐血；喉中肺管嗽出名咳血，则经络分明，治法不混。

外感吐血

【外感吐血之症】

发热烦躁，面赤目赤，口干唇红，夜不得卧，从口吐出，纯血无痰，此外感吐血之症也。

【外感吐血之因】

内有积热，诸经火盛；外有风寒，束其肌表；血络热甚，不得外越；妄行上冲，从口呕出。故外感吐血，责之邪热妄行。

【外感吐血之脉】

脉必洪大。或见浮紧，表邪未解；或见沉数，里热炽盛；失血太多，若见芤涩洪大，和缓易治，沉细弦急难医。

【外感吐血之治】

若身痛发热，表邪未解，此太阳邪热攻冲，脉浮大而数者，羌活冲和汤加减治之，佐以清胃之药。若表邪已散，身仍发热，目痛不眠，此阳明经邪热，脉长而数者，干葛石膏汤，佐以凉血之药，或用犀角地黄丸。耳聋寒热，兼用小柴胡汤；脉芤而涩者，归芍地黄汤；血紫胸痛，红花桃仁汤。外感门衄血，乃是表邪，今吐血门，乃是热邪在里，故不用麻桂汤。

羌活冲和汤 治太阳失汗，表邪未解者。

羌活 黄芩 生地 荆芥 川芎 葛根 甘草

葛根石膏汤 治阳明热盛，吐血不止者。

葛根 石膏 山栀 黄芩 荆芥 丹皮 生地

热甚者，加川连；大便结，加大黄。

犀角地黄汤

生地 犀角 丹皮 山栀 白芍药 荆芥

小柴胡汤 治吐血兼少阳经见症。

柴胡 黄芩 广皮 甘草

归芍地黄汤

当归 白芍药 生地 丹皮 茯苓 山药 山茱萸 泽泻

红花桃仁汤

红花 桃仁 丹皮 楂肉 赤芍药 泽兰 归尾 红曲

大便结，加酒煮大黄。

内伤吐血

【内伤吐血之症】

身无表邪，脉不浮大，起居如故，饮食自若，时而呕吐

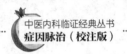

纯血，一连数口，此胃家吐血之症。若倾盆大出者，则肝家吐血也。

【内伤吐血之因】

或积热伤血，血热妄行；或失饥伤饱，胃气伤损；或浩饮醉饱，热聚于中；或盐醋辛辣，纵口不忌；或恼怒叫喊，损伤膈膜，则血从口出，而内伤吐血之症作矣。

【内伤吐血之脉】

两关独盛，或见洪大，或见浮数。右关独大，胃家有伤；左关独大，肝家之损。和缓沉小者易治，弦急细数者难治。

【内伤吐血之治】

胃家之血，犀角地黄汤加干葛、知母；积热甚者，加黄连、石膏；大便结，加酒蒸大黄，即釜底抽薪之法。酒客致咳，必至吐血者，干葛石膏汤合泻白散，此胃火上冲伤肺之条。若倾盆大出，肝经血，犀角地黄汤加黄芩、玄武胶，此清肝摄血之法。面色白，脉沉迟，内无热，阳虚不能摄血，归脾汤主之，此即血脱益气之条。胸前痛，血色紫而成块，红花桃仁汤。失饥伤饱，调理胃气，饮食得法，则胃气自和，而病自愈。

犀角地黄汤

犀角　生地　丹皮　山栀　白芍药　荆芥　黄芩　玄武胶

干葛石膏汤合泻白散

干葛　石膏　桑白皮　地骨皮　甘草

归脾汤

当归　白术　人参　甘草　白茯苓　木香　远志　黄芪　龙眼肉　酸枣仁

红花桃仁汤

红花　桃仁　丹皮　红曲　楂肉　赤芍药　泽兰　归尾

嗽血论

秦子曰：咳血即嗽血。外感咳血之症，乃是邪壅于肺，择其何邪而施治，则愈矣。故丹溪曰：壅于肺者易治，不过散之清之而已，不比内伤门损于胃者之难治也。

外感嗽血

【外感嗽血之症】

身发寒热，喘促气逆，咳嗽不止。嗽痰带血，甚则吊动胃气，呕吐痰涎，饮食齐出。此外感嗽血之症也。

【外感嗽血之因】

有肺胃伏火，失于清理，风寒外束，肺热内郁，肺主皮毛，不得发泄，上冲于喉；又有时令燥热，伤其肺气，清化之令不行，相传之官怫逆，二者皆令咳嗽吐血者也。

【外感嗽血之脉】

左脉浮大，表邪未散；右寸数大，火邪伤肺；或见沉数，肺中伏火；若见躁疾，燥火刑金。

【外感嗽血之治】

表邪外束，身发寒热，咳嗽带血者，泻白散加荆、防、柴、葛。热邪伏内者，泻白散加干葛、石膏。燥火伤肺，清燥救肺汤主之。

泻白散

桑皮　地骨皮　甘草　荆芥穗　防风　柴胡　葛根

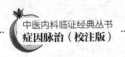
又泻白散

桑白皮　地骨皮　甘草　干葛　石膏

清燥救肺汤

桑叶　石膏　甘草　人参　桑白皮　阿胶　麦冬　杏仁
枇杷叶　知母　地骨皮

内伤嗽血

【内伤嗽血之症】

身无表邪，咳嗽吐血。《金匮》有三大法门，若先咳嗽吐痰，后咳嗽吐血者，此是肺胃积热，痰火上冲之症也；若先咳吐纯血，后乃咳嗽吐痰者，此是阴虚阳旺，劳瘵骨蒸之症也；若面色白，脉沉迟，内无热者，此是土不生金，阳虚不能收摄之症也。

【内伤嗽血之因】

有膏粱积热，痰火伏于肺胃之间，久嗽失治，土中之火刑金，即《金匮》所云酒客致咳，必致吐血之一条也。有房劳精竭，肾火刑金；有思虑伤脾，脾火消阴；有郁怒伤肝，肝火怫郁；有用心太过，心火妄动，即《金匮》咳逆上气，脉数有热之一条也；有阳虚不足，血虚气弱，土不生金，即《金匮》病人面色白，内无热，脉沉迟之一条也。

【内伤嗽血之脉】

右手洪数，膏粱积热；若见滑大，痰火内结；左尺躁疾，房劳精竭；右关细数，脾阴消竭；左关弦数，肝家郁结；左寸躁疾，心火妄动；六脉沉迟，阳虚之别。

【内伤嗽血之治】

膏粱积热，热伤肺金之气，泻白散合干葛石膏汤。热伤肺金之血，黄芩一物汤。胃火上冲，清胃汤、化痰丸。房劳精竭，肾火刑金，先用犀角地黄汤，后用归芍天地煎、三才丹。脾阳不足，土不生金者，加味归脾汤。脾阴不足，土中之火刑金，加味戊己汤。怒动肝火，木火刑金者，柴胡饮子。肝血不足者，加味补肝散。心火妄动者，导赤各半汤。心血不足者，天王补心丹。肾火不足，阳虚不能摄血者，八味肾气丸。

泻白散 治火伤肺气，咳嗽痰血。

桑白皮　地骨皮　甘草

黄芩一物汤 治火伤肺血，咳嗽痰血。

黄芩

清胃汤 治胃火上冲。

升麻　黄连　生地　山栀　甘草　干葛　石膏

化痰丸

天门冬　瓜蒌霜　连翘　香附　黄芩　海石　青黛
桔梗

犀角地黄汤 凉血止血之方。

犀角　生地　丹皮　白芍药　黄芩　荆芥　山栀

归芍天地煎

天门冬　生地　当归　白芍　丹皮　山栀
玄武胶收厚膏服。

三才丹

天门冬　生地　人参

家秘肝肾丸

天门冬　地黄　白芍药　当归　黄柏　知母
上为细末，玄武胶为丸。

加味归脾汤

当归　白茯神　黄芪　白术　木香　人参　甘草　龙眼肉　远志　酸枣仁

加味戊己汤

白芍　甘草　黄柏　知母

柴胡饮子　治怒动肝火，木火上冲。

柴胡　黄芩　广皮　甘草　人参　当归　大黄　白芍药

加味补肝散　治肝血虚，火旺。

当归　生地　白芍　川芎　广皮　甘草　柴胡　山栀　黄芩

导赤各半汤　治心火妄动，上刑肺金。

生地　木通　甘草　川黄连　麦门冬　犀角

天王补心丹

人参　玄参　丹参　五味子　柏子仁　当归　远志　桔梗　生地　天门冬　麦门冬　甘草　黄连　酸枣仁　白茯神

肾气丸　治肾阳不足，真火衰者。

生地　山药　泽泻　丹皮　山萸肉　白茯苓　附子　肉桂

秦子曰：先嗽痰，后见血，皆是胸膈痰盛。此膏粱积热，实火攻冲，先伤肺经之气，煅炼而咳白痰，日久不愈，因伤肺经之血，逼迫而嗽血者也。治宜泻白散加石膏、知母，先清肺经气分之火，以治其本；后用犀角地黄汤、黄芩一物汤，清肺经血分之火，以治其标。此即《金匮》酒客致咳，必致吐血，六脉数大，宜清肺胃两家之火者也。若先咳血，后嗽痰，皆是阴虚火动，津竭血燥，水中火发，先伤肺经之血，故先咳纯血。日久不愈，后伤肺经之气，然后而嗽白痰，治宜犀角地黄汤加荆芥、黄芩，先凉肺经血分之火，以治其本；后用天地煎、玄武胶，合泻白散，清肺经气分之火，以治其标。此即《金匮》阴虚劳瘵之症，六脉细数，不可补气，而遵壮水之主，以镇阳光之条者也。有真阳不足，脾肾虚寒，面色萎黄，时或咳嗽见血，脉多空大无力，此土不生金，肺经亏损，肺气虚，不能摄血，大宜温补，切忌苦寒。此即《金匮》面色白，脉沉迟，越人①所谓损其肺者益其气之条也。夫吐血与咳血不同。咳血纯是肺家伏火，故一切温剂补剂，与兜涩之剂，皆不可用；节斋有服参必死之戒，单为积热痰盛，咳血嗽血者言。至吐血家，亦有久吐而致阳虚者。盖吐血虽是阳旺，若久而不止，则真阳亦虚，故仲景有血脱益气之法。又有吐血不止，用柏叶汤。柏叶性燥，《纲目》②但有益脾之名，仲景以久吐不止，则阳随阴耗，用寒凉止血之药皆不应，故用柏叶性燥辛香之味，引血归于脾经，是以原文止治久吐血，且曰不止者，并不列于咳血嗽血门中，今人不会前人本意，误治咳血嗽血，余并表而出之。

衄血论

秦子曰：血从鼻孔而出者，衄也。鼻为清道，肺之开窍，阳明主司，以手太阴肺，与手阳明大肠相为表里者也。阳明有热，肺受火制。阳明之脉，入目络鼻，交頞③中，旁纳太

---

① 越人：指战国时名医秦越人（扁鹊）。
② 《纲目》：即明代医家李时珍所撰《本草纲目》，52 卷。
③ 頞（è 饿）：鼻梁。

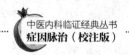

阳之脉，故仲景伤寒条，以太阳有邪，侵入阳明，则衄血。又以足太阳膀胱之脉，与足少阴肾相为表里，故《金匮》内伤条，以肝肾有火，上冲太阳巅顶，传入阳明，亦为衄血。内伤门衄血，为热在里，宜凉血；外感门衄血，为热在表，宜解表。

外感衄血

【外感衄血之症】

恶寒身热，头疼身痛，鼻孔出血，此寒伤太阳经，侵入阳明，而成衄血之症也。若目痛鼻干不眠，身热口渴，脉长而洪，此阳明本经郁热衄血之症也。

【外感衄血之因】

其人内有积热，外冒风寒，伤于太阳之经，郁而发热。经络热甚，热侵阳明，迫血妄行于鼻；又有阳明本经郁热，热邪在经，不得发越；又有过服辛温，或以火劫汗，两阳相搏。此皆外感衄血之因也。

【外感衄血之脉】

浮大而紧，太阳衄血；脉若弦长，热在阳明；脉沉洪数，里有热结；脉若躁疾，误用火劫。

【外感衄血之治】

恶寒脉浮紧无汗，冬月仲景用麻黄汤；有汗脉浮缓，桂枝汤、三时节庵羌活冲和汤；阳明郁热无汗，干葛解肌汤；有汗犀角地黄汤加升麻、干葛；火劫至衄，黄芩芍药汤。

麻黄汤

麻黄　桂枝　甘草　杏仁

桂枝汤

桂枝　芍药　甘草　生姜　大枣

桢按：以上二方，辛温太过，仲景冬月用之。治衄血皆表症，不比吐血咳血，里热症耳。

羌活冲和汤

羌活　黄芩　防风　苍术　川芎　生地　细辛　白芷　甘草

干葛解肌汤

葛根　桂枝　芍药　甘草　麻黄

犀角地黄汤

犀角　地黄　白芍　丹皮　山栀　升麻　干葛

加茅根同煎。热甚加黄芩。

黄芩芍药汤

黄芩　白芍药　生地　丹皮　甘草

加茅根同煎，磨京墨冲服。

内伤衄血

【内伤衄血之症】

身无表邪，目睛或黄，五心烦热，鼻孔出血，此内伤衄血之症也。

【内伤衄血之因】

或房劳伤肾，阴精不足，水中火发；或恼怒伤肝，肝火易动，阴血随火上升，错经妄越，则内伤衄血之症作矣。

【内伤衄血之脉】

左尺脉浮，肝肾阴虚；左寸沉数，心火妄动；右寸脉洪，肺家火旺；右关脉数，脾胃积热。

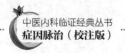
【内伤衄血之治】

肾阴不足，左尺脉浮者，犀角地黄汤、凉八味丸。肝火攻冲，清肝饮。心火刑金，天王补心丹；热甚者，泻心汤。肺火上炎，泻白一物汤。膏粱积热，清胃汤，加酒大黄。

犀角地黄汤　治肾火上冲。

犀角　生地　丹皮　白芍药　山栀　黄柏

凉八味丸　治肾火上冲。

生地　山药　泽泻　丹皮　山萸肉　白茯苓　黄柏
知母

清肝饮

当归　川芎　生地　柴胡　黄芩　白芍药　丹皮　山栀
青皮

天王补心丹　治心血不足者。

人参　玄参　丹参　五味子　柏子仁　当归　黄连　天门冬　麦门冬　枣仁　远志　生地　桔梗　白茯神

泻心汤　治心火上炎。

黄连　甘草

泻白一物汤　即泻白散加黄芩。

清胃汤

升麻　黄连　生地　山栀　甘草　干葛　石膏　犀角

夫血从胃中呕出名吐血，从肺中咳出名嗽血，从鼻孔流出名衄血，分立三条，则经络各别。夫胃中呕出之血，虽轻于肺中咳血，然有大吐不止而死者；鼻中流血，本为轻症，然有鼻血不止，久久变症。故以三症同名血症，皆因火载上冲。下手真诀，必要先去血中之火。家秘归经汤，以黄芩、黄柏与当归同用，则血中之火去，而血立刻归经。若咳嗽甚者，兼用家秘泻白散。血不上冲，随以家秘肝肾丸，补其真阴。

家秘归经汤

当归　白芍药　黄芩　黄柏　丹皮　生地　甘草

大便结者，加大黄同煎，临服，多磨犀角汁冲。

家秘肝肾丸　见内伤嗽血。

牙衄总论

秦子曰：牙衄者，即牙龈出血之症也。有两经分别，一主阳明肠胃，一主少阴肾经。若血来如涌，来势甚暴，来血甚多，此阳明牙衄之血也，有外感，有内伤。若血来点滴，来势缓慢，来血不多，此少阴肾经之血也，有内伤，无外感。以经络而论，有脏腑阴阳之别；以病因而论，皆属血中有火，但有虚实之别，而无阴寒者也。

外感牙衄

【外感牙衄之症】

身发寒热，烦闷不安，目痛头额痛，鼻干不眠，牙血暴出，此阳明经牙衄之症也。

【外感牙衄之因】

或太阳表邪侵入阳明，或阳明自冒风热，本经热甚。阳明多血多气，气血皆热，则上攻阳明所过之经，得牙龈之窍缝而直出也。

【外感牙衄之脉】

脉多浮数。浮主表邪，数主血热。左脉浮数，太阳侵邪；右脉浮数，阳明之热。浮数解表，沉数凉血。

【外感牙衄之治】

左脉浮数，身热无汗，有表邪者，葛根羌活汤。右脉浮数，身热无汗，有表邪者，干葛防风汤。右脉浮数，身热有汗，无表邪者，干葛清胃汤。表邪已解，脉沉而数，犀角地黄汤。未效，加酒蒸大黄，其血即止。

干葛羌活汤　即羌活汤加干葛。

干葛防风汤

干葛　防风　荆芥　石膏　知母

干葛清胃汤

升麻　生地　丹皮　川连　甘草　干葛　石膏

犀角地黄汤　见前咳血嗽血。

里热甚，加酒蒸大黄。

内伤牙衄

【内伤牙衄之症】

身无表邪，牙龈出血，一涌而上，来血甚多，此阳明经牙衄之症。若身无表邪，牙龈时或出血，来血不多，久而不愈，肌肉消瘦，此少阴肾经牙衄之症也。

【内伤牙衄之因】

膏粱积热，辛辣炙煿，好酒香燥，肠胃有热，血中伏火，则上冲而出。若肾阴不足，水中之火上炎，亦令牙龈出血，久而不愈。

【内伤牙衄之脉】

脉多洪数。右关洪数，阳明经热；两尺洪数，肾经之血。

【内伤牙衄之治】

右关沉数，阳明血热者，犀角地黄汤，加酒浸黄芩。右关洪数，肠胃积热者，升麻清胃散，加酒蒸大黄。左尺脉数，龙火上冲者，知柏肝肾丸，加玄武胶。

犀角地黄汤 见吐血。

升麻清胃散

升麻　生地　川连　丹皮　山栀　当归　大黄酒蒸

知柏肝肾丸

凡治血症，要明血去火亦去，可用血脱益气。若血去火存，但可补血凉血，切不可用温燥。至牙衄阳明经血热，用升麻清胃汤、酒大黄、生犀角，则血立止。即肾阴不足，亦是阴虚火旺，用知柏肝肾丸；苟大便不滑，亦加大黄、生犀。要知血得热而妄行，以当归三黄同煎，则血凉尽而下顺归经。世人不明，妄言当归辛散，不宜治血逆上冲及胎前安胎。岂知血热上冲，凉血则下顺归经。胎前血热，胎气不宁，仲景立安胎饮，用当归、黄芩各一斤，以血中热减，则归经养胎而自安。家秘化四物、三黄同用，治血热上冲，开化方妙法。

〜 劳伤总论 〜

秦子曰：劳伤之症，即发热咳嗽，劳瘵骨蒸之症，今人患者比比①。考之《内经》，但有言虚，未见言劳。然于病因条内，则有因虚成病之语，即可谓之虚劳矣。至《金匮》书则发明虚劳之症，立论立方，而劳伤之症始彰。至巢氏撰《病源候论》②，分别五者为劳③，七者为伤④，则劳伤之义已著；后又立六极⑤、三十三蒸，反觉太烦太碎。余今酌立精气血之伤，五脏之劳为劳伤；而以《机要》⑥所云，感寒成劳，感热成劳，自外入内者为外感；气怯神伤，精竭血燥，自内致病者为内伤。分立外感二条，内伤八条，而大纲节目⑦尽矣。

外感劳伤

感寒劳伤

【感寒劳伤之症】

初起恶寒发热，咳嗽气逆，胁肋刺痛，或无汗身热，或朝凉暮热，此即感寒成劳，伤风成劳之症也。

---

① 比比：到处都有。

② 《病源候论》：即隋代巢元方所撰《诸病源候论》。

③ 五者为劳：《诸病源候论》有两种说法，一指志劳、思劳、心劳、忧劳、瘦劳，二指心劳、肝劳、脾劳、肺劳、肾劳。

④ 七者为伤：《诸病源候论》：七伤者，一曰大饱伤脾；二曰大怒逆气伤肝；三曰强力举重，久坐湿地伤肾；四曰形寒寒饮伤肺；五曰忧愁思虑伤心；六曰风雨寒暑伤形；七曰大恐惧不节伤志。

⑤ 六极：《诸病源候论》：六极者，一曰气极，二曰血极，三曰筋极，四曰骨极，五曰肌极，六曰精极。

⑥ 《机要》：即《活法机要》一书。该书为综合性医书，1卷，不著撰人，或题朱震亨撰，或认为系朱氏门人所编述。

⑦ 节目：关键。

【感寒劳伤之因】

《玄珠》① 云，体虚之人，最易感邪。不去其邪，便服补剂，或不忌荤酒，邪气得补，留滞发热。热伤肺气，为喘为咳。此感寒成劳之因也。

【感寒劳伤之脉】

多见浮紧。左脉浮紧，血分感寒；右脉浮紧，气分感寒。

【感寒劳伤之治】

左脉浮紧，血分感寒者，羌活柴胡汤，加川芎、芍药治之。右关浮紧，气分感寒者，干葛防风汤，加紫苏、广皮治之。

羌活柴胡汤

羌活　独活　柴胡　防风　川芎　白芍药

干葛防风汤

干葛　防风　荆芥　柴胡　紫苏　广皮

感热劳伤

【感热劳伤之症】

内热躁闷，喘咳气逆，唇焦口渴，小便赤涩，此久蒸成劳，因疳成劳之症也。

【感热劳伤之因】

《机要》云：劳损之疾，因虚而感。如远行劳倦，逢大热而渴，则热舍于肾，水不胜火，则骨枯髓虚，而成感热劳伤之症。

【感热劳伤之脉】

脉多洪数。左脉浮数，气分感热；左脉沉数，血分感热；

① 《玄珠》：即明代医家孙一奎所撰《赤水玄珠》。

右脉浮数，气分感热；右脉沉数，血分感热。

【感热劳伤之治】

左脉浮数，血分感热者，柴胡归芍汤，加生地、丹皮。右脉浮数，气分感热者，柴胡地骨皮散，加紫苏、广皮以治之。

柴胡归芍汤　治血分感热。

柴胡　黄芩　山栀　甘草　当归　白芍药　生地　丹皮

柴胡地骨皮散　治气分感热。

柴胡　地骨皮　知母　甘草　紫苏　广皮　干葛

内伤劳伤

心虚劳伤

【心虚劳伤之症】

惊悸恍惚，神志不定，心痛咽肿，喉中介介如梗，实则毛焦发落，唇裂舌赤，烦热咳逆，此心劳之症也。

【心虚劳伤之因】

曲运神机①，耗散心血。内而欲心妄动，外而起居如惊，则诸念动处皆是火，火旺伤金，咳逆气急，则心劳之症作矣。

【心虚劳伤之脉】

左脉多浮。左寸浮缓，心气不足；左寸浮数，心血不足。

【心虚劳伤之治】

心气不足，虚寒者，归脾汤；虚热者，天王补心丹。心血不足，虚热者，门冬安神丸；实热者，导赤各半汤。

---

①　曲运神机：费尽心机。

归脾汤 见前吐血。

天王补心丹 见前嗽衄血。

门冬安神丸

拣麦冬　川黄连　生地　白茯神　远志　朱砂　甘草

导赤各半汤 见前咳嗽。

肝虚劳伤

【肝虚劳伤之症】

筋挛烦闷，眼目赤涩，毛焦色夭。腹痛指甲痛，咳则胁下痛，口苦口酸，筋骨酸疼，寒热咳逆。此肝劳之症也。

【肝虚劳伤之因】

谋虑不决，或恐或怒，肝气怫郁，木火刑金，肺气有伤，而肝虚劳伤之症成矣。

【肝虚劳伤之脉】

左关浮弦，肝气有损；左关沉弦，肝血不足；弦而大数，肝家实火；弦而细数，肝家虚火。

【肝虚劳伤之治】

肝气有损，四物汤。肝血不足，有火者，调肝散；若虚火者，家秘肝肾丸。女科门，黄芩四物汤。

四物汤 见前咳嗽。

调肝散

当归　生地　白芍药　川芎　柴胡　山栀　黄芩　广皮甘草

家秘肝肾丸 见前嗽血。

黄芩四物汤 即四物汤加黄芩。

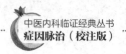
脾虚劳伤

【脾虚劳伤之症】

气胀咽满，噫气，食不得下，四肢不和，面黄喘咳，肿胀脾泄。此脾经劳伤之症也。

【脾虚劳伤之因】

意外思虑，失饱伤饥。脾土之真阴受伤，中州之冲和有损。土不生金，为喘为咳，而脾虚劳伤之症作矣。

【脾虚劳伤之脉】

右关弦大，脾气损伤；右关细软，脾气不足；右关细涩，脾血不足；右关细数，血虚有热。

【脾虚劳伤之治】

脾气损伤者，调中汤。脾气不足，四君子汤。脾血不足，归脾汤。血虚有热者，知柏四物汤、知柏补血汤。女科，黄芩四物汤、黄芩补血汤。

调中汤

白术　茯苓　当归　黄芪　木香　广皮　甘草

四君子汤　见前咳嗽。

归脾汤　见前吐血。

知柏四物汤　即四物汤加黄柏、知母。

知柏补血汤　即当归补血汤，加黄柏、知母。

黄芩四物汤　四物汤加黄芩。

黄芩补血汤　即当归补血汤，加黄芩。

肺虚劳伤

【肺虚劳伤之症】

呼吸少气，喘咳气逆；胸胁作痛，痛引肩背缺盆；面目浮肿，夜卧不能转侧。此肺经劳伤之症也。

【肺虚劳伤之因】

悲哀动中，形寒饮冷，形燠①饮热，预事而忧，五志之火，时起于中，上炎刑金，则咳嗽喘逆，而肺虚劳伤之症作矣。

【肺虚劳伤之脉】

右寸浮大，肺气伤损；右寸脉细，肺气不足；寸关皆细，土不生金；寸脉数大，肺被火克。

【肺虚劳伤之治】

肺气伤损者，人参平肺散。肺气不足者，生脉散、人参固本丸。土不生金者，四君子汤、补中益气汤。肺被火刑者，泻白散，加各经清火之药。女科，黄芩泻白散。

人参平肺散

生脉散

人参固本丸

四君子汤　上四方见前咳嗽。

补中益气汤　见后短气。

泻白散　见前咳嗽。

黄芩泻白散　即泻白散加黄芩。

肾虚劳伤

【肾虚劳伤之症】

遗精白浊，腰脊如折，面黑遗尿，骨蒸咳逆。此肾经虚劳之症也。

---

①　燠（yù 遇）：热，暖。

【肾虚劳伤之因】

矜持失志①，夜行喘恐，入房太甚，水衰火旺，上炎喘咳，则肾虚劳伤之症作矣。

【肾虚劳伤之脉】

两尺细数，真阴不足；两尺数大，肾中有火；两尺沉迟，真阳不足。

【肾虚劳伤之治】

真阴不足者，人参固本丸、家秘肝肾丸。肾中火旺者，知柏天地煎。真阳不足者，金匮肾气丸。

人参固本丸

家秘肝肾丸

知柏天地煎

金匮肾气丸　以上四方见前咳嗽。

精虚劳伤

【精虚劳伤之症】

大骨枯槁，大肉陷下，尻以代踵，脊以代头。或骨蒸潮热，大小便牵引作痛。此精虚劳伤之症作矣。

【精虚劳伤之因】

精神素亏，或色欲过度，或尽力劳动，或焦心劳思，厥阳之火②时动于中，煎熬真阴，则阴火刑金，为喘为咳，而精虚劳伤之症作矣。

---

① 矜持失志：拘束太过，情志抑郁而致神志失常。

② 厥阳之火：指五脏之火或五志之火。王冰："五火，谓五脏之厥阳。"刘河间："五志所伤，皆热也。"

【精虚劳伤之脉】

沉细而数。左脉细数，肝肾精虚；右脉细数，肺脾液少；细而未数，精亏未竭；细而兼数，阴精已竭。

【精虚劳伤之治】

肝肾精虚，三才汤、家秘肝肾丸、龟鹿二仙胶为丸。脾肺精虚，生脉散、琼玉膏、参苓河车丸。心阴不足者，天王补心丹。

三才汤　见前嗽血。

家秘肝肾丸　见前咳嗽。

龟鹿二仙胶　即玄武胶、鹿角胶。

生脉散　见前咳嗽。

琼玉膏　见前咳嗽。

参苓河车丸

河车一具，酒煮烂收干，打白茯苓五六两为丸，加人参更妙。

天王补心丹　见前咳嗽。

气虚劳伤

【气虚劳伤之症】

面黄肌瘦，气怯神离，动作倦怠，上半日咳嗽烦剧，下午身凉气爽，此气虚劳伤之症也。

【气虚劳伤之因】

或本元素虚，或形劳气散，或思想无穷，神气内夺，气虚劳伤之症作矣。

【气虚劳伤之脉】

软弱细小，或虚大无力。左脉细弱，肝肾气虚；右脉细

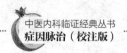

软，脾肺气弱；弱而和缓，补之可生；弱而带数，有热难补。

【气虚劳伤之治】

肝肾气虚，三才丹、玄武天地煎。脾肺气弱，脉缓者，归脾汤、生脉散。脉数有热者，知柏参冬饮。

三才丹　见嗽血。

玄武天地煎　即天地煎加玄武胶。

归脾汤　见前吐血。

生脉散　见前咳嗽。

知柏参冬饮

知母三钱　黄柏三钱　人参二钱　麦冬五钱　广皮一钱　甘草五分

血虚劳伤

【血虚劳伤之症】

肌肉消瘦，五心烦热，毛焦皮燥，暮夜发热，昼则身凉，小便赤涩，大便干结。此血虚劳伤之症也。

【血虚劳伤之因】

阳盛阴虚，五志厥阳之火时动于中，煎熬真阴。阴血日损，阳火独旺，来克肺金，则血虚喘咳之症作矣。

【血虚劳伤之脉】

虚小细数，兼见芤涩。细小血虚，芤涩血痹。左寸细数，心血不生；左关细数，肝血不荣；右脉细数，脾虚血少；右脉芤涩，阳明血结。

【血虚劳伤之治】

血虚，用四物汤。血痹，用活血汤。心血不生，天王补心丹。肝血不荣，补肝汤。脾虚血少者，归脾汤。

四物汤　见前咳嗽。

活血汤

当归　赤芍药　丹皮　红花

四味煎汤。

天王补心丹　见前咳嗽。

补肝汤　见前肝劳。

归脾汤　见嗽血。

家秘补阴丸　治阴虚内热。四味为末，天地煎膏。

当归　白芍药_{各四两}　黄柏　知母_{各二两}　天门冬　生地_各

_{八两}

家秘补阳丸　治阳虚内寒。四味为末，天地煎膏。

当归　白芍药_{各四两}　肉桂　附子_{各一两}　天门冬　生地_各

_{八两}

家秘坎离丸　治阴阳两虚。

补阴丸加鹿角胶三两。补阳丸加玄武胶三两。

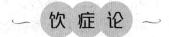

～ 饮 症 论 ～

秦子曰：浓浊者为痰，清稀者为饮；痰属火化，饮属水湿。《金匮》论之甚详，分立痰饮、悬饮、溢饮、支饮。四者条目外，又有留饮、伏饮二者。今余先将仲景所立六者，详别明之。至燥痰、火痰、风痰等，另立痰症内。

痰饮

【痰饮之症】

其人素肥渐瘦，水走肠间，沥沥有声。心下胸胁支满，目眩，谓之痰饮。

【痰饮之因】

饮食不节，水浆不忌；胃虽能纳，脾不能运；肺不通调，停积于胃，则成痰饮。痰饮内积，外不荣于肌表，则素肥渐瘦；由胃下流，水走肠间，则沥沥有声矣。

【痰饮之脉】

或见弦数，或见弦紧，或见双弦，甚则沉伏。弦紧寒饮，弦数热痰。

【痰饮之治】

《金匮》立法二条：一曰病痰饮者，当以温药和之，而不立方。以水寒凝结，温中健脾，则气化痰行；若用寒凉，反凝结不散矣。一曰心下有痰饮，胸胁支满，目眩，苓桂术甘汤主之；若短气，有微饮，当从小便去之，苓桂术甘汤主之，肾气丸亦主之。痰饮胸满，推广苍朴二陈汤。

苓桂术甘汤　治心下有痰饮，胸胁支满，目眩。

茯苓　桂枝　白术　甘草

肾气丸　治痰饮短气，当从小便去者。

怀生地　泽泻　白茯苓　山药　丹皮　山茱萸　附子　肉桂

推广苍朴二陈汤　治胃家有水饮，胸满呕吐不渴者。饮伤肺则喘咳，饮伤胃则呕逆。

熟半夏　广皮　甘草　白茯苓　熟苍术①　厚朴

身热口渴，加葛根；小便不利，加泽泻；脉数者，加山栀、川连；脉迟，加煨姜。

悬饮

【悬饮之症】

饮后水流在胁下，咳唾气逆，引痛胸肋，谓之悬饮，此即《金匮》悬饮症也。

【悬饮之因】

饮食不节，水浆不忌，脾肺不能运化，水流在胁下，上攻肺家，故咳而吐，气逆，阻绝肝胆生升之令，是以痛引胸胁，而成悬饮之症矣。

【悬饮之脉】

或沉或弦。沉为有水，故曰悬饮；弦为气结，故曰内痛。

【悬饮之治】

《金匮》只立一方，曰：脉沉而弦，悬饮内痛，十枣汤主之。以悬饮主痛，故用下法。今余推广二方，滚痰丸、加味二陈汤。

十枣汤

芫花　甘遂　大戟

滚痰丸

青礞石　大黄　沉香　黄芩

---

① 熟苍术：中药名。指炒苍术，即生苍术用麦麸炒制以后得到的中药材。

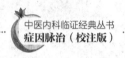

加味二陈汤

熟半夏　白茯苓　广皮　甘草　枳实　桔梗　杏仁　瓜蒌仁

有热，加川连；嗽，加贝母。陶氏用此以治痰结胸胁。

溢饮

【溢饮之症】

水气流行，归于四肢，身体疼重，支节烦疼，谓之溢饮也。

【溢饮之因】

饮入于胃，游溢精气。上输于脾，脾气散精；上归于肺，通调水道，下输膀胱。若饮水多，水性寒冷，停滞气逆，逆则溢于四肢，当汗不得汗，不能外散，身得湿则重，复得寒则疼，故曰身疼重而成溢饮之症矣。

【溢饮之脉】

《金匮》曰：脉沉而数，脉沉而弦，悬饮也。又云：病溢饮者，当发汗，不言脉象。桢意其必浮大浮紧，未必沉弦沉数。

【溢饮之治】

《金匮》治悬饮内痛，用十枣汤。又曰：病溢饮者，当发汗，大青龙汤主之，小青龙汤亦主之。夫悬饮脉沉弦，饮悬于内而痛者，故用下法；溢饮溢于外，故用汗法。

十枣汤　见前悬饮。

大青龙汤　治溢饮身体疼重，肢节烦疼，当发汗者。

麻黄　桂枝　甘草　生姜　杏仁　大枣　石膏

小青龙汤

麻黄　甘草　桂枝　白芍药　五味子　干姜　半夏

细辛

支饮

【支饮之症】

咳逆倚息，气短不得卧，其形如肿，即《金匮》支饮症也。

【支饮之因】

饮邪偏注，停留曲折之间。盖肺与大肠之脉，下膈络肠。今饮积于中，外不得达于表，内不得循于里，而偏碍肺与大肠交通之气道，则咳逆倚息，呼吸不得流利，气逆而咳，喘促而不得卧矣。形如肿者，水饮之外现也。

【支饮之脉】

脉多沉紧。脉弦为水，脉弱可治，数实者死。其脉虚者，必苦眩晕。

【支饮之治】

《金匮》曰：膈间支饮，其人必喘。心下痞坚，面色黧黑，其脉沉紧，得之十数日，医吐下之不愈，木防己汤；虚者即愈，实者三日复发，复与，不愈者，以前方去石膏，加茯苓、芒硝主之。以胃有痰饮之积热，石膏止清无形气分之热，不能去有形痰饮之实热，故易芒硝。又云：心下有支饮，其人苦冒眩，泽泻汤主之。又云：支饮胸满者，厚朴大黄汤主之。支饮不得息，葶苈大枣①汤主之。呕家本渴，今反不

---

① 　大枣：此下脱字，《金匮要略·痰饮咳嗽病脉证并治》作"泻肺"。

渴，心下有支饮故也，小半夏汤。又云：卒呕吐，心下痞，
膈间有水，眩悸者，小半夏加茯苓。咳家，其脉弦，为有水，
十枣汤主之。夫有支饮家，咳烦，胸中痛，不卒死，至一百
日，或一岁，十枣汤主之。咳逆倚息不得卧，小青龙汤主之。
外另有腹满，口舌干燥，此肠间有水气，己椒苈黄丸主之。
假令瘦人脐下有悸，吐涎沫而颠眩，此水也，五苓散主之。

按：此二条，非指定支饮而立说，大约统言水饮家之
条目。

木防己汤

木防己　石膏　桂枝　人参

上四味，煮取一升，温服。愈后复发，去石膏，加芒硝。

泽泻汤　治心下有支饮，其人苦冒眩。

泽泻　白术

上二味，水二升，煮取一升，温服。

厚朴大黄汤　治支饮胸满者。

厚朴　大黄　枳实

上三味，以水五升，煮取二升，温服。

葶苈大枣汤

葶苈子　大枣肉

先以水三升，煮枣取二升，去枣，纳葶苈子。

小半夏汤

半夏　生姜

上二味，以水七升，煮一升服。

小半夏加茯苓汤

半夏　生姜　白茯苓

上三味，煮一升服。

十枣汤　见前悬饮门。

小青龙汤　见前溢饮门。

己椒苈黄丸

防己　椒目　葶苈　大黄

蜜丸如梧子大，日三服。

五苓散

泽泻　猪苓　白茯苓　白术　肉桂

上五味为末，暖水调服。

留饮

【留饮之症】

《金匮》云：心下有留饮，其人背寒冷如掌大。又云：留饮者，胁下痛，引缺盆，咳则辄已。又云：胸中有留饮，其人短气而渴，四肢历节痛。脉沉者，必有留饮。

【留饮之因】

始因水饮停积，结成痰饮，日久不化，即曰留饮。夫留者，聚而不散之谓也。饮留于背，妨督脉上升之阳，而为背寒。少阳肝胆之脉，由缺盆，过季胁。饮留于胁，阻绝肝胆生升之气，故胁下痛引缺盆。饮留胸中，其人短气而渴，四肢历节痛。

【留饮之脉】

脉多沉者，胸有留饮。双弦者寒，偏弦者饮。

【留饮之治】

病者脉伏，其人欲自利，利反快，虽利，心下续坚满，此为留饮欲去故也，甘遂半夏汤主之。

甘遂半夏汤

甘遂　半夏　芍药　炙甘草

伏饮

【伏饮之症】

痰满喘咳，吐发，则寒热、背痛、腰疼，目泪自出，其人振振身瞤①剧，名曰伏饮之症也。

【伏饮之因】

水饮不散，伏于胸中，阻其肺气，则痰满喘咳；阻其中气，则吐发；伏于腰背，太阳表邪外束，则寒热背痛；伏于上焦，阻绝清升之气，则目泪自出；饮伏胃家，胃阳凝塞，不能四布，振振瞤剧。夫曰吐发，则寒热背痛，可见不发即不吐，不吐即不发矣。以其有饮内伏，故外邪触之即发也。

【伏饮之脉】

左脉浮紧，寒邪束饮；寸脉沉弦，上焦阻绝；关脉沉弦，中脘凝塞；沉脉主伏，弦脉主饮，沉弦之脉，伏饮之诊。

【伏饮之治】

有寒热则病在表，腰背痛则病在太阳，此内有伏饮，外表有邪，当从表里并治，小青龙汤、木防己汤主之。盖留饮，里症也，故用行痰逐饮之药。今伏饮，有寒热、背痛、吐发等表症，故从表散也。

小青龙汤　见前溢饮门。

木防己汤　见支饮门。

---

① 瞤：（肌肉）抽缩跳动。

桢按：以上诸条，《金匮》之论痰饮也。此以脾湿成痰，非比诸痰症，故别之曰痰饮。夫饮者，即停蓄之水饮也。盖痰因火动而成，饮因水寒所致。

～ 痰 症 论 ～

秦子曰：痰之为病，变化百出，皆内因七情，外感六气，中宫失清化之令，熏蒸结聚而成，须分所兼之邪治之。有风痰、湿痰、燥痰、郁痰、食积五条。夫湿痰、燥痰，有外感，有内伤；郁痰、食痰，有内伤，无外感。饮主乎水，寒多热少；痰主乎火，寒少热多。

外感痰症

风痰

【风痰之症】

头痛身痛，发热恶寒，吐嗽痰沫，气逆，此外感风痰症也。

【风痰之因】

外感风邪，袭人肌表，束其内郁之火，不得发泄。外邪传里，内外熏蒸，则风痰之症作矣。

【风痰之脉】

浮滑者多。浮数风热，浮紧风寒。若见沉滑，风邪内结。洪大易治，沉细难痊。

【风痰之治】

有风寒、风热之分。外感风寒，宜辛散表邪，如三拗汤合小半夏汤、小青龙汤加减治之。外感风热，宜辛凉解热，如参苏饮、荆防甘桔汤、荆防泻白散选用。

三拗汤合小半夏汤　治风寒痰嗽等症。

麻黄　杏子　甘草　半夏　生姜

小青龙汤　见前溢饮门。

参苏饮　治风痰咳嗽。

人参　紫苏　前胡　葛根　半夏　枳壳　桔梗　广皮　甘草

气逆加苏子、橘红。痰多加半夏、南星。气喘加苏子、前胡。

荆防甘桔汤　治风热痰嗽。

荆芥　防风　桔梗　甘草　薄荷

荆防泻白散　治风热入肺，肺风痰喘。

荆芥　防风　桑白皮　地骨皮　甘草

湿痰

【湿痰之症】

身发寒热，面目浮肿，恶寒头重，身痛不能转侧，呕吐恶心，烦满不渴，此外感湿痰之症也。

【湿痰之因】

或坐卧卑湿①，或冲风冒雨，则湿气袭人，内与身中之水液交凝积聚。《灵枢》所云：风雨袭阴之虚，病起于上而

———————

①　卑湿：指地势低下潮湿。

成积；清湿袭阴之虚，病生于下而生聚。此即湿痰之因也。

【湿痰之脉】

脉多浮大。浮缓兼风，浮涩主湿，浮滑湿痰，沉滑顽结。

【湿痰之治】

身热脉浮大者，宜散风除湿，羌活胜湿汤。胸满脉滑者，宜化痰二陈汤、平胃散。

羌活胜湿汤　散表除湿，则痰自化。

羌活　独活　防风　川芎　甘草　藁本

二陈汤　消痰利湿。

半夏　白茯苓　广皮　甘草

平胃散　燥湿化痰。

苍术　厚朴　广皮　甘草

燥痰 即火痰

【燥痰之症】

发热唇焦，烦渴引饮，喘咳短息，时作时止，吐咯难出。此外感燥痰之症也。

【燥痰之因】

或亢阳行役，时逢火令，燥热之气，干于肺家，为喘为咳；伤于肠胃，为痰为嗽。此外感燥痰作矣。

【燥痰之脉】

脉必洪数。浮数伤表，沉数伤里。左脉洪数，燥伤肝胆；右脉洪数，燥伤肺胃。

【燥痰之治】

宜清热润燥，降火化痰，竹叶石膏汤、二母石膏汤、二母二陈汤。

竹叶石膏汤

石膏　拣冬　竹叶　人参　半夏　知母　甘草

二母石膏汤

知母　川贝母　石膏

二母二陈汤

知母　贝母　半夏　白茯苓　陈皮　甘草

内伤痰症

燥痰

【燥痰之症】

咳嗽喘逆，痰火上升，时咳时止，痰不能出，连嗽不已，面赤气升。此内伤燥痰之症也。

【燥痰之因】

五志之火，时动于中；或色欲过度，真水涸竭；或膏粱积热，肠胃煎熬，熏蒸于肺，煅炼为痰，则燥痰之症作矣。

【燥痰之脉】

右寸数大，肺家有热；右关沉数，肠胃有热；左关脉数，木火之邪；两尺沉数，肾水燥竭。

【燥痰之治】

养阴壮水，润肺生津，则火熄燥除，而痰不生。若用燥味消痰，祸不旋踵①。真水枯涸，二冬二母汤；膏粱积热，节斋化痰丸。

---

① 旋踵：掉转脚跟。形容时间短促。

二冬二母汤

麦冬　天门冬　知母　川贝母

肾水竭，加生地、熟地；元气虚，加人参。

二母固本丸

川贝母　知母　天门冬　麦门冬　怀生地　怀熟地
人参

节斋化痰丸

天冬一两　黄芩一两　海石一两　橘红一两　桔梗一两　瓜
蒌仁一两　青黛一两　连翘一两　芒硝五钱　香附一两

家秘加昆布一两。

湿痰

【湿痰之症】

身或热或不热，体重足酸，呕而不渴，胸膈满，时吐痰，
身体软倦。此内伤湿痰之症也。

【湿痰之因】

中气不足，胃阳不能消化，脾阳不能施布，则水谷停留，
为痰为饮，而湿痰之症成矣。

【湿痰之脉】

多见沉滑。滑实顽痰；滑软虚滞；滑而不数，脾湿成痰；
滑而带数，湿热所致。

【湿痰之治】

燥湿则痰自化，理脾则痰运行，二陈平胃散，或二陈羌
防汤。湿郁成热，栀连二陈汤。虚人，六君子汤。带热，加
栀、连；带寒，加姜、桂。

二陈平胃散　见前食积咳嗽。

栀连二陈汤　即二陈汤加栀、连。

二陈羌防汤

半夏　白茯苓　广皮　甘草　羌活　防风

六君子汤

人参　白术　茯苓　甘草　陈皮　半夏

郁痰即结痰、顽痰

【郁痰之症】

胸满饱胀，九窍闭涩，懊憹烦闷。或咽中结核①，睡卧不宁；或肠胃不爽，饮食有妨；或气逆不利，倚肩喘息。此郁痰之症也。

【郁痰之因】

七情所伤，易成郁结。肺气凝滞，脾元不运。思则气结，闷郁成痰。皆郁痰之因也。

【郁痰之脉】

多见沉涩。沉迟寒郁，沉数为热，沉实顽痰，沉牢内结。

【郁痰之治】

寒郁辛散，香芎二陈汤。热郁清解，栀连二陈汤。肺经郁痰，节斋化痰丸加昆布、胆星。

香芎二陈汤　治寒痰。

半夏　白茯苓　广皮　甘草　香附　抚芎②　白芥子

---

① 结核：中医病名。指核样肿物生于皮里膜外者。出《备急千金要方》："此症生于皮里膜外，结为果核，坚而不痛"。该病因风火气郁，或湿痰凝结而致。初起推之可动，久则推之难移，多不作脓。

② 抚芎：中药名，川芎的一种，形块小而中虚，性升散，专用于开郁宽胸，通行经络，有抚芎总解诸郁之说。

栀连二陈汤 治热痰。

半夏　白茯苓　广皮　甘草　川连　山栀

节斋化痰丸 见前条。

食积痰

【食积痰之症】

饱满不食，恶心呕吐；或攻四肢，肩背作痛，下遗大肠，时泻时止；或时吐痰，口中觉甘。此食积痰之症也。

【食积痰之因】

胃强能纳，脾弱不运；前食未消，后食随进，停积成痰，故曰食积痰也。

【食积痰之脉】

脉多滑大。滑大不数，寒凝痰结；滑大而数，积痰而热。

【食积痰之治】

宜消食化痰，佐以利气宣导，导痰汤、枳朴二陈汤、三子养亲汤；甚者，滚痰丸。

导痰汤

南星　橘红　白茯苓　半夏　甘草　枳壳

枳朴二陈汤 治胃家有痰。

枳实　厚朴　半夏　白茯苓　广皮　甘草

三子养亲汤 治食积痰。

山楂子　莱菔子　白芥子

滚痰丸 见前悬饮。

丹溪杂治

湿痰　用二陈汤；虚者，六君子汤。

风痰　头痛、发热，脉浮大，祛风丸、导痰丸。

寒痰　身不热，口不渴，脉沉迟。

热痰　面赤多汗，口渴眼烂，烦躁、燥结，脉数，用栀连二陈汤，或加石膏、黄芩、竹沥、萝卜汁、化痰丸。

血虚痰　五心烦热，形体消瘦，六脉细数，加减四物汤，加贝母、杏仁、青黛。

气虚痰　面黄肌瘦，六脉濡缓，六君子汤。

精虚痰　骨蒸潮热，虚火时升，脉多细数，地黄丸、加减二冬汤、固本丸加玄武胶，佐以理气之药。

食积痰　痰味甘甜，五更咳嗽，或成疟痢，六脉沉滑，或见数大沉实，枳术丸、保和丸。

老痰　即结痰，顽痰，坚结胶固，吐咯难出，脉见沉牢，海石青黛丸，加半夏、瓜蒌、胆星。

痰在咽喉　咯不出，咽不下，即老痰、结痰也。宜节斋化痰丸。

痰在膈上　六脉弦迟，白芥子可以引达。

痰在肠胃间　肠鸣而濯濯有声，脉见沉滑，导痰汤。

痰在皮里膜外　或结核，或麻痹，非竹沥不能通，非姜汁不能散。

滚痰丸　攻泻肠胃痰积，最为要药，然须看虚实。

肾气丸　治肾阳不足，不能纳火归源，水泛为痰者最效。肾水阴虚火旺，金水皆枯者，断断不可用。

十枣、控涎、三花神佑诸汤　治胁痛，虚人不可妄施。

痰饮在胃　每多攻注四肢肩背，或为麻木，软痹肿痛，指迷丸主之。

指迷丸　消胃家上结之痰，化大肠下凝之垢。

半夏四两　白茯苓三两　广皮三两　枳壳一两　元明粉一两
甘草五钱

上为细末，竹沥为丸，钩藤汤送下。肝胆有火，加胆星；痰积不消，加海石。

按：节斋化痰丸，化肺中燥痰，兼化胃痰者。今指迷丸，消胃中湿痰，兼消肠中痰者也。

饮因水湿，痰因火动。然就火而论，有湿火、燥火之分。肺火成痰为燥痰，胃火成痰为湿痰；治燥用润，治湿用燥，人人知之。用润，而已结之痰凝滞不化；用燥助火，则痰愈生。思得《金匮》以门冬、半夏同用，又以石膏、半夏同用。节斋化痰丸，以香附、天冬同用，凡此皆是用润以制燥，用燥以制润。方书以二陈汤加栀连，治湿火之痰；家秘以二陈汤加知母、石膏，兼治燥火之痰；良以用半夏，则已结之痰从半夏而化；同石膏，则燥热之火从石膏而清。半夏同石膏，亦能散热；石膏同半夏，亦能化痰。立此法门，用燥不犯辛燥，用润不犯凝滞。家秘治夹食伤寒，用平胃保和散恐太燥，多冲竹沥、萝卜汁，广而推悟者也。

附：诸贤论

　　刘宗厚①曰：痰之为病，仲景论四饮六症，无择②叙内外三因。盖四饮，则叙因痰而显诸症者；《三因方》，则论其因所伤而生痰者也。夫痰病之原，有因热而生痰者，亦有因痰而生热者。有因风寒暑湿而得，有因惊而得，有因气而得，有因饮酒而得，有因食而得。有脾虚不能运化而生者，有肾水虚不能制火而生者。若热痰，则烦躁脉数；风痰，则身热脉浮；冷痰，则滑泻脉迟；湿痰，则身重不渴；惊痰，则睡卧不宁；酒痰，则胸腹作痛；食积痰，则胃脘作痛，不思饮食。若夫子和③谓饮无补法，必当去水，立汗吐下三法。又论热药治痰之误，固为切当，然亦有挟寒挟虚者。夫老痰凝结，顽痰不行，不用温药引导，必有拒格凝滞之患。况风寒外束，痰气内郁者，不用温散，何由开郁行滞。至若气血亏乏之人，痰客中焦，理宜导去痰滞，补接兼行，不可尽拘汗吐下三法也。因脾气虚弱，津液不运，痰反愈生，法当补脾胃、清中气，则痰自运。治法：湿痰生于脾胃，宜实脾燥湿；燥痰生于肺，随气升降，宜顺气。然气升属火，顺气莫先于清火，导引次之。故湿痰则燥之，热痰则清之，风痰则散之，

---

　　① 刘宗厚：元明间名医，吴陵人，其父刘叔渊受医术于名医朱震亨。著有《医经小学》5 卷等。
　　② 无择：即陈言（1131—1189），字无择，南宋青田（浙江青田）人，著有《三因极一病证方论》一书，简称《三因方》。
　　③ 子和：即张从正（1156—1228），字子和，号戴人，金代睢州考城（今河南省兰考县）人，金元四大家之一。著有《儒门事亲》一书。

郁痰则开之，顽痰则软之，食痰则消之。在上者吐之，在中者清之，在下者顺之。又中气虚者，宜补中气，助脾元，以运行之。古人用二陈汤为治痰通用者，所以实脾燥湿。然以之治湿痰、寒痰、痰饮、痰涎，则固是矣。若夫痰因火动，肺气不清，咳嗽时作，及老痰、郁痰、黏痰、结痰，凝滞窒塞，吐咯难出，此等之痰，皆因火邪炎上，熏于上焦，肺气被郁，则其津液之随气而升者，为火煅炼，凝浊郁结而成矣。病在上焦心肺之分，咽喉之间，非脾胃家湿痰、寒痰、痰饮、痰涎之比，惟宜开郁降火，清润肺金，滋养肾水，而消化凝结之痰，乃立化痰丸。赵养葵[①]论肾经痰曰：痰者，病名也。原非人身之所有。非水泛为痰，即水沸为痰，但当分有火无火之异耳。肾经真阳虚，不能摄伏其水，则水如洪水，泛滥而为痰，是无火也，八味丸益火之源。肾经真阴虚，不能制伏其火，水得火而沸腾成痰，是有火也，六味丸壮水之主。此不治痰之标，而治痰之本也。庞安常[②]曰：有阴水虚，阴火上升，肺受火侮，不得清肃下行，由是津液凝浊，生痰不生血。此当用润剂，如二冬地黄丸之属，滋其阴，使上逆之火得返其宅，火自息，痰自清矣。投以二陈等，立见其殆。又有肾经真阳不足，不能摄伏其火，则水泛为痰。

---

① 赵养葵：即赵献可，字养葵。

② 庞安常：即庞安时（1042—1099），字安常，自号蕲水道人，蕲州蕲水（今湖北浠水县）人，北宋著名医家。精通伤寒、脉学，亦善针灸。有《伤寒总病论》6 卷传世。

～ 眩 晕 总 论 ～

秦子曰：余观严用和①眩晕论②云，眩掉诸症，《内经》皆主肝风上攻致是，而《原病式》释之曰，风木生火，风火皆主阳，焰得风则自旋转。然此但可论风火之眩晕，若外感六淫之邪，内伤七情之症，皆能致眩晕者。于是立外感风寒暑湿四条，又立内伤痰涎下虚两条，实为眩晕指南。然余惜其六气未全，七情未备，且其用方主治，又难于下手。刘宗厚议其论症亲切，集方欠明，深中其弊。今余改立外感三条，内赅六气；内伤四条，内赅七情；而其主治之方，皆按经对症，不得以平淡无奇而忽之也。

外感眩晕

风寒眩晕

【风寒眩晕之症】

头痛额痛，骨节烦痛，身热多汗，上气喘逆，躁扰时眩，此风邪眩晕之症也。若身热无汗，恶寒拘紧，头痛身痛，时时冒眩，此寒邪眩晕之症也。

---

① 严用和：约1199—1267，字子礼，庐山（今江西九江）人，南宋医家。有《济生方》《济生续方》二书行世。
② 眩晕论：见《严氏济生方》。

【风寒眩晕之因】

或风木司政，风热大作；或体虚不谨，外受风邪。风主乎阳，风热为患，则令人掉眩。或太阳司政，寒气凌逼；或太阴在泉，寒冲头角，则发眩晕。或疾风暴冷，胃①寒入胃，激动痰涎，亦令人眩晕。

【风寒眩晕之脉】

左脉浮数，太阳风热；左脉浮弦，少阳风热；右脉浮数，阳明风热；右脉滑大，内有痰涎；左脉浮紧，太阳寒邪；左脉弦紧，少阳寒邪；右脉浮紧，阳明寒邪。

【风寒眩晕之治】

左脉浮数，太阳风邪者，羌活防风汤，加天麻、黄芩。左脉浮弦，少阳风热，柴胡防风汤，加天麻、羌活。右脉浮数，阳明风热者，干葛防风汤，加天麻、升麻。右脉滑大，症兼痰涎者，导痰汤，加天麻、防风。左脉浮紧，太阳寒邪者，羌独②败毒汤，加天麻、细辛。左脉弦紧，少阳寒邪者，柴胡羌活汤，加天麻、川芎。右脉浮紧，阳明寒邪者，干葛羌活汤，加天麻、升麻。大凡眩晕之症，多有兼痰者，故天麻方书多用之，今申明首条，则以下诸条，皆可参而用也。

羌活防风汤　见酸软。

柴胡防风汤　即小柴胡汤去半夏，加防风。

干葛防风汤

干葛　石膏　知母　甘草　防风

_____

① 胃：当为"风"。
② 独：当为"活"。

导痰汤

南星　半夏　枳实　甘草　橘红

羌活败毒散　见伤寒痢疾门。

柴胡羌活汤

柴胡　羌活　防风　川芎

干葛羌活汤

干葛　羌活　防风　白芷

暑湿眩晕

【暑湿眩晕之症】

热令之时，自汗身热，面垢背寒，烦渴引饮，小便赤涩，头目冒眩，此湿热眩晕之症也。若雨湿之时，恶寒无热，身重身痛，不能转侧，无汗拘紧，头旋眼眩，此寒湿眩晕之症也。

【暑湿眩晕之因】

炎夏主令，天之热气下降，地之湿气上升，人感冒①之，则为湿热眩晕之症。若阴雨太多，人感冒之，《经》注所云：湿气内逆，寒气不行，太阳上留，亦为眩晕之症。

【暑湿眩晕之脉】

伤暑之脉，虚而带数；伤湿之脉，濡而迟缓。暑湿二脉，虚细者多，实大者少；虚缓者寒，虚数者热。

【暑湿眩晕之治】

烦渴引饮，脉虚带数者，人参白虎汤。自汗烦躁，小便赤涩，黄连香薷饮，冲六一散温服。若恶寒无热，身痛不能转侧，脉迟缓者，羌独胜湿汤，合术附汤。

---

①　感冒：感受触冒。

人参白虎汤　见咳嗽、噎隔门。

黄连香薷饮　见中热。

羌活胜湿汤　见酸软。

术附汤　见腹胀。

燥火眩晕

【燥火眩晕之症】

身热烦躁，口渴引饮，夜卧不宁，头旋眼黑，小便赤涩，此燥火眩晕之症也。

【燥火眩晕之因】

《经》谓厥阴司天①，客胜则耳鸣掉眩。又云：肝肺太过，善忘，忽忽冒眩。此皆运气加临②之眩晕也。又有时令之热，感入肠胃，传于脏腑，上冲头目，则眼眩旋转，此人自感冒而为眩运③也。

【燥火眩晕之脉】

左脉躁疾，厥阴客胜④；右脉躁疾，肺热眩晕；左右皆疾，肝肺太过。右脉躁疾，燥火伤气；左脉躁疾，燥火伤血。

---

①　厥阴司天：指厥阴风木司天之年，风气偏胜。

②　运气加临：运气术语。是指中运（即大运）与司天或在泉属同气的情况，中运与司天同气，称为"上临"；中运与在泉同气，称为"下临"。下加于上叫作"加"。上临于下叫作"临"。

③　眩运：病证名，即眩晕。

④　客胜：即反常的季节气候变化。这种反常的气候变化，一般来说，虽然也有规律可循，但是由于年年转移，并不固定，出现一次以后又要间隔一定时间才再重来，好像客人一样，所以叫做"客气"。客，指客气。胜，即胜气。

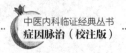

【燥火眩晕之治】

左脉躁疾，厥阴掉眩者，柴胡清肝饮。右脉躁疾，肺热上冲者，清肺饮。左右躁疾，肝肺太过者，泻青各半汤。右手脉数，燥火伤气者，竹叶石膏汤。左手脉数，燥火伤血者，归芍大黄汤。

柴胡清肝饮　见腹痛。

清肺饮　见咳嗽。

泻青各半汤　见咳嗽。

竹叶石膏汤　见痰症。

归芍大黄汤

当归身　白芍药　川大黄　丹皮

内伤眩晕

气虚眩晕

【气虚眩晕之症】

气虚即阳虚也。其人面色白，身无热，神识清爽，言语轻微，二便清利。时或虚阳上浮，头面得火，眩晕不止，或热手按之，则晕乃定，此气虚眩晕之症也。

【气虚眩晕之因】

大病久病后，汗下太过，元气耗散；或悲号引冷，以伤肺气；曲运神机，以伤心气；或恼怒伤肝，郁结伤脾，入房伤肾，饥饱伤胃。诸气受伤，则气虚眩晕之症作矣。

【气虚眩晕之脉】

脉浮而空，浮则为气，空则为虚。右寸脉虚，肺气不足；右关脉虚，中气不足；左寸脉虚，心气不足；左关脉虚，肝胆气弱；两尺脉虚，肾气不足。

【气虚眩晕之治】

肺气不足者，人参生脉散，合四君子汤。中气不足者，补中益气汤。中气虚寒，不能运化水谷者，理中汤。心气不足者，酸枣仁汤。肝气有伤者，逍遥散。肾气不足，都气丸。真阳不足，虚阳上浮者，肾气丸，加鹿角胶为丸，摄伏降之。古方用一味鹿茸，浓煎服，治真阳虚者最效。

人参生脉散 见霍乱。

四君子汤

补中益气汤

理中汤 上三方见痢疾。

酸枣仁汤 见不得卧。

逍遥散 见咳嗽。

都气丸 即六味丸加五味子。

肾气丸 即热八味丸加车前子。

血虚眩晕

【血虚眩晕之症】

血虚即阴虚也。形体黑瘦，五心常热，夜多盗汗，睡卧不宁。头面火升，则眼花旋转；火气下降，则旋晕亦止。不比外感之常晕不休，不比痰火之暴发暴作，此血虚眩晕之症也。

【血虚眩晕之因】

阳络伤，则血外溢上逆；阴络伤，则血内溢下泄；凡此亡血成虚，而为眩晕者。又有焦心劳思，忧愁郁结，心脾伤而不能生血；或恼怒伤肝，肝火内动，而煎熬血室。此阴血

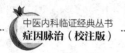

内耗，血海干枯，而为眩晕者也。

【血虚眩晕之脉】

脉多细涩。细而不数，血虚无热；细而带数，血虚有热；左寸细涩，心血不足；左关细涩，肝不藏血；右关细涩，脾不统血；两尺细数，肾阴枯竭。

【血虚眩晕之治】

血从下泄，伤于阴络，血虚无火，脉细不数者，归脾汤、补中益气汤。心血不足，血虚无火，左寸细涩者，酸枣仁汤。心血不足，血虚有火，左寸细数者，天王补心丹，合安神丸。肝血不足，血虚无火，左关细涩者，逍遥散；血虚有火，左关细数者，知柏四物汤。脾阴不足，血虚无火，右关细涩者，归脾汤；血虚有火，右关细数者，加味当归补血汤。肾阴不足，水虚无热，尺脉不数者，八味丸；水虚有火，尺脉洪数者，知柏天地煎、知柏肝肾丸。古方用玄武胶一味，阴虚火旺最效。

归脾汤　见中风、吐血二门。

补中益气汤　见痢疾。

酸枣仁汤　见不得卧。

天王补心丹　见嗽血。

安神丸　见内伤中风。

逍遥散　见咳嗽。

知柏四物汤　见喘症。

加味补血汤　即当归补血汤加知母、黄柏。

桢按：同一失血之症，要分阳络伤而为外溢上逆者，阴络伤而为内溢下泄者。同一血虚之症，要分血脱阳脱，而为血虚无火，当用归脾汤、补中益气汤，遵血脱益气之法者；又血脱阳旺，而为血虚有火，用肝肾丸、知柏天地煎、玄武胶，遵壮水之主，以制阳光之法者。是以凡治虚症而用补剂，当分有火无火，以别或养阳或养阴之大关节①也。

痰饮眩晕

【痰饮眩晕之症】

胸前饱闷，恶心呕吐，膈下辘辘水声，眩悸不止，头额作痛，此痰饮眩晕之症也。

【痰饮眩晕之因】

饮食不节，水谷过多。胃强能纳，脾弱不能运化，停留中脘，有火者则煅炼成痰，无火者则凝结为饮。中州积聚，清明之气窒塞不伸，而为恶心眩晕之症矣。

【痰饮眩晕之脉】

滑大而数，痰火之诊；沉弦不数，乃是寒饮；右关滑大，脾胃之痰；右关沉弦，脾胃之饮；左关滑大，肝胆之痰；左关朝寸②，胆涎沃心；右关朝寸，热痰刑金。

【痰饮眩晕之治】

脾胃有痰，右关脉滑者，二陈汤、导痰汤；滑大而数，有热者，加栀、连；沉细而迟，有寒者，加石菖蒲、白芥子。若实痰胶固，胸中作胀作痛，脉数有力者，滚痰丸下之。若脾虚不能运化而成痰者，六君子汤补脾化痰。若脾胃虽虚，

---

① 大关节：重点，关键。

② 左关朝寸：指脉体在指下的搏动感觉。左关，左手关脉；朝，向着，对着；寸，寸脉。

虚中尚有滞者，大安丸。大便燥结，或大便不结，而涩滞不顺者，指迷丸。左关滑数，肝胆有痰，青黛胆星汤。火旺者，兼用泻青丸。胆涎沃心，心火上冲者，朱砂安神丸加陈胆星，牛黄清心丸加川连、胆星。

二陈汤

导痰汤 已上，见中风诸条。

滚痰丸 见腹痛。

六君子汤 即四君子加陈皮、半夏。

大安丸 即保和丸加白术。

指迷丸 见酸软。

青黛胆星汤 即胆星汤加青黛。

泻青丸

胆草　山栀炒黑　大黄酒蒸　川芎　当归　羌活　防风

朱砂安神丸 见内伤中风。

牛黄清心丸 见外感中风。

火冲眩晕

【火冲眩晕之症】

暴发倒仆，昏不知人，甚则遗尿不觉，少顷汗出而醒，乃如平人，此火冲眩晕之症也。

【火冲眩晕之因】

《内经》有诸风掉眩，皆属肝木，言风主乎动，木旺火生，则为旋转，此五志厥阳之火上冲，而为实火眩晕之症。若肝肾之真阴不足，龙雷之火①，上冲清道，亦令人头旋眼

---

① 龙雷之火：肝肾病理相火。

黑，此阴火上冲，而为虚火眩晕之症。又有真阳不足，虚阳上浮，亦令人头目冒眩之症，此命门真火不足，而为虚阳上浮眩晕之症也。

【火冲眩晕之脉】

脉多洪数，洪为阳盛，数为火热。左寸洪数，心火妄动；左关洪数，肝胆之热；左尺洪数，肾与膀胱；右寸洪数，肺中之热；右关洪数，脾胃之火；右尺洪数，三焦之热；两尺空大，沉按不数，虚阳之别。

【火冲眩晕之治】

心火妄动，左寸洪数者，导赤各半汤。左寸细数者，天王补心丹。肝胆有火，左关数大者，栀子清肝散；热甚者，龙胆泻肝汤。肝经血少，左关细数者，知柏四物汤、家秘肝肾丸。左尺数大，膀胱、小肠实热者，火府丹、知柏导赤散；热甚者，栀连导赤散。左尺细数，精血虚而火旺者，知柏天地煎加玄武胶，收敛阴中之火以降之。肺热上冲，右寸数大者，家秘泻白散。右寸细数，肺阴不足者，二冬二母丸，合青金丸。脾胃有火，右关数大者，栀连平胃散、干葛清胃散。右关细数，脾阴不足者，知柏补血汤、知柏戊己汤；虚而热甚者，栀连补血汤、栀连戊己汤。三焦热甚，右尺实数者，竹叶石膏汤，加山栀、黄芩。虚阳上浮，右尺浮大，沉按无力者，当用八味肾气丸，温补天真[①]，敛真阳之火，摄伏以降之。

导赤各半汤　见中风中热门。

天王补心丹　见内伤嗽血门。

---

①　天真：先天真气。

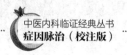
栀子清肝散

栀子　丹皮　柴胡　当归　白芍药　牛蒡子　黄芩
甘草

龙胆泻肝汤　见胁痛。

知柏四物汤　见呃症门。

家秘肝肾丸　见内伤嗽血。

火府丹　治热结上焦，小便不利。

生地　木通　甘草　黄芩　山栀

知柏导赤散　治热结中焦，小便不利。

生地　木通　甘草　知母　黄柏

栀连导赤散　治热结下焦，小便不利。

生地　木通　甘草　山栀　川黄连

知柏天地煎　见内伤嗽血门。

家秘泻白散　见咳嗽门。

二冬二母汤　见燥热咳嗽。

清金一物丸　见伤热咳嗽。

栀连平胃散　见内伤呃症。

干葛清胃散

升麻　丹皮　生地　当归　石膏　川黄连　干葛　甘草

知柏补血汤

知母　黄柏　黄芪　当归身

知柏戊己汤

知母　黄柏　甘草　白芍药

栀连补血汤

山栀　黄连　黄芪　当归

栀连戊己汤

山栀　黄连　甘草　白芍药

竹叶石膏汤

知母　石膏　拣冬　竹叶　山栀　黄芩

八味肾气丸　即六味地黄丸加肉桂、附子。

桢按：火冲眩晕之症，有三大法门：有五志厥阳之火，膏粱积热之火，二者皆能上冲致眩，此名实火眩晕，当用导赤各半汤、火府丹、龙胆泻肝汤、栀连平胃散、竹叶石膏汤等以清之；有真阴不足，龙雷之火上冲而晕者，此名阴火眩晕，当用天王补心丹、知柏四物汤、肝肾丸、天地煎等养阴滋阴，敛而降之；有真阳不足，无根之火失守上炎，亦令人眩冒不止，此名虚阳眩晕，当用桂附八味丸、四逆汤等摄伏降之。例如发热烦躁等症，亦有三条，分别实火攻冲而烦躁者，名曰实热烦躁，此火扰于中，大用苦寒之药，以直折之；有真阴内耗而烦躁者，名曰阴虚烦躁，此阴亏火旺，当用养阴之药滋阴降火，壮水之主，以制阳光；有真阳不足，虚阳上浮而烦躁者，名曰阴极发躁，此阴寒之极，反见虚阳之假象，当用补阳之药，益火之原，以消阴翳者。

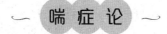

喘 症 论

秦子曰：喘者，促促气急，喝喝喘息，甚者张口抬肩，摇身撷肚①，与短气不相接续，逆气上奔而不下者不同。若喘促，喉中如水鸡声，谓之哮。《正传》②云：喘以气息言，哮以声响名。河间云：病寒则气衰而息微，病热则气盛而息粗。诸经皆令人喘，而多在肺胃二家。喘而咳逆嗽痰者，肺也；喘而呕吐者，胃也。今立外感三条，内伤六条。

外感喘逆

风寒喘逆

【风寒喘逆之症】

头痛身痛，身发寒热，无汗恶寒，喘咳痰鸣，气盛息粗，此外感风寒喘症也。

【风寒喘逆之因】

外冒风寒，皮毛受邪，郁于肌表，则身热而喘；逆于阳明，则呕吐而喘；壅于肺家，则咳嗽而喘；肺风痰喘之症也。

【风寒喘逆之脉】

浮缓为风，浮紧为寒。六脉俱浮，表有风寒；六脉沉数，寒郁为热。弦急难治，沉散者绝。

【风寒喘逆之治】

风气胜者，宜散风解表，防风泻白散、防风桔梗汤。寒气胜者，小青龙汤、三拗汤、麻黄定喘汤。寒郁成热，逆于阳明，呕吐者，干葛竹茹汤、平胃散。

---

① 摇身撷（xié 协）肚：形容喘证剧烈时身体摆动，腹部呼吸起伏大。摇身，身体摆动；撷肚，腹壁肌肉紧张，随之起伏的动作。

② 《正传》：指《医学正传》。作者虞抟（1438—1517），字天民，自号华溪恒德老人，浙江义乌人，明代著名医家。

防风泻白散　见前哮症。

防风桔梗汤　肺风痰喘，此方甚妙。

防风　半夏　枳壳　陈皮　桔梗

不应，加桑白皮、地骨皮即效。

小青龙汤　见前溢饮门。

三汤拗　见前风痰门。

麻黄定喘汤　肺受寒邪，未经郁热者用。

麻黄　杏仁　枳壳　桔梗　苏子　橘红　甘草

干葛竹茹汤　清理胃气，去烦止呕。

干葛　竹茹　广皮　白茯苓　熟半夏　甘草

有风，加防风。有寒，加生姜。

平胃散　治胃气不平，喘而上逆者。

熟苍术　厚朴　广皮　甘草

风寒俱有，加防风、生姜。

暑湿喘逆

【暑湿喘逆之症】

烦闷口渴，喘息气粗，多言身重，汗出身仍热，此暑湿之喘症也。

【暑湿喘逆之因】

《内经》云：因于暑汗，烦则喘喝，此暑气也。因于湿，首如裹，面胕肿，呼吸气喘，此湿气也。暑湿袭于皮毛，干于肺胃，则喘喝多言也。

【暑湿喘逆之脉】

脉多濡软，或见微缓。《脉经》云：脉盛身寒，得之伤寒；脉虚身热，得之伤暑。

193

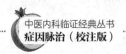

【暑湿喘逆之治】

汗多口渴，清暑益元散；脉大多言，即中热症也，黄连解毒汤或竹叶石膏汤；暑湿身痛，无汗喘逆，应汗者，羌活胜湿汤。

清暑益元散

香薷　厚朴　白扁豆　川黄连

黄连解毒汤　治三焦热壅，心肺伏火。

川连　黄柏　黄芩　山栀

竹叶石膏汤　见燥痰门。

羌活胜湿汤　见湿痰门。

燥火喘逆

【燥火喘逆之症】

口渴身热，二便赤涩，喘咳气逆，面赤唇焦，吐痰难出，此燥火发喘之症也。

【燥火喘逆之因】

燥万物者，莫燥乎火，故喘症燥火居多。《原病式》叙喘逆热淫条下，盖燥火烁人，则诸逆冲上，诸痿喘呕，诸气膹郁，肺家不宁，喘症作矣。

【燥火喘逆之脉】

脉多数大，或见滑数。右脉数大，燥火伤气；左脉滑数，燥火伤血。

【燥火喘逆之治】

栝楼根汤、知母甘桔汤。脉大口渴，人参白虎汤调益元散；大便结，凉膈散。

栝楼根汤

天花粉　麦冬　知母　石膏　甘草

知母桔甘汤　治肺家受燥，咳嗽气逆。

知母　石膏　桔梗　甘草　地骨皮

人参白虎汤　治胃受燥邪，喘呕烦渴。

人参　知母　石膏　粳米　甘草

口渴，加葛根。气逆，加橘红。

凉膈散　治燥在上焦，喘咳气逆。

黑山栀　黄芩　桔梗　连翘　川连　薄荷　甘草

以上，皆外感喘逆，故不用滋阴。

内伤喘逆

内火喘逆

【内火喘逆之症】

五心烦热，口燥唇焦，喘逆自汗，得食稍减，少顷复发，时作时止，面赤便秘，此内火发喘症也。

【内火喘逆之因】

内而欲心妄动，外而起居如惊，五志厥阳之火，时动于中，煎熬真阴，精竭血燥，内火刑金，肺气焦满，而喘逆作矣。

【内火喘逆之脉】

脉多洪数，心火上炎。左关脉数，肝胆之热；两尺洪数，肾火上逆。右寸脉数，肺中有火。右关洪数，胃家有热。

【内火喘逆之治】

肾虚火旺，宜养阴制火，壮水之主，以镇阳光，门冬饮子、家秘肝肾丸。肝火上冲，宜柴胡清肝散。心火上炎，导赤各半汤。脾胃之火上冲，宜清胃汤。肺火煎熬，石膏泻白散。

门冬饮子　见伤燥嗽门。

家秘肝肾丸　治肾水不足，虚火上炎。

黄柏　知母　白芍药　当归

四味为末，又以天冬、地黄二味同煎，收膏为丸。

柴胡清肝散

柴胡　黄芩　人参　山栀　连翘　桔梗　甘草

导赤各半汤　见前心咳。

石膏泻白散

桑白皮　地骨皮　桔梗　甘草　石膏

痰饮喘逆

【痰饮喘逆之症】

面色虚白，胸中辘辘有声，时咳时呕，卧下喘逆，此痰饮逆之症也。

【痰饮喘逆之因】

饮水过多，脾弱不能四布，水积肠间，成痰成饮，上干肺家，则喘息倚肩，而痰饮成也。

【痰饮喘逆之脉】

多见弦滑，或见弦紧，或见弦数。弦紧寒饮，弦数痰热。

【痰饮喘逆之治】

苓桂术甘汤、小半夏汤、甘遂半夏汤、二陈汤。带表症者，小青龙汤；大便闭者，导痰汤加大黄，甚者滚痰丸、十枣汤。

苓桂术甘汤 见痰饮门。

小半夏汤 见支饮门。

甘遂半夏汤 见留饮门。

二陈汤 见湿痰门。

小青龙汤 见溢饮门。

滚痰丸 见悬饮门。

十枣汤 见悬饮门。

导痰汤 见食积痰门。

食积喘逆

【食积喘逆之症】

胸满，胃痛腹痛，恶食饱闷，大便或结或溏，上气喘逆，喘呕嗳气，此食积喘逆之症也。

【食积喘逆之因】

饮食自倍，肠胃乃伤，膏粱厚味，日积于中，太阴填塞，不能运化，下降浊恶之气，反上乾①清道，则喘呕不免矣。

【食积喘逆之脉】

气口滑大，肠胃有积；滑大而数，热积之诊；滑大而迟，乃是寒积。

【食积喘逆之治】

宜消化者，保和丸、枳术丸。大便结者，用下法。寒积，煮黄丸；热积，承气汤。

保和丸 消滞宽中圣药。

山楂肉 神曲 半夏 茯苓 萝卜子 陈皮 连翘

---

① 乾（gān 肝）：同"干"。

枳术丸 助脾消食圣方。

枳实 白术

为细末，荷叶包陈米煮饭为丸。

煮黄丸 攻逐寒积重剂。

雄黄 巴霜

承气汤 攻逐热积重剂。

枳实 厚朴 大黄 甘草

气虚喘逆

【气虚喘逆之症】

身倦懒怯，言语轻微，久久渐见，气不接续，喝喝①喘急，此中气大虚之症也。

【气虚喘逆之因】

或本元素虚，或大病后，大劳后，失于调养，或过服克削，元气大伤，则气虚喘逆之症作矣。

【气虚喘逆之脉】

多见浮大，按之则空，六部无根，虚浮于上，或见濡软，散大无神。

【气虚喘逆之治】

人参平肺散、参橘煎、四君子汤。虚热，参冬饮；虚寒，理中汤；虚甚，独参汤。

人参平肺散 治元气不足，肺气不平。

桑白皮 知母 甘草 白茯苓 人参 地骨皮 青皮 陈皮 天门冬 薄荷叶

---

① 喝喝：喘息中的呼呵声。

热甚，加山栀、黄芩。

参橘煎　补气而不凝，顺气而不克，用补之前隧[1]也。

人参　橘红

四君子汤

人参　白术　茯苓　炙甘草

有痰，加半夏、陈皮。

参冬饮

人参　麦门冬

等分同煎。

理中汤

人参　白术　炮姜　炙甘草　陈皮

独参汤　补气养元，第一重剂。

阴虚喘逆

【阴虚喘逆之症】

气从小腹直冲于上，喘声浊恶，撷肚抬身，乍进乍退，时止时作，此阴虚火冲之症也。

【阴虚喘逆之因】

阴血不足，五志厥阳之火，触动冲任之火，自下冲上；阴精不足、龙雷之火，直冲上焦，二火上冲，皆名阴虚喘逆之症。

【阴虚喘逆之脉】

多见细数。右关脉数，脾阴不足；左关脉数，肝血有亏；两尺脉数，肾阴不足。

---

① 前隧：前道，前法。隧，通道。

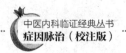

【阴虚喘逆之治】

阴血不足者，四物汤加竹沥、陈皮、童便。阴精不足者，家秘天地煎、家秘肝肾丸。

四物知柏汤

当归　生地　川芎　白芍药　知母　黄柏

四物青黛汤　　加真青黛①同煎，冲竹沥、童便。

桢治阴火呃逆，单用四物知柏汤，今治阴火喘逆，又用四物汤加青黛、竹沥，因喘逆系上焦不和，必兼痰火故耳。丹溪虽有方，未有发明，故特表之。

家秘天地煎

天门冬四两　　地黄四两　　黄柏二两炒　　知母二两

家秘肝肾丸

天门冬六两　　地黄六两　　当归四两　　白芍药四两　　知母二两黄柏二两

伤损喘逆

【伤损喘逆之症】

张口抬胸，喝喝喘急，不能接续，或胸胁作痛，或吐紫血，此伤损喘逆之症也。

【伤损喘逆之因】

或饱后举重，或饥时用力，或号呼叫喊，伤损肺气而喘作矣。

---

①　真青黛：中药名。青黛是爵床科植物马蓝、蓼科植物蓼蓝或十字花科植物菘蓝的叶或茎叶经加工制得的干燥粉末、团块或颗粒。真青黛为极细粉末，灰蓝或深蓝色，质轻，易飞扬，手捻之较细滑，可粘手粘纸，闻之具有草腥气，口尝味微酸。

【伤损喘逆之脉】

或促或结，大小不均。六部冲和者生；至数不清，按之散乱者死。

【伤损喘逆之治】

理气调逆，和血去瘀，四磨汤合四物汤。伤损肺窍，久不愈，白及散。

四磨汤　通治气分要药。

枳壳　槟榔　沉香　乌药

四物汤　通治血分要药。

当归　川芎　白芍药　怀熟地

白及散　治肺络损伤，喘咳吐血。

白及　飞曲①

二味同研，白汤调服。

附：产后外感喘

【产后喘逆之症】

喉中喘促，气急息粗，恶寒发热，头痛身疼，此产后外感喘逆症也。

【产后喘逆之因】

产前、临产、产后，不慎起居，偶犯外邪，内气先亏，外邪难散，壅而发热，则成喘逆之症矣。

【产后喘逆之脉】

右脉浮数，肺胃热邪；右脉浮紧，肺胃寒邪；左脉浮数，

---

① 飞曲：即飞罗面，指磨面粉时飞落下来混有尘土的细粉。

太阳风热；左脉浮紧，太阳寒邪。

【产后喘逆之治】

太阳冒风，芎归汤加羌活、防风。太阳冒寒，芎归汤，量加麻黄、杏仁。肺冒风热，泻白散加防风、干葛。肺冒寒邪，芎归汤加苏子、杏仁。

芎归汤

川芎　当归

泻白散

桑白皮　地骨皮　甘草

附：产后内伤喘

【产后内伤喘之症】

喉中气急，喘促抬肩，目慢唇青，身无表邪，此产后内伤喘症也。

【产后内伤喘之因】

临产去血过多，荣血暴竭，卫气无主，此名孤阳无阴；若恶露不行，上冲肺胃，又名恶血攻心。二者皆令人喘也。

【产后内伤喘之脉】

脉见芤涩，血虚之诊；脉见浮散，气虚之候；脉见沉数，气血热壅；脉见沉滑，恶露寒凝。

【产后内伤喘之治】

脉见浮散细数，芎归汤，兼用独参汤。若恶露不行，又宜行恶露为急，桃仁红花汤、夺命散。热壅不行，牡丹皮散；寒凝不行，四神散；身热昏沉，苏醒汤。

芎归汤　见前条。

独参汤 即人参一味。

桃仁红花汤 产后行瘀通用方。

桃仁　红花　苍术　生玄胡　生蒲黄　泽兰　芍药　楂肉　枳壳

夺命散 逐恶露，定喘逆。

没药　血竭

牡丹皮散 治血分有热。

冬瓜子　当归　赤芍药　丹皮

酒煮大黄、桃仁。

四神散 治血分有寒。

当归　川芎　赤芍药　炮姜

苏醒汤 治产后血虚风热。

当归　川芎　荆芥　紫苏

附：肺胀

【肺胀之症】

喘不得卧，短息倚肩，抬身撷肚，肩背皆痛，痛引缺盆，此肺胀之症也。

【肺胀之因】

内有郁结，先伤肺气，外复感邪，肺气不得发泄，则肺胀作矣。

【肺胀之脉】

寸口独大，或见浮数，或见浮紧，浮数伤热，浮紧伤寒；寸实肺壅，浮芤气脱，和缓易治，代散则绝。

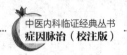

【肺胀之治】

脉实壅盛者，葶苈泻肺汤；肺受热邪，加味泻白散；肺受寒邪，小青龙汤加石膏，家秘立加味泻白散、前胡汤、《三因》神秘汤，随症加减治之。

加味泻白散

桑白皮　地骨皮　陈皮　石膏　桔梗　黄芩　知母甘草

胸前满闷，加枳壳、苏梗。

前胡汤

前胡　桑白皮　半夏　苏子　杏仁　甘草　陈皮　枳壳桔梗

有风，加防风。有寒，加麻黄。有热，加石膏、黄芩。

《三因》神秘汤

苏梗　桔梗　桑白皮　地骨皮　青皮　陈皮　木香枳壳

附：诸贤论

东垣云：诸痿喘呕，皆属于上。伤寒家论喘呕，以为有余之邪中于外，寒变为热攻肺，故属于上。又有膏粱之人，奉养口腹，及过爱小儿，皆能积热成喘，宜以甘寒治之。丹溪云，喘因气虚，火入于肺，有痰者，有火炎者，有阴虚小腹冲上者①，有气虚，有水气乘肺者。戴复庵②云，痰喘者，

---

① 阴虚小腹冲上：《丹溪心法》卷二作"阴虚自小腹下火起冲于上"。
② 戴复庵：即元代医家戴思恭，字元礼，号复庵。

喘有痰声；火炎者，乍进乍退，得食稍减，食久仍喘，此胃
中有实火，膈上有稠痰，得食压下痰火，喘即暂止；食已入
胃，反助其火，喘仍大作，不独喘症，咳逆呃哕，属火者，
亦皆如此。若作胃寒治，便是以火济火。若胃绝而喘，抬肩
撷肚，而无停止。丹溪云，喘须分虚实，气虚用人参阿胶五
味汤。实喘者，肺窍壅滞，右寸口沉实，宜泻肺；虚喘者，
先觉呼吸气短，两胁胀满，左尺大而虚，宜补肾；邪喘者，
肺受外邪，伏于关窍，右寸紧盛者，宜散肺邪；亦有六部俱
伏者，亦宜发散，则身热退。《三因方》云，肺实者，上气
喘逆，咽中逆①，如欲呕状，自汗出，右寸气口脉有力；肺
虚者少气不足，右寸气口脉必无力。丹溪云，喘自小腹下直
冲于上者，阴虚喘也，用四物汤加青黛、竹沥、陈皮，补阴
化痰。夫阴虚作喘，实发人未发，但此方止可治血虚火冲者。
若肾中真阴虚，非四物补阴血之谓，宜六味丸加门冬、五味、
黄柏、知母，或知柏天地煎，煎大剂饮之，壮水之主，水升
火降而喘自定，当与阴虚龙雷相火同看。若概云阴虚，则失
分血虚、精虚矣。若肝肾皆虚，精血皆不足，宜以家秘肝肾
丸，兼而治之；按丹溪治阴火上冲作呃，用四物汤加知柏；
今治阴火上冲而喘，用四物汤加青黛、竹沥，以呃无痰而喘
必兼痰也。总之，治喘之法，真知其寒者，则用青龙汤等；
真知其风者，则用防风汤等；真知其暑者，则用清暑益元散；
真知其湿者，则用燥湿胜湿汤；真知其火与燥者，则用栀连
汤；此皆外感也。若内伤诸喘，血虚者，四物汤加竹沥、童
便；若阴精不足，则补肾，地黄丸或家秘知柏天地煎。至于

---

① 逆：《三因极一病证方论》卷十三作"塞"。

元气不足，参橘煎合四君子汤。

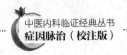

哮 病 论

秦子曰：哮与喘似同而实异。短息，喉中如水鸡声者，乃谓之哮；但张口气急，不能转息者，谓之喘。《正传》云，哮以声响名，喘以气息言。哮病内伤痰饮，外感风寒，合而成病者，故止立一条。

哮病

【哮病之症】

短息倚肩，不能仰卧，伛偻①伏坐，每发六七日，轻则三四日，或一月，或半月，起居失慎，则旧病复发，此哮病之症也。

【哮病之因】

痰饮留伏，结成窠臼②，潜伏于内，偶有七情之犯，饮食之伤，或外有时令之风寒，束其肌表，则哮喘之症作矣。

【哮病之脉】

多见沉弦，沉数痰火，沉涩湿痰，沉迟寒饮，沉结顽痰。

---

① 伛偻（yǔ lǚ 雨吕）：腰背弯曲。
② 窠臼（kē jiù 科旧）：牢笼，宿疾。

【哮病之治】

身发热者，外有感冒，先解表，前胡苏子饮、防风泻白散，佐以化痰之药。身无热，无外邪者，消痰理气为主，二陈汤、三子养亲汤、小半夏汤。伏痰留饮，结成窠臼，控涎丹、滚痰丸，量情选用，然必气壮人乃可。

前胡苏子饮

前胡　苏子　枳壳　半夏　橘红　桔梗　甘草

伤风，加防风。伤热，加薄荷、石膏。伤寒，加麻黄。身痛，加羌活。口干燥，加葛根。嗽不止，加桑白皮。

防风泻白散

防风　桑白皮　地骨皮　甘草

二陈汤　见湿痰门。

三子养亲汤　见食积痰门。

小半夏汤　见支饮门。

控涎丹

甘遂　大戟　白芥子

滚痰丸　见悬饮门。

哮症乃肺胃二经，痰火盘结，以其发作，则喉中有声，故知其病在肺。发作则不能饮食，故知其胃亦病。痰火伏结肺胃，外邪一束肌表，其病即发。发时如有表邪，用荆防泻白散，先散外邪；若痰涎壅盛，加枳、桔、半夏；病去之后，宜节斋化痰丸加枳壳，半夏，兼治肺胃。夫化痰丸，化肺痰，今兼二陈，则化胃痰；若大便硬者，加玄明粉，合指迷丸，兼化大肠之痰，则去痰火之根矣。

～ 短 气 论 ～

秦子曰：短气者，气短不能相续，呼吸慢而不流利，较之喘症而无促喝，若促促喝喝，喘息抬肩，呼吸便利①，则谓之喘而非短气矣。

外感短气

【外感短气之症】

身发寒热，呼吸不利，短息出入，似喘而不急促，此外邪壅滞之症也。

【外感短气之因】

感冒六淫之邪，初入肌表，传入于里，郁结不散，阻绝阴阳之道路，则呼吸壅塞，而成短气，息不得接续矣。

【外感短气之脉】

脉见浮紧，太阳寒邪；脉见洪数，乃是风热；脉若躁疾，燥邪所伤；寸口脉大，邪壅于肺；右关弦长，邪在阳明；左关弦急，肝胆邪逆。

【外感短气之治】

冒寒者，三拗汤。冒风者，防风泻白散。伤燥热，石膏泻白散、清肺饮。脉促结，应宣通。脉沉伏，当升散。

三拗汤 见风痰门。

防风泻白散 即泻白散加防风。

---

① 便利：流利，通畅。

石膏泻白散　即泻白散加石膏。

清肺饮

黄芩　山栀　薄荷　桔梗　甘草　连翘　杏仁　桑白皮
枳壳

大便结，加大黄。脉数口渴，加石膏、知母。

内伤短气

实邪短气

【实邪短气之症】

身无寒热，短气不足以息，呼吸不利，喘息倚肩，胁肋
作痛，不得仰卧，其形似肿，此实邪短气之症也。

【实邪短气之因】

或膏粱积热，或水饮停留，干碍①清道，则实邪短气之
症作矣。

【实邪短气之脉】

或见沉伏，或见沉滑，或见沉弦，或见促结，脉不弦紧，
乃为支饮。

【实邪短气之治】

《金匮》云：短气有微饮，当从小便去之，桂苓术甘汤主
之，肾气丸亦主之。又云，咳逆倚息，短气不得卧，其形如
肿，谓之支饮；支饮不得息，葶苈大枣汤，此治肺饮也。又
云，咳逆倚息，不得卧，小青龙汤，此治带表症者。以上《金
匮》治痰饮停积诸经之治也。若膏粱积热者，厚朴大黄汤。肝火

①　干碍：干连，妨碍。

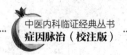

上冲者，龙胆泻肝汤；肺热喘逆者，泻白散加知母、石膏。胃火上升者，栀连二陈汤；水饮胁痛短气，名悬饮，十枣汤主之。

桂苓术甘汤

肾气丸　俱见痰饮门。

葶苈大枣汤　见支饮门。

小青龙汤　见悬饮门。

厚朴大黄汤　见支饮门。

龙胆泻肝汤　见内火喘门。

泻白散　见哮症。

栀连二陈汤　见湿痰门。

十枣汤　见悬饮门。

气虚短气

【气虚短气之症】

气怯神离，言语轻微，气不接续，不比实症短气，呼吸倚肩，不得仰卧，咳满喘逆为异，此气虚短气之症也。

【气虚短气之因】

或大病之后，或劳力之人，或本元素弱，劳伤中气，则气虚短气之症成矣。

【气虚短气之脉】

若见细数，阴血有亏；或见微弱，阳气有亏；或见浮大，真阳外越；或见芤涩，真阴不足。

【气虚短气之治】

暴脱暴泻者，独参汤。中气不足者，补中益气汤；有痰，六君子汤、参橘煎。

独参汤　治真元将脱，气弱神离。

人参

补中益气汤　治气虚不能接续。

人参　白术　黄芪　当归　炙甘草　陈皮　升麻　柴胡

六君子汤　见前湿痰。

参橘煎

人参　橘红

哮喘短气呃逆，各有分别。哮症经年发作，难治者，然亦不死；喘与短气、呃逆，实症易治，然有死者。治此四症，必以四条互相参发，以其病症虽别，而经络病因同在肺胃二经耳。夫短气，分立虚实二条，实邪短气易治，尚可祛邪；虚人气短难治，气将绝，又不受补耳。今家秘发《金匮》各条，详其治法。至气虚短气，虽立加减代赭汤方，然不治者多。

～ 呃 逆 论 ～

秦子曰：呃逆者，胃气不和，上冲作声，听声命名，故曰呃也，《灵枢篇》谓哕。以草刺鼻作嚏，嚏已无息，而疾迎引之，立已；大惊之，亦已。按：此治哕之法，即今外治呃逆之道也。是《内经》之哕，即今之呃也。诸家谓干呕为咳逆，或因呕而伤胃气以致呃，因咳而吊动胃气以致呃方可，若以干呕即是呃逆，咳逆即是呃逆，大谬矣。有外感，有内伤。

外感呃逆

【外感呃逆之症】

身发寒热，呕逆作呃，此表邪传里之症也。内热口渴，唇焦便赤，上冲作呃，此积热内冲之症也。或乍发乍止，或连续不已，此痰火攻冲呃逆之症也。

【外感呃逆之因】

外受风邪，邪传半表半里，里不受邪，抑遏少阳生升之气，则上冲作呃。若热邪结里，失于清理，则热气上冲，亦能致呃；或水饮内停，胃家痰火，诸逆上冲，则呃逆之症作矣。

【外感呃逆之脉】

左脉弦大，少阳有邪；右脉沉数，胃热里实；右关虚涩，胃家虚热；右脉滑大，胃中痰饮；滑大而数，乃是痰热。

【外感呃逆之治】

若表邪入里，小柴胡汤和之。胃热失下者，承气汤下之；胃热便利者，泻心汤；胃热兼虚者，橘皮竹茹汤。若胃中兼痰饮者，橘皮半夏汤加枳、桔；兼热者，栀连二陈汤加葛根、竹茹。

小柴胡汤 治寒热呕苦，呃逆不止。

人参 柴胡 黄芩 广皮 半夏 甘草

承气汤 见食积喘门。

泻心汤 治火逆上冲，呃逆不止。

川黄连 半夏 生姜 甘草

橘皮竹茹汤 消痰止呃方也。

橘皮　半夏　竹茹　人参　生姜　甘草

橘皮半夏汤

半夏　橘皮

有寒，加生姜。有热，加栀、连。

栀连二陈汤　家秘治痰火呃逆，加葛根、竹茹。

陈皮　半夏　白茯苓　甘草　葛根　山栀　川连　竹茹

内伤呃逆

【内伤呃逆之症】

外无表邪入里，身无寒头痛，惟见呃声发作，或三四声而即止，或呃数声之外，或连续而不已者，此内伤呃逆之症也。

【内伤呃逆之因】

或因中气不足；或因胃气损伤，水谷入胃，难以运化；或膏粱积热，胃火上冲；或胃寒冷饮，水寒上逆；或脾胃不和，脏腑为病；或怒动肝火，肝气怫逆；或肝肾阴亏，阴火上冲；此皆内伤呃逆之症也。

【内伤呃逆之脉】

脉见微弱，中气不足；或见沉数，膏粱积热；或见促结，脏腑不和；或见弦数，肝胆有火；左尺数大，真阴不足。

【内伤呃逆之治】

若中气不足，六君子汤。痰火上冲，栀连二陈汤、半夏泻心汤。积热上攻，栀连平胃散，加葛根、竹茹。胃家受寒者，丁香柿蒂汤、理中汤。水停心下，二陈汤，苓桂术甘汤，食滞中宫者，枳术汤、平胃散、苍朴二陈汤。怒动肝火者，加味柴胡汤。阴血不足，阴火上冲，知柏四物汤。阴精不足，相火上冲者，知柏地黄丸、家秘知柏天地煎加广皮。若肝肾之精血皆不足，肝肾之阴火合而上冲者，家秘肝肾丸。

六君子汤　见前章。

栀连二陈汤　见前章。

半夏泻心汤　治痰火冲逆。

半夏　川连　甘草　黄芩　人参　干姜

栀连平胃散　加葛根、竹茹，家秘治热积呃逆。

山栀　川黄连　苍术　厚朴　陈皮　甘草　葛根　竹茹

丁香柿蒂汤　治胃寒呃逆脉迟者。

丁香　柿蒂　人参　生姜

二陈汤　见湿痰门。

苓桂术甘汤　见痰饮门。

枳术汤　见食积门。

枳术平胃散　即平胃散加枳实、桔梗。

苍朴二陈汤　即平胃散加苍术、厚朴。

加味柴胡汤　治肝胆之火上冲呃逆。

柴胡　黄芩　陈皮　甘草　山栀　丹皮

知柏四物汤　即四物汤加黄柏、知母。

知柏地黄丸　见前。

家秘天地煎

黄柏　知母　天门冬　地黄　广皮

家秘肝肾丸

天门冬　地黄　当归　白芍药　黄柏　知母

附：诸贤论

东垣云：呃是阴火上冲，古方悉以胃弱言之，而不及火，未尽病情。人之阴气依胃为养，胃土伤损，则木气乘之，阴为火所乘，不得内守，木挟相火，直冲清道而上。言胃弱者，阴气弱也。然亦有实者，不可不知。脾与胃，一阴一阳也，二者不谐则逆。右肾①，阴中有阳也，在下相凌亦逆；左肾②主水，性不上逆，必右肾相火炎上，挟其冲任，如以火吸水，则水上腾，热天龙现③，而水从地起，不可尽谓之寒也。肝木之风，从少阳之火冲克，亦必从火为治。

刘宗厚曰：呃逆一症，有寒有火，有实有虚，有热痰，有水饮，不可专作寒。若平人饮食太速，或饮水喜笑，或膏粱积热，或痰火水饮，或动五志厥阳之火，皆能致呃，皆是实症。夫火性炎上，今其症乃自下冲上者，非火而何。《准绳》云：治此症须分寒热，如因汗吐下后，误服寒凉过多，此虚中之寒也，当温补之，理中汤、丁香柿蒂汤；如脾胃阴虚，火逆上冲，此虚中之热也，当以清补之，参术汤下大补丸；若夫伤寒失下，痰饮停蓄，暴怒气逆，膏粱积热，皆实症也，皆当随其邪之所在，涌泄清利可也；若胃中虚而有热，橘皮竹茹汤、人参竹茹汤。戴人④曰：呃逆因痰与热，胃火

① 右肾：指命门火。
② 左肾：指命门水。
③ 热天龙现：指肾水不足，阴不敛阳，肾火炎上，虚阳上越。龙，指龙火，即肾火。
④ 戴人：即金代医家张从正。字子和，号戴人。

者极多，火呃大急，乍呃乍已，脉数有力；寒者连绵不已，脉沉而迟，外无热候，二便清利；痰者，呼吸时有痰声，六脉滑大；虚者呃而无力，呃声不急，连呃绵绵，虚症外现。张三锡曰：有痰火，有气虚，有郁气，有阴火，有死血，有食滞。痰火者，脉洪滑有力，症兼恶心口干，栀连二陈汤；气虚者，脉见虚软，右寸口虚无力，四肢倦怠，或久病过服寒滑克削，六君子汤加减治之；郁气者，脉多沉结，胸次气胀，四七汤、香砂二陈汤、越鞠丸煎服；阴火者，两尺洪大而数，或沉细而数，呃逆面赤，此阴虚伏火，四物坎离丸煎服；死血者，脉见芤涩，至晚则呃，食物则呃，此饱后用力，血入气分，桃仁红花汤、桃仁承气汤；食滞者，脉多沉滑有力，外症嗳气饱闷，此食滞中脘，寒凉停积不化，宜消化丸煎服。

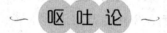

～ 呕 吐 论 ～

秦子曰：呕以声响名，吐以吐物言；有声无物曰呕，有物无声曰吐；有声有物曰呕吐。皆阳明胃家所主。有外感，有内伤。

外感呕吐

风气呕吐

【风气呕吐之症】

偶遇风冷，即发呕吐，头额疼痛，面赤面热，风入阳明，胃家呕吐症也。

【风气呕吐之因】

或当风取凉，风冷入胃；或胃中饥饿，风邪乘虚而入，如此者皆令呕吐也。

【风气呕吐之脉】

脉多见浮。浮紧风寒，浮数风热，浮滑风痰，浮濡风湿。

【风气呕吐之治】

散风清胃，防葛平胃散；兼痰者，防葛二陈汤。

防葛平胃散

防风　葛根　苍术　厚朴　广皮　甘草

风寒，加生姜。风热，加山栀、黄连、竹茹。

防葛二陈汤

防风　干葛　半夏　白茯苓　甘草　广皮

风寒，加生姜。风热，加山栀、黄连、竹茹。

寒气呕吐

【寒气呕吐之症】

偶遇寒冷，顿发呕吐，胸前绵绵而来，身无内热，小便清白，大便通顺，此寒气呕吐之症也。

【寒气呕吐之因】

胃气素寒，又值时令之寒，偶或感入，则寒气伤胃而为呕吐矣。

【寒气呕吐之脉】

多见弦紧，或见迟缓，或见沉细，甚则沉伏。

【寒气呕吐之治】

散寒温胃，理中汤、姜桂六君子汤，甚者四逆汤；若伤寒呕吐，另具本门。

理中汤

人参　白术　干姜　炙甘草

寒甚加附子。

治中汤　即理中汤，加青皮、广皮。

姜桂六君子汤　即六君子汤，加干姜、肉桂。

四逆汤

甘草　干姜　熟附子

暑气呕吐

【暑气呕吐之症】

暑热行令，头眩目暗，呕吐暴作，身热恶寒，烦渴引饮，齿干唇燥，腹中疼痛，小便赤色，或混浊涩短，此暑热呕吐之症也。

【暑气呕吐之因】

夏秋之交，中气不足，暑热之气，入于肠胃，则令呕吐也。

【暑气呕吐之脉】

虚大而涩，或见沉细，或见沉数，或见躁疾，或见脉伏。

【暑气呕吐之治】

气怯脉虚大，家秘香薷饮。气热烦渴，脉沉数，人参石膏汤。小便赤，混浊涩短，土藿香①汤，调益元散。烦热呕吐，栀连平胃散，口渴加干葛、竹茹；有痰涎，栀连二连汤。

————————

①　土藿香：中药名。即藿香。

家秘香薷饮

川连　厚朴　香薷　甘草　人参　广皮

口渴，加干葛、竹茹。有痰，加半夏、藿香。

人参石膏汤　见前噎隔。

益元散　即六一散。

栀连平胃散　即平胃散加栀、连。

栀连二陈汤　即二陈汤加栀、连。

湿气呕吐

【湿气呕吐之症】

胸前满闷，头重身重，面目浮肿，呕恶而吐，口不渴，吐多痰涎，此湿气呕吐之症也。

【湿气呕吐之因】

长夏时令，坐卧卑湿，湿气袭于胃土，胃气不能下降，而湿气呕吐作矣。

【湿气呕吐之脉】

脉多濡软，或见浮缓，或见沉伏，脉迟者寒，脉数者热。

【湿气呕吐之治】

身热脉浮，宜散表安胃，佐以辛香温散，人参败毒散，加藿香、紫苏，或香苏平胃散。寒湿体虚者，香砂二陈汤，寒甚用术附汤；应分利小便者，平胃五苓散。湿热者，栀连二陈平胃散，加减治之。

人参败毒散

人参　羌活　独活　柴胡　前胡　枳壳　桔梗　川芎
广皮　甘草　白茯苓

香苏平胃散　即平胃散加藿香、紫苏。

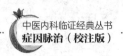

香砂二陈汤　即二陈汤加藿香、砂仁。

理中汤　见前寒吐。

平胃五苓散　即平胃散、五苓散合用。

术附汤

白术　附子

燥火呕吐

【燥火呕吐之症】

喘逆呕吐，吐则气急，呕少难出，口唇干燥，烦渴引饮，此燥火呕吐之症也。

【燥火呕吐之因】

燥气行令，肺胃有热，以热伤热，以燥伤燥，而诸喘呕之症作矣。

【燥火呕吐之脉】

右寸浮数，燥邪伤肺；右关数大，燥邪伤胃。

【燥火呕吐之治】

清燥汤，加芦根汁。葛根石膏汤、门冬知母汤。

清燥汤

知母　石膏　麦冬　枇杷叶　干葛　竹茹　甘草

冲芦根汁服。

干葛石膏汤　家秘治燥邪呕吐。

干葛　石膏　知母　甘草　陈皮　竹茹　鲜藿香

门冬知母汤　二味同煎。

湿热呕吐

【湿热呕吐之症】

内热烦躁，口臭身热，面目黄肿，满闷恶心，闻谷气即呕，此湿热呕吐之症也。

【湿热呕吐之因】

肠胃素有积热，又遇外感时行，则两热交蒸，攻冲清道，湿热呕吐之症作矣。

【湿热呕吐之脉】

脉多数大，浮数在表，沉数在里；右关脉数，肠胃湿热。

【湿热呕吐之治】

口臭烦躁，素有积热，家秘清胃汤，面目黄肿，加防风、白芷；满闷恶心，平胃二陈汤，加竹茹、葛根，湿热甚，加山栀、黄连。

家秘清胃汤 治胃热呕吐。

升麻 干葛 黄连 山栀 甘草 竹茹

平胃二陈汤 即平胃散加半夏、茯苓。

内伤呕吐

胃火呕吐

【胃火呕吐之症】

食入即吐，其味或酸或苦，五心烦热，夜卧不宁，口中干渴，二便阻涩，此胃火呕吐之症也。

【胃火呕吐之因】

或恼怒伤肝，肝火时动；或忧思郁结，火起于脾；或过食膏粱，火起于胃；或阴虚火旺，相火上冲，火气上炎，呕吐作矣。

【胃火呕吐之脉】

脉多洪数，左关洪数，肝胆之火；右关洪数，火在脾胃；

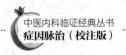

阴火上冲，脉数沉细。

【胃火呕吐之治】

胃火旺，家秘清胃汤，合栀连平胃散、栀连二陈汤、栀连正气散。肝火动者，栀连柴胡汤。心火旺者，导赤各半汤。阴虚火旺，四物汤加知柏。

家秘清胃汤　见前章。

栀连平胃汤　即平胃散加山栀、川连。

栀连二陈汤　即二陈汤加山栀、川连。

栀连正气散

山栀　黄连　藿香　厚朴　广皮　半夏　甘草　苍术　竹茹　白茯苓

以上四方，家秘加竹茹，治胃热呕吐。

栀连柴胡汤　治肝火呕吐。

山栀　黄连　柴胡　黄芩　半夏　广皮　甘草

导赤各半汤　见心经咳嗽门。

知柏四物汤　即四物加知母、黄柏。

胃寒呕吐

【胃寒呕吐之症】

畏寒喜热，不思饮食，遇冷即呕，四肢清冷，二便清利，口不渴，唇不焦，食久不化，吐出不臭，此胃寒呕吐之症也。

【胃寒呕吐之因】

真阳不足，火不生土，脾胃素寒，不能运化水谷，反而上逆，此胃寒呕吐之因也。

【胃寒呕吐之脉】

多见沉迟，两尺沉迟，真阳不足；左关沉迟，木不生火；

右关沉迟，脾胃无火。

【胃寒呕吐之治】

肾阳不足，宜补接真火，八味肾气丸。木不生火，逍遥散。脾胃素寒，理中汤，甚则四逆汤。

八味丸　即六味丸加肉桂、附子。

逍遥散　即肝咳门。

理中汤　见后食积呕。

四逆汤　见寒呕门。

痰饮呕吐

【痰饮呕吐之症】

呕而肠鸣，辘辘有声，眼黑眩晕，时时恶心，此痰饮呕吐之症也。

【痰饮呕吐之因】

脾气不足，不能运化水谷，停痰留饮，积于中脘，得热则上炎而呕吐，遇寒则凝塞而呕吐矣。

【痰饮呕吐之脉】

脉多弦滑。滑数热痰，弦紧寒饮，痰凝饮伏，脉反沉迟。

【痰饮呕吐之治】

宜分热痰寒饮治之。热痰脉沉数，栀连二陈汤；寒饮脉沉迟，桂苓半夏汤。

栀连二陈汤　方见湿痰门。

桂苓术甘汤　治寒饮呕吐。

桂枝　白茯苓　白术　甘草

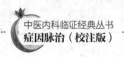

食积呕吐

【食积呕吐之症】

胸前满闷，嗳气作痛，痛则呕吐，得食愈痛，按之亦痛，此食积呕吐之症也。

【食积呕吐之因】

饮食不节，损伤中气，不能运化，停食成积，中脘痞塞，则发呕吐矣。

【食积呕吐之脉】

脉见实大，或见沉滑。热积实数，寒积迟弦；滑大洪实，食积胸前。

【食积呕吐之治】

先用家秘消滞汤。后看热积，栀连平胃散；有下症者，三黄丸。寒积，草蔻大顺饮、理中汤；应下者，煮黄丸。

家秘消滞汤　治食滞神效。

即平胃散，加莱菔子、枳实、山楂、麦芽。

栀连平胃散　即平胃散加山栀、黄连。

栀连枳术丸　即枳术丸加山栀、黄连。

三黄丸

川黄连　黄芩　大黄

草蔻大顺饮

草蔻　炮姜　广皮　半夏　厚朴　甘草

理中汤

炮姜　白术　人参　炙甘草

煮黄丸

雄黄　巴霜

附：吐水类

外感吐清水

【呕吐清水之症】

恶寒发热，暴吐不止，呕出清液，不杂糟粕谷食，此吐清水之症也。

【呕吐清水之因】

或雨湿之年，流衍之纪，或太阴之复①，湿气袭人伤于胃土，则成呕吐清水之症矣。

【呕吐清水之脉】

多见浮濡，浮缓风湿，浮濡寒湿。浮濡散表，沉濡温里。

【呕吐清水之治】

脉浮身热者，荆防平胃散；脉沉小便涩者，平胃五苓散；脉迟者，理中汤、术附汤。

荆防平胃散 即平胃散加荆芥、防风。

平胃五苓散 即平胃散、五苓散合用是也。

理中汤 见前。

术附汤 见湿气呕吐门。

内伤吐清水

【呕吐清水之症】

心下洋洋，兀兀欲吐②，吐则纯水，时作时止，并无杂

---

① 太阴之复：六气盛衰不常，有所胜，则有所复也。出《素问·至真要大论》：太阴之复，湿变乃举，体重中满，食饮不化。复，报复。

② 心下洋洋，兀兀欲吐：形容恶心欲吐之状。

合稠黏，此名呕吐清水之症。

【呕吐清水之因】

水饮不节，停积胃中，湿气伤脾，不能上输下布，而呕吐清水之症作矣。

【呕吐清水之脉】

脉多弦滑，滑主乎痰，弦主乎饮，弦而带滑，痰饮之诊。

【呕吐清水之治】

痰饮，橘皮半夏汤；风湿，家秘神术汤；湿胜，一味苍术丸；胸前饱闷，半苓平胃散。

橘皮半夏汤

陈皮二钱　半夏二钱　生姜一钱

家秘神术汤　治吐清水。

熟苍术　防风　葛根　广皮　厚朴

一味苍术丸

苍术一味，蒸炒为细末，水法为丸。

半苓平胃散

半夏　白茯苓　熟苍术　厚朴　广皮　甘草

外感吐苦水

【呕吐苦水之症】

潮热晡热，呕吐苦水，长太息，邪在胆，逆在胃；胆泄则口苦，胃逆则呕苦。此外感少阳之邪，乘于胃土症也。

【呕吐苦水之因】

邪热盛于少阳，胃土为肝胆乘克，胃中水谷不能运化，则呕吐苦水矣。

【呕吐苦水之脉】

长大而洪，邪在阳明；弦而带数，邪在少阳。

【呕吐苦水之治】

邪在阳明，葛根清胃汤；邪在少阳，柴胡清胆汤；两经见症，两方合用。

干葛清胃汤 家秘治阳明呕吐。

干葛 竹茹 黄连 广皮 甘草

柴胡清胆汤 家秘治少阳呕吐。

柴胡 黄芩 半夏 陈皮 甘草 竹茹

内伤吐苦水

【呕吐苦水之症】

表无外邪，但呕苦水，或白睛黄绿，或胁肋胀痛，长太息，此胆胃两家内伤呕苦之症。

【呕吐苦水之因】

恼怒伤于肝胆，怫逆升生之令①，贼乘中土，则胃家呕苦水；或饮食填满太仓，少阳升发之气不舒，则胃家亦呕苦水。

【呕吐苦水之脉】

多见弦数。左关弦数，肝胆之热；右关弦数，肠胃有结；弦而带滑，痰火合杂。

【呕吐苦水之治】

虚者，人参小柴胡汤。实者，家秘清胆汤。挟食者，干

---

① 怫逆升生之令：违背了生长上升之规律。怫逆，违背。升，向上，上升。生，生长，旺盛。

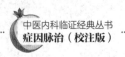

葛平胃散。夹痰者，合二陈汤。热甚者，加山栀、川连、竹茹。

人参小柴胡汤

人参　柴胡　半夏　黄芩　陈皮　甘草

家秘清胆汤　治胆邪乘胃，呕苦吐酸。

柴胡　黄芩　半夏　陈皮　竹茹　甘草　厚朴

加生姜。

家秘以干葛清胃汤，治阳明经呕吐；以柴胡清胆汤，治少阳经呕吐。今立此方，兼治胆胃二经。

干葛平胃散　即平胃散加干葛。

有痰，合二陈汤。

外感吐酸水

【呕吐酸水之症】

身冒外寒，即发热呕吐酸水，甚则酸水浸其心，不任苦楚，吐出酸水，令上下牙关酸涩不能合，此外邪吐酸水症也。

【呕吐酸水之因】

平时郁结，水饮不化，外被风寒所束，上升之气，郁而成积，积之既久，湿能生热，湿甚木荣，肝气太盛，遂成木火之化，而吞酸吐酸之症作矣。

【呕吐酸水之脉】

脉多带弦，弦紧主寒，弦数主热，沉弦主里，弦涩郁结。

【呕吐酸水之治】

脉弦迟者，以大辛热之味治之，草蔻丸、姜桂大顺饮、连理汤，或用风药以宣扬之。此症本热标寒，不宜骤进苦寒；以酸水浸牙折齿，故用辛热辛散，若但呕而微有酸味，脉又见弦数者，只宜防葛平胃散、家秘神术汤。热甚者，加栀、连。

草蔻丸

草蔻①　益智仁　青皮　神曲　麦芽　陈皮　苍术　厚朴　甘草

姜桂大顺饮

干姜　肉桂　杏仁　甘草

连理汤

人参　白术　干姜　炙甘草　黄连

防葛平胃散　家秘治胃风欲吐。

防风　葛根　苍术　厚朴　广皮　甘草

家秘神术汤　家秘治风湿呕吐。

苍术　防风　石膏　干葛　厚朴　广皮

内伤吐酸水

【呕吐酸水之症】

食入即吐，其味酸馊，或两肋刺痛，或火冲于面②，此内伤呕吐之症也。

【呕吐酸水之因】

恼怒忧郁，伤肝胆之气，木能生火，乘胃克脾，则饮食不能消化，停积于胃，遂成酸水浸淫之患矣。

---

① 草蔻：中药名。即草豆蔻，为姜科植物草豆蔻的干燥近成熟的种子，有燥湿行气、温中止呕之功效。

② 火冲于面：意指上火。

【呕吐酸水之脉】

左关弦数，肝火为患；右关弦数，胃中有火；左关弦滑，胆涎沃①胃；右关弦滑，痰饮食滞；脉若濡缓，寒湿气滞。

【呕吐酸水之治】

肝火乘胃者，柴葛平胃散。胃中有火，栀连平胃散、栀连二陈汤。痰饮食滞，平胃二陈汤；若酸水浸牙折齿，草蔻丸、大顺饮，不用苦寒之药。

柴葛平胃散　家秘治胆火入胃，呕苦吐酸。

苍术　厚朴　陈皮　甘草　柴胡　干葛　黄连　山栀

八味等分为末。

栀连平胃散　见内伤呃。

栀连二陈汤　见外感呃。

平胃二陈汤　即苍朴二陈汤，见湿痰门。

草蔻丸　见吐酸。

大顺饮　见前吐酸。

胃有痰涎，则发吐呕，以上分别外感内伤，各立诸方治法，详且尽矣。然总其大纲，则家秘正气散，实为治呕正法。

家秘正气散

藿香　厚朴　广皮　半夏　干葛　竹茹　麦芽　白茯苓

水煎。胃火旺，加川连，冲芦根汁。胃寒，加生姜。胃燥，加天花粉，冲竹沥、萝卜汁温服。

---

① 沃：浇灌。

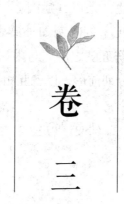

卷

三

～ 肿 胀 总 论 ～

秦子曰：肿症在表者多，胀症在表者少。肿症肿于遍身，现于皮肤，在外不在内。胀症胀于心腹，即《内经》所谓心腹满，旦食不能暮食也。是以其症当分，其治当别；然经络同者，症形治法，亦无不同。例如外感之肿，与外感之胀，二者固自各异，至内伤五脏之肿，与内伤五脏之胀，则形症治法，大抵相似。今分列前后，以备互相参考。

外感肿症

风寒身肿

【风寒身肿之症】

恶寒身热，身首皆肿，风胜多汗，寒胜无汗，此外感风寒，即《金匮》风水、皮水，从太阳经主治之症也。

【风寒身肿之因】

表气素虚，肺气素热，表气虚则外邪易入，肺气热则皮毛易开；寒袭于肌表，郁而不散，则发热身肿之症作矣。

【风寒身肿之脉】

多见浮大，或见浮数，或见浮紧。浮缓为风，浮紧为寒，浮数为热。

【风寒身肿之治】

浮缓散风，浮紧散寒；仲景防己黄汤，治风者也；甘草麻黄汤、杏子汤，散寒者也。越婢汤、桂枝芍药汤，和营卫者也；大腹皮散、木香丸等，和里气者也。若风入肺经，兼喘咳，泻白散加防风；寒入肺经，而发热喘咳者，泻白散加麻黄。

防己黄芪汤

防己　黄芪　甘草　白术

上用七钱，加姜、枣煎服，以棉被围腰，微汗为度，洁古用此汤调五苓散。

金匮甘草麻黄汤

甘草　麻黄

金匮杏子汤①

麻黄　杏子　甘草

越婢汤

麻黄　石膏　生姜　大枣　甘草

桂枝芍药汤

桂枝　白芍药　甘草

大腹皮散

青皮　桑皮　槟榔　川芎　羌活　大腹皮　防己

木香丸

木香五钱　槟榔五钱

二味同研，水为丸，朱砂五分为衣。

泻白散

桑白散　地骨皮　甘草

风，加防风。寒，加羌活、麻黄。

———————

①　金匮杏子汤：云《金匮》方，未见。

寒湿身肿

【寒湿身肿之症】

身重身痛，足胫冷，胸满闷，遍身肿，此寒湿肿之症也。

【寒湿身肿之因】

或时令阴雨，天气寒冷；或居处阴湿，阴寒之气，袭于肌表；或因汗出遇水，水寒所伤，则寒湿肿之症成矣。

【寒湿身肿之脉】

脉多沉小，或见沉迟，或见沉濡。

【寒湿身肿之治】

恶寒身痛，先宜温经散湿，冬月麻黄桂枝汤，余月羌独败毒散。湿气壅滞者，胜湿汤。肺经伤湿，喘咳水肿，导水茯苓汤。

麻黄桂枝汤

麻黄　桂枝　白芍药　甘草

羌独败毒散　见后湿热痿。

羌活胜湿汤　见后湿热肿。

导水茯苓汤　原文治遍身肿，喘满倚息，不能转身，饮食不下，小便溺出如割而少，如黑豆汁。

麦冬　泽泻　白术　紫苏　陈皮　赤茯苓　柴胡　槟榔　木瓜　砂仁　木香　桑白皮　大腹皮

湿热身肿

【湿热身肿之症】

身热目黄，小便赤涩，胸腹胀闷，四肢黄肿，口渴心烦，此湿热作肿，即阳水肿之症也。

【湿热身肿之因】

或湿热行令，袭人肌表，或先伤于湿，湿气久留，郁而成热，则湿热肿症作矣。

【湿热身肿之脉】

脉多洪数，或见沉滑，或见促结，或见实大，湿热太甚，脉反沉伏。

【湿热身肿之治】

宜清金利水，金清则小便利，而湿热除，清肺饮合四苓散。二便俱闭，八正散。下部肿，二妙丸。湿热在表者，羌活胜湿汤。

清肺饮

骨皮① 桔梗 甘草 黄芩 桑白皮

四苓散 即五苓散去桂枝。

八正散 见后湿热腹胀。

二妙丸 见后湿热痿。

羌活胜湿汤 治湿热在表宜汗之症。

防风 羌活 柴胡 白芷 川芎 苍术 黄芩

燥火身肿

【燥火身肿之症】

喘促气急，两胁刺痛，身面浮肿，烦躁不得卧，唇口干燥，小便赤涩，即河间燥伤肺气，节斋先喘后肿之症也。

【燥火身肿之因】

时值燥令，燥火刑金，绝水之源，肺气焦满，清化不行，

---

① 骨皮：中药名。即地骨皮，有凉血除蒸、清肺降火之功。

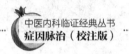

小水不利，气道闭塞，而燥火肿症作矣。

【燥火身肿之脉】

或见浮数，燥伤于表；或见沉数，燥伤于里；或见躁疾，燥伤于血；或见洪数，燥伤于气。

【燥火身肿之治】

若时令秋燥，竹叶白虎汤。燥伤于血，清凉饮子。有咳嗽，石膏泻白散。

竹叶石膏汤

竹叶　石膏　桔梗　木通　薄荷　甘草

咳嗽加桑白皮、地骨皮。

清凉饮子

黄芩　黄连　薄荷　玄参　当归　芍药　甘草　山栀
牡丹皮

石膏泻白散

石膏　知母　桔梗　甘草　桑白皮　地骨皮

黄汗身肿

【黄汗身肿之症】

身热胸满，四肢黄肿而渴，状如风水，汗出沾衣，色如柏汁，久不愈，必致痈脓。又有不恶风，小便利。若上焦寒，口多涎，身冷肿痛，状如周痹，脑中窒，不能食。又有两胫不冷，反发热，名历节。食已汗出，常见盗汗，汗出不凉，反发热，久久必甲错，生恶疮，身瞤瞤，胸中痛，剧者不能食，身疼重烦躁，小便不利，皆黄汗肿症也。

【黄汗身肿之因】

以汗出入水，水邪内侵，或汗出当风；汗与水皆寒湿之气，内结郁久，则成热成黄，而黄汗肿之症作矣。

【黄汗身肿之脉】

其脉自沉，或多沉迟，阳症阴脉，故用桂枝。

【黄汗身肿之治】

《金匮》以身肿发热，汗出而渴，状如风水者，用黄芪芍药桂酒汤。两胫不冷，反发热，名历节，食已汗出，暮盗汗，汗出反发热者，用桂枝加黄芪汤。

黄芪芍药桂酒汤

黄芪　桂枝　白芍药

上三味，以苦酒煮。如怕烦心，以美酒易苦酒。

桂枝加黄芪汤

桂枝　芍药　生姜　黄芪　大枣　生甘草

桢按：《金匮》治黄汗症，一曰身体痛，发热汗出而渴，汗出色如柏汁，脉自沉者，黄芪芍药桂酒汤。一曰黄汗之症，两胫自冷，假令反发热，此风寒历于肢节而痛，名曰历节。又食已，胃火劳动而汗出，暮夜则营分有虚热而盗汗，然既汗出，则宜身凉，今因水邪内结不散，故反发热，热久汗多，则皮肤之阴血，为热所灼，为汗所耗，久久必甲错，若再热，营气热胕，必生恶疮。若身重，汗出辄轻，旋又复重，则汗虽出，发热不减，身重不除，久久内气必虚，肌肉𥆧𥆧而动。内虚中气不得运，则胸中痛。元气上下不贯，则腰上有汗，下无汗，腰髋弛痛，如有物在皮肤中而不和顺；剧者不能食，疼痛烦躁，小便不利，桂枝加黄芪汤。按前一症，以汗出不固，水邪入营，郁而发热，热甚则发黄而渴，故以桂枝和营，以苦酒引入血分，散其水寒，则热自退，脉不沉矣。但卫虚不宜多汗，故用黄芪之力实卫耳。后一症，即桂枝原方，加生姜、大枣、甘草，又饮热粥以助胃得汗，其加黄芪实表固卫者何故？盖治脉浮发热，汗多热不退之症，不得不用桂枝，以其多汗盗汗，又不得不用黄芪，此症因水寒之邪，盘结不散，汗虽出而热不减，正所云汗出而邪不出者，故仲景于桂枝散表方中，重加黄芪，佐以大枣、甘草、生姜，和其胃气，同功卫外，使其邪出而汗不出也。仲景以黄汗列之水气门①，不入黄胆症中；宇泰又以黄汗为黄疸之首，而水肿门略注一条，此亦互相发明②之意。然又有分别，汗出染衣，遍身无肿，乃黄疸中之黄汗，即《准绳》所云黄汗也。黄汗染衣，发热胫冷，即仲景黄芪芍药桂酒汤所治之黄汗也；黄汗染衣，若胫不冷，反发热，即仲景桂枝加黄芪汤所治之历节也。二症有肿不肿之分，故有水肿、黄疸之别。水寒之邪，内结脉沉，当同伤寒例。太阳发热多汗之桂枝症，用辛温解肌，使其邪散身凉；不可同热病门，热邪伏内，汗出热不退之症，用清里退热者比。

内伤肿症

肺虚身肿

【肺虚身肿之症】

泻利喘咳，面色惨白，或肿或退，小便清利，或气化不及，小便时闭，大便时溏，即《金匮》脉沉自喘之正水，此肺虚肿症也。

① 水气门：指《金匮要略·水气病脉证并治》。
② 发明：阐发说明。

238

【肺虚身肿之因】

劳役过度，肺气久虚，清肃之令不行，下降之权失职，卫气壅遏，营气不从，则肿症作矣。

【肺虚身肿之脉】

寸口细数，肺液干少；右关虚软，土不生金；尺脉细数，肾水不足。

【肺虚身肿之治】

肺燥者，生脉散。土不能生金者，四君子加杏仁、贝母。肾水不足，人参固本丸。肺气不能收摄，都气丸。

生肺散

人参　拣麦冬　北五味

气逆，加橘红。有痰，加贝母。嗽多喘满，加桑白皮。小便不利，加杏仁。

四君子汤　治肺气不足。

人参　白术　白茯苓　甘草

气逆加橘红。

人参固本丸

生地　熟地　天冬　麦冬　人参

痰加贝母。

都气丸　即六味地黄丸加五味子。

凡治虚症，当明阴阳，如阴虚当养阴，阳虚当养阳。如面色惨白，二便清利，气怯神离，肺之真阳虚也，当用四君子汤。若喘咳骨蒸，痰火上逆，痰中带血，此肺之真阴虚也，又当用固本丸。

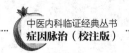

肺热身肿

【肺热身肿之症】

喘咳烦满，不得仰卧，喘息倚肩，身首皆肿，小便赤涩，此即《内经》诸气膹郁；肺热成肿之症也。

【肺热身肿之因】

肺热叶焦，肺气怫郁，升降之令不行；治节之官失职，则经络壅闭，营卫不谐，而遍身头面皆肿矣。

【肺热身肿之脉】

右寸洪数，肺热之诊；关脉实大，胃火刑金；尺脉数大，肾火上炎；左关弦数，木火侮金；左寸洪数，心火克金。

【肺热身肿之治】

宜清肺者，家秘泻白散；兼风者，加防风。燥者，二冬二母汤。心火克金，泻心汤。肝火刑金，泻青丸、龙胆泻肝汤。肾火刑金，凉八味丸。阳明多火，肺受熏蒸，葛根石膏汤。水饮射肺，面浮喘逆，不得卧者，葶苈清肺饮。

家秘泻白散

川连　黄芩　石膏　甘草　桑白皮　地骨皮

二冬二母汤

天冬　麦冬　知母　贝母

泻心汤

黄连　半夏　甘草

泻青丸

当归　川芎　栀子　龙胆草　川大黄　羌活　防风　甘草

大便滑者，去大黄。身无痛，不发热，去羌活、防风，有寒热，加柴胡。舌赤，加黄连。小便赤，加木通。

龙胆泻肝汤

胆草　柴胡　黄芩　甘草　山栀　知母　天冬　麦冬
黄连　人参

凉八味丸　即六味丸加黄柏、知母。

干葛石膏汤

干葛　石膏　知母

葶苈清肺饮

葶苈子　桑白皮　地骨皮　甘草　大腹皮　马兜铃

脾虚身肿

【脾虚身肿之症】

小便清利，大便溏泄，面色萎黄，语言懒怯，常肿常退，
此脾虚肿之症也。

【脾虚身肿之因】

大病后，久泻后，脾土之真阴受伤，转输之官失职，不
能运化水谷，则诸经凝窒，而肿症作矣。

【脾虚身肿之脉】

或见濡软，或见弦数，或见浮大，或见细涩，土败双弦，
乃为木贼。

【脾虚身肿之治】

宜温中健脾，用理中汤。实脾利水，用白术散。或脾肾
虚寒，当温补天真，金匮肾气丸。脾虚痰凝者，六君子汤。
脾阴虚损，脾火自旺，加味归脾汤。

理中汤

人参　炮姜　白术　炙甘草

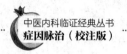

白术散

白术　猪苓　泽泻　山药　莲肉　白茯苓　人参　炙甘草

金匮肾气丸　即六味地黄丸加桂、附、车前子。

六君子汤

人参　白术　茯苓　甘草　广皮　熟半夏

加味归脾汤　即归脾汤加丹皮、山栀。

秦子曰：脾虚亦有阴阳之分，脾阴虚者，脾血消耗，脾火内炎，脾虽虚而仍热，服温补，则火愈甚，阴愈消，必得滋补脾阴，则阳退而无偏胜矣。

脾热身肿

【脾热身肿之症】

面肿目黄，烦躁不卧，皮肤常热，小便赤，大便时泻时结，常肿不退，此脾热肿之症也。

【脾热身肿之因】

膏粱厚味，日积月累，热聚脾中，则脾热肿之症作矣。

【脾热身肿之脉】

右关弦数，热积中州；左关弦数，肝热乘脾；右关沉滑，痰饮在胸。

【脾热身肿之治】

加味泻黄散、栀连枳壳汤；兼肝火者，龙胆泻肝汤；胸前满闷，栀连平胃二陈汤，或倍加川连、枳实以消痞，或加升麻、干葛以宣扬；二便闭，八正散，白芍药同川连，大清脾经之火；家秘戊己汤，加川连，清脾热，兼清肝火。

加味泻黄散

藿香　山栀　石膏　甘草　防风　大黄　白芍药

栀连枳壳汤

枳壳　厚朴　广皮　甘草　山栀　川黄连

龙胆泻肝汤　见前肺热肿门。

栀连平胃散　即平胃散加栀子、连翘。

栀连二陈汤　即二陈汤加川连、山栀。

八正散　见湿热肿门。

戊己汤　家秘清肝脾血分之火。

白芍药　甘草　川黄连

肝肾虚肿 阳虚　阴虚

【肝肾虚肿之症】

腹冷足冷，小水不利，或小腹肿，腰间痛，渐至肿及遍身，面色黑黄，此肝肾经真阳虚，即《内经》石水症也。若水亏火旺，喘咳腹胀，内热便涩，此肝肾真阴虚肿，即《内经》肾水症也。

【肝肾虚肿之因】

肝主施泄，肾主闭藏，肝肾之真阳不足，不能司其开阖，则小水不利。若阴精素虚，色欲太过，肝肾之真阴不足，虚火灼金，小水亦不利，《内经》所云关门不利，聚水而生病也。

【肝肾虚肿之脉】

左脉迟弦，肝肾真阳不足。左脉细数，肝肾真阴不足。左脉沉紧，紧则为寒，沉则为水。左脉沉数，沉则为里，数则阴竭。

【肝肾虚肿之治】

肾阳不足，金匮肾气丸、河车丸。肾阴不足，人参固本丸，家秘肝肾丸。

金匮肾气丸　见前脾虚肿。

河车丸　治先天不足，气血两亏。

人胞①一具，煎烂，入白茯苓、山药，打为丸。

人参固本丸　见前肺虚肿。

家秘肝肾丸　治肾水不足，虚火上炎。

知母二两　黄柏二两　当归三两　白芍药三两

上为细末，另以天冬、地黄各六两，熬膏为丸。

桢按：肝肾不足，宜分阴虚阳虚。例如治虚火，要分气分、血分。气分虚火，用补中益气汤，加黄柏、知母；血分虚火，四物汤加黄柏、知母。故治肝肾阴虚火旺者，用家秘肝肾丸，以养真阴；阳虚火衰者，用八味丸，以养真阳。

外感腹胀

伤寒腹胀

【伤寒腹胀之症】

恶寒发热，自汗口渴，小便不利，小腹胀满，此热结膀胱腹胀之症。若里热不恶寒，自汗不大便，烦满燥实，此阳明胃实腹胀之症。若腹胀硬痛，小便自利，大便或黑，此蓄血腹胀之症也。

---

①　人胞：中药名。又名胞衣、胎衣、紫河车，有补益精血之功。

【伤寒腹胀之因】

表邪不解，内传太阳之本，则热结膀胱，小便不利而腹胀。若表已解，肠胃有实热，大便闭结，则腹亦胀。若血蓄下焦，结硬小腹，则腹亦胀。凡此皆伤寒门腹胀也。

【伤寒腹胀之脉】

左尺沉数，膀胱结热。右脉沉实，肠胃实热。两尺沉牢，乃是蓄血。血结在阴，脉反芤涩。

【伤寒腹胀之治】

热邪入里，腹胀满，脉沉数，大便结，承气汤选用，腹胀宜下。若寒热者，大柴胡汤。若热结膀胱，腹胀，小便不利者，仲景用五苓散，家秘用羌活木通汤，调六一散。若腹胀小便利，大便黑，桃仁承气汤。

承气汤

大柴胡汤　上二方，见伤寒。

羌活木通汤　见后不得卧。

五苓散

白术　茯苓　猪苓　泽泻　肉桂

桃仁承气汤　见后血鼓胀。

风湿腹胀

【风湿腹胀之症】

发热身重，不能转侧，一身尽痛，心腹胀满，外连头面，此风湿腹胀之症也。

【风湿腹胀之因】

或居处卑湿，或冒湿冲风，脾胃受伤，中州痞塞，而腹胀之症作矣。

【风湿腹胀之脉】

脉多浮濡，或见浮缓，或见弦长，或见浮涩。

【风湿腹胀之治】

胸前饱闷，防风平胃散。身热恶风，羌活败毒散、荆芥汤。下体重滞，五苓散。内外皆热，用防风木通汤，此上下分消法也。

防风平胃散

苍术　厚朴　广皮　甘草

加防风。

下部胀加防己。

羌活败毒散　见后湿痿。

荆芥汤　见后湿热腹胀。

五苓散　即四苓散加桂。身发热，加防风。

防风木通汤　治风湿神效。

防风　木通

湿热腹胀

【湿热腹胀之症】

面目黄肿，小便赤涩，大便或结，或泄黄糜①，或日晡潮热，烦渴口苦，口甘口淡，腹胀胁痛，此湿热腹胀之症也。

【湿热腹胀之因】

湿热之邪，感入肠胃，不得外泄，湿淫太过，痞塞不通，则腹胀之症作矣。

---

①　黄糜：色黄糜烂的大便。

【湿热腹胀之脉】

脉浮而濡，趺阳反数，或见浮大，或见沉滑，或见促结，甚则反伏。

【湿热腹胀之治】

面黄目黄，胁痛口苦，肝胆有火，龙胆泻肝汤；小便赤涩，木通六一散；二便皆涩，八正散；大便黄糜，家秘泻黄散；日晡潮热，大柴胡汤；烦渴口淡，干葛石膏汤。口苦，清胆火；口甘，清脾火；口淡，清胃火；口咸，清肾火。身热脉浮，应汗者，宜辛凉散表，荆芥汤汗之。

龙胆泻肝汤　见前脾热肿。

六一散　木通汤冲服。

八正散

瞿麦　萹蓄　滑石　甘草　山栀　车前子　木通　大黄

家秘泻黄散

苍术　厚朴　广皮　甘草　枳壳　川黄连

酒客加干葛。腹痛加大黄。小水赤，加木通、滑石。阳明热加干葛。寒热加柴胡。虚加人参。

大柴胡汤

即小柴胡去人参加大黄。

干葛石膏汤

干葛　知母　石膏　甘草

腹皮热，加地骨皮、川黄连。

荆芥汤　治表有湿热，腹胀身大。

荆芥　防风　薄荷　地肤子

寒湿腹胀

【寒湿腹胀之症】

身重不温，手足厥冷，腹胀无汗，此寒湿腹胀之症也。

【寒湿腹胀之因】

春时应温而反寒，夏时应热而反凉，兼之天冷阴雨，或坐卧卑湿，寒湿袭于腠理，壅闭脉络，而腹为之胀矣。

【寒湿腹胀之脉】

寸脉沉迟，沉则为水，迟则为寒；若见弦紧，弦则善胀，紧则恶寒。

【寒湿腹胀之治】

身重身冷无汗，甘草麻桂汤、麻桂术甘汤。下身重多汗，防己茯苓汤。寒湿内伏，术附汤。中气弱，理中汤，温中气而散寒湿。

甘草麻桂汤

甘草　麻黄　桂枝

麻桂术甘汤

麻黄　桂枝　白术　甘草

家秘白术易苍术。

防己茯苓汤　治里水，腰下重。

防己　黄芪　桂枝　茯苓　甘草

术附汤　温经散湿，此方独胜。

白术　熟附子

理中汤　见前脾虚肿。

内伤腹胀

气结腹胀

【气结腹胀之症】

胸腹凝结作胀，胀而不休，或胸前饱闷，或小腹胀急，此气结作胀之症也。

【气结腹胀之因】

或因恼怒伤肝，肝气怫郁，或因思虑伤脾，脾气郁结，郁怒思虑，则气血凝结，而腹胀之症作矣。

【气结腹胀之脉】

多见沉涩，或见沉弦，或见沉伏，《脉经》云，下手脉沉，便知是气。

【气结腹胀之治】

攻冲刺痛，四七汤。寒凝结胀，厚朴汤。胸前饱闷，枳桔平胃散。小腹胀急，青皮散。小便涩滞，木通饮。

四七汤 治七情气结。

半夏 苏叶 厚朴 白茯苓

加生姜、红枣。

厚朴汤

厚朴 陈皮 甘草 干姜 白茯苓

枳桔平胃散

枳壳 桔梗 苍术 广皮 甘草 厚朴

青皮散

青皮 大腹皮

二味同煎。

木通饮　治胁肋刺痛臌胀。

木通　陈皮　苏梗　甘草

加生姜、红枣。

气散腹胀

【气散腹胀之症】

时胀时退，气怯，言微，目慢①神清，静则稍减，动作胀急，此气散腹胀之症也。

【气散腹胀之因】

或劳动太过，中气受伤，或久病缠绵，元气受损，肺不能通调，脾不能转输，肾不能闭藏，则真气散，而腹胀之症作矣。

【气散腹胀之脉】

六脉无力，虚大无根，浮缓散慢，神离反疾②。

【气散腹胀之治】

气怯言微，生脉散。动作胀急，静则稍减，戊己汤，加敛气之药。气不归原，都气丸、纳气丸。气虚极，以四君子汤、参橘煎送下。

生脉散　生津液，充血脉，助元敛神。

人参　麦冬　北五味

戊己汤　伐肝扶脾，调敛中州，故名戊己。

白芍药　甘草

---

① 目慢：目光冷淡。

② 神离反疾：阴阳即将离绝，脉象反见疾促。神是生命活动外在表现，以气血阴阳（精气）为物质基础。疾，指疾脉。

都气丸　即六味地黄丸加北五味。

纳气丸　即六味地黄丸加益智仁。

四君子汤　见后脾虚胀。

参橘煎　见喘症条。

肺虚腹胀

【肺虚腹胀之症】

面色惨白，气弱不振，时胀时退，二便清利，此肺经阳虚之症。若肌肉消瘦，咳嗽面红，多汗骨蒸，此肺经阴虚之症。二者皆名肺虚腹胀症也。

【肺虚腹胀之因】

肺阳不足，治节无权，肺阴亏损，清肃不行，肺为相傅，主宰一身，肺气若虚，诸经皆结，而腹胀之症作矣。

【肺虚腹胀之脉】

寸口脉微，或见濡软，或见沉细，或见沉涩，甚则沉结。

【肺虚腹胀之治】

肺阳不足，脉缓濡软，四君子汤、补中益气汤。肺阴不足，脉虚细数，人参固本丸、生脉散。肺虚气壅，难用补剂，人参平肺散。

四君子汤　保肺益气，补土生金。

人参　白术　茯苓　甘草

补中益气汤　见前。

人参固本丸　见前肺虚肿门。

生脉散　见前气散腹胀。

人参平肺散　见后肺痹。

肺热腹胀

【肺热腹胀之症】

喘息倚肩，不得仰卧，烦闷咳逆，腹胀胸痛，常胀不退，此肺热腹胀之症也。

【肺热腹胀之因】

或肺素有热，又因膏粱厚味，酒湿辛辣之积热，上蒸清道，肺热焦满，而腹胀之症作矣。

【肺热腹胀之脉】

右寸洪大，肺经有热。右关上溢，胃火熏蒸。左寸洪数，心火刑金。左关弦数，木中火发①。

【肺热腹胀之治】

喘息倚肩，不得仰卧，烦闷咳逆，葶苈泻肺汤，合泻白散。胃火熏蒸，腹胀作痛，大便结者，枳桔大黄汤；心火刑金，泻心各半汤；木中火发，泻青各半汤。以上三方，家秘法也。

葶苈泻肺汤

葶苈子　大枣

泻白散

桑白皮　地骨皮　甘草

枳桔大黄汤　家秘治肠热肠结，诸腹胀大。

枳实　桔梗　大黄　大腹皮　桑白皮　广皮　甘草

泻心各半汤　家秘治心火刑金。

川黄连　甘草　桑白皮　地骨皮

———————

① 木中火发：此处指肝火犯肺。

泻青各半汤　家秘治肝火刑金

胆草　黄芩　青黛　甘草　桑白皮　地骨皮

脾虚腹胀

【脾虚腹胀之症】

食少身倦，脾虚不运，二便清利，言语轻微，心腹时胀时退，朝宽暮急①，此脾虚腹胀之症也。

【脾虚腹胀之因】

脾气素虚，饮食难化，强食过饱，凝积肠胃，荣卫稽留，则脾虚腹胀之症作矣。

【脾虚腹胀之脉】

或见虚软，或见空大，或见细微，或见弦急。两手双弦，木乘土位。

【脾虚腹胀之治】

脾气不实者，参苓白术散。言语轻微者，四君子汤。心腹时胀，饮食难消者，加减枳术汤。

参苓白术散

人参　白术　广皮　白茯苓　白扁豆　甘草　泽泻莲肉

四君子汤

人参　白术　茯苓　炙甘草

加减枳术汤

白术　枳实　人参　广皮　甘草　熟砂仁　白茯苓

---

① 朝宽暮急：指早晨症状轻缓但傍晚症状急重。

脾实腹胀

【脾实腹胀之症】

眼目黄肿，夜不得卧，肚腹时热，小便赤色，大便或结或泻，或时作痛，泻下黄沫，肛门热痛，此脾实腹胀之症也。

【脾实腹胀之因】

膏粱积热，湿热之气，聚于脾中而不散；湿热伤脾，不得转输，传道之令不行，中州之官失职，诸经凝窒，而脾实腹胀之症成矣。

【脾实腹胀之脉】

右脉滑大，或见洪数，或见沉实，或见洪长，或见沉急。

【脾实腹胀之治】

眼目黄肿，龙胆泻肝汤。肚腹时热，川连戊己汤、川连枳壳汤。小便赤色，导赤各半汤。泻下黄沫，家秘泻黄散。肛门热，川连枳壳汤加黄柏、槐米。胸前满闷，栀连二陈汤、栀连平胃散，加枳实以消痞满。

龙胆泻肝汤　见前肺热肿。

川连戊己汤

白芍药　甘草　川黄连

川连枳壳汤

川连　枳壳　木通　甘草　大腹皮　地骨皮

导赤各半汤

黄芩　黄连　甘草　犀角　麦冬　滑石　栀子　茯神　知母　人参

家秘泻黄散

川连　枳壳　苍术　厚朴　广皮　甘草

栀连二陈汤 即二陈汤加山栀、黄连。

栀连平胃散 即平胃散加山栀、黄连。

肝火腹胀

【肝火腹胀之症】

目睛黄，两胁痛，小腹胀急，或攻刺作痛，或左边胀甚，小便赤，夜不得寐，此肝火腹胀之症也。

【肝火腹胀之因】

或恼怒伤肝，肝气怫郁，或浩饮酒伤，热聚于胆，木火乘脾，则膈塞不利，而腹胀之症作矣。

【肝火腹胀之脉】

左关弦数，或见沉弦，或见沉数，或见促止，或见模糊①。沉细弦数，肝家之火；浮大弦数，胆经之热。

【肝火腹胀之治】

轻者，清肝饮；未应，泻肝汤，或左金丸。

清肝饮

柴胡　黄芩　山栀　连翘　桔梗　川芎　甘草

龙胆泻肝汤

胆草　柴胡　黄芩　山栀　连翘　知母　麦冬　川连　人参　甘草

左金丸

川黄连　吴茱萸

二味同浸炒，去吴茱萸，用川连丸服。

---

① 模糊：指脉搏轮廓模糊不清，难以辨认。

肝肾虚胀

【肝肾虚胀之症】

腰软作痛，痛连季胁，小便常涩，气怯消瘦，小腹胀冷，《内经》所云石水，此肝肾经虚胀之症也。

【肝肾虚胀之因】

真元不足，斫削①太过，若肾之真阳虚，则开阖之关不利；肾之真阴虚，则封闭之司失权；若肝经虚损，则施泄之令不行，是以二便不得分晓，而腹胀之症作矣。

【肝肾虚胀之脉】

左关细小，肝经不足；左尺细小，肾经不足；若见沉迟，真阳不足；若见细数，真阴不足。

【肝肾虚胀之治】

腰软常痛，大造丸主之，溶化龟鹿二仙胶为丸。小便常涩，小腹胀冷，金匮肾气丸主之；若真阴虚，脉数内热者，家秘肝肾丸。

大造丸

怀熟地　甘枸杞②　菟丝子　厚杜仲　山药　白茯苓　紫河车

金匮肾气丸　即热八味丸加车前子、川牛膝。

家秘肝肾丸　见前肝肾虚肿。

---

① 斫削（zhuó xuē 浊薛）：克剥，消蚀。
② 甘枸杞：特指甘肃张掖所产的枸杞子。

食积腹胀

【食积腹胀之症】

肚腹胀急，按之实痛，或一条扛起，或见垒垒小块，或痛而欲利，利后稍减，此食积腹胀之症也。

【食积腹胀之因】

嗜食不谨，胃强能纳，脾弱不消，停滞脾胃之间，则食积腹胀之症作矣。

【食积腹胀之脉】

右关多滑，或见沉实，或见滑动，或见弦急。

【食积腹胀之治】

肚腹胀急，按之实痛，枳实散。一条扛起，痛而欲利，利后稍减者，枳朴大黄汤。

枳实散

陈枳实　莱菔子　麦芽　山楂肉

枳朴大黄汤

陈枳实　厚朴　广皮　甘草　大黄

虫积腹胀

【虫积腹胀之症】

肚大青筋，腹皮胀急，反能饮食，或面见白斑黑点，或喜食一物，或腹起块扛①，大便偶见长虫，此虫积腹胀之症也。

---

① 块扛：成疙瘩或成团儿的东西。

【虫积腹胀之因】

脾气不足，强食伤脾，不能磨化，停积于中，湿热生虫，而腹胀之症作矣。

【虫积腹胀之脉】

乍大乍小，乍数乍迟，或见沉滑，或见沉实，或见弦急，或见沉弦。

【虫积腹胀之治】

追虫丸、万应丸、使君子丸。有块扛起，下虫积而愈。

追虫丸

黑丑①　槟榔　雷丸　南木香

万应丸

黑丑　大黄　槟榔　雷丸　南木香　沉香

使君子丸

使君子　芜荑　鹤虱　槟榔　百部　苦楝根皮

痰饮腹胀

【痰饮腹胀之症】

胸腹满闷，怔忡喘急，短息倚肩，呕恶痰涎，或腹中辘辘有声，此痰饮腹胀之症也。

【痰饮腹胀之因】

胃强脾弱，多食难化，停滞为痰，转输失职，则腹胀之症作矣。

---

① 黑丑：中药名，即牵牛子。牵牛子为旋花科植物牵牛和圆叶牵牛的种子，种子黑色者称"黑丑"，具有泻下逐水、去积杀虫的功效。

【痰饮腹胀之脉】

脉多见弦，或见沉滑，或见沉弦，或见沉伏，或见偏弦。

【痰饮腹胀之治】

胸闷怔忡，痰饮也，小半夏汤、二陈汤。喘息倚肩，支饮也，葶苈泻肺汤。呕恶痰涎，平胃二陈汤。腹中辘辘有声，导痰汤下之。

小半夏汤

熟半夏　生姜

二陈汤

熟半夏　白茯苓　广皮　甘草

葶苈泻肺汤

甜葶苈　大枣肉

平胃二陈汤

苍术　厚朴　广皮　甘草　半夏　白茯苓

导痰汤　治痰涎壅盛，胸膈痞塞。

熟半夏　枳实　橘红　南星　茯苓　甘草

血臌①腹胀

【血臌腹胀之症】

腹胀不减，肚大紫筋，腿足或见血缕，小便反利，大便或黑，血在上则漱水②多忘③，血在下则小腹闷痛，此血臌腹

---

① 血臌：中医病症名，亦称"蓄血臌"由瘀血内停，因循日久所致。

② 漱水：即漱水不欲咽，指病人口燥咽干，却只想用水漱口，而不欲咽下。

③ 多忘：喜忘。

胀之症也。

【血臌腹胀之因】

或因惊恐跌仆，或因恼怒悲哀，或因过食辛辣，血热妄行，不归故道，停积于中，则血臌腹胀之症作矣。

【血臌腹胀之脉】

脉多见芤，或时见涩，或见沉数，或见细微，或见沉伏，或见牢实。

【血臌腹胀之治】

腹胀不减，紫筋血缕，在上者红花桃仁汤，在下者桃仁承气汤，小腹硬痛者，两方合用。

红花桃仁汤　治上焦蓄血。

红花　桃仁　当归　红曲①　楂肉　丹皮　赤芍药泽兰

胸痛，加郁金，甚加韭汁②。胁痛，加青皮，甚加枳壳。

桃仁承气汤　治下焦蓄血。

桃仁　桂枝　芒硝　甘草　大黄

脏寒腹胀

【脏寒腹胀之症】

四肢常冷，小腹胀急，冷硬如冰，小便清利，大便时泻，不思饮食，唇口色白，言语轻微，《内经》所云正水，即脏寒生满病之症也。

---

① 红曲：中药名。为曲霉科真菌红曲霉的菌丝体寄生在粳米上而成的红曲米。有健脾消食、活血化瘀之功效。

② 韭汁：即韭菜汁。有温脾益胃、逐痰散瘀之效。

【脏寒腹胀之因】

真阳素虚，脏气不足，又因口食冷物，身得寒气，则身中之天地不交，阴寒痞塞，而脏寒腹胀之症作矣。

【脏寒腹胀之脉】

六脉沉迟，微细无力。左脉沉迟，肝肾虚寒；右脉沉迟，脾肺虚寒。

【脏寒腹胀之治】

肝肾虚寒，腹冷如冰，大便不实，八味丸；小便不利，金匮肾气丸。脾肺虚，不思饮食，言语轻微，理中汤；手足厥冷，四逆汤。

八味丸　即六味地黄丸加肉桂、附子。

金匮肾气丸①　即热八味地黄丸加车前子、牛膝。

理中汤　见前脾虚肿。

四逆汤

干姜　甘草　附子

六腑腹胀

【六腑腹胀之症】

胸前胀满，妨于饮食，胃胀也。肠鸣而痛，濯濯有声，大肠胀也。小便时赤，小腹胀满，小肠胀也。气癃溺涩，少腹胀急，膀胱胀也。气满肤中，空空然响，三焦胀也。胁肋作痛，口苦太息，胆胀也。此六腑腹胀之症也。

【六腑腹胀之因】

饮食不节，失饥伤饱，每成胃胀；中州停滞，成痰成积，

---

①　金匮肾气丸：应为济生肾气丸。

肺气不清，下遗大肠，则腹乃胀。心胃有热，下遗小肠，则腹亦胀。肺气怫郁，不能下输膀胱，则小腹胀。三焦主人身之气，大气周流，则无障碍；三焦壅滞，腹胀乃作。肝胆主木，最喜条达，不得疏通，胆胀乃成。此六腑腹胀之因也。

【六腑腹胀之治】

胃胀者，平胃散加减治之。大肠胀者，枳壳化滞汤、导痰汤。小肠胀者，木通饮。膀胱胀者，五苓散。三焦胀者，枳壳青皮饮，胆胀者，柴胡清肝饮。

平胃散

苍术　厚朴　广皮　甘草

胃热者，加中栀、连。胃寒者，加姜、桂。

枳壳化滞汤

枳壳　厚朴　神曲　广皮　莱菔子　麦芽　砂仁

热者，加川连。便硬，加大黄。

导痰汤

南星　半夏　枳壳　橘红　甘草

木通饮

木通　陈皮　苏梗　甘草

加生姜、红枣。热者，加川连。

五苓散

猪苓　泽泻　白术　白茯苓　肉桂

热结膀胱，车前木通汤调下。气化不及州都，参橘煎调下。

枳壳青皮饮

枳壳　青皮　大腹皮

三味等分。上焦胀，加桔梗；中焦胀，加苏梗；下焦胀，加木通。

柴胡清肝饮

柴胡　山栀　丹皮　青皮　苏梗　白芍药　钩藤

肝胆热，加龙胆草、青黛。

家秘消胀散　治肠胃停滞，诸腹胀大。

半夏　厚朴　枳实　香附　麦芽　楂肉　苍术　槟榔
广皮　干葛　神曲　莱菔子

共为细末，木通、大腹皮各三钱，煎汤调服

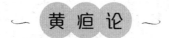

黄 疸 论

秦子曰：黄疸者，身目皆黄，色如橘皮。湿气胜，则黄而晦；热气胜，则黄而明；故爪甲皮肤，悉见黄色，即是黄疸。若汗出染衣，色如柏汁，名曰黄汗。身肿者，入肿症门；身不肿者，入疸症门，其间治法大同，而从肿从疸，则各异也。

外感黄疸

黄汗

【黄汗之症】

眼白黄，面皮黄，汗出染衣，如黄柏汁，发热而渴，状如风水，身疼烦重，小便不利，此黄汗之症也。

【黄汗之因】

脾胃素热，汗出逢风，或汗出入水，水渍汗孔，湿热内蒸，热气外现，而成黄汗之症矣。

【黄汗之脉】

洪大者愈易，细涩者瘥难。

【黄汗之治】

《金匮》于水肿门，则立黄芪芍药桂酒汤，以治身重发热，两胫自冷，脉自沉之症；又立桂枝加黄芪汤，以治身发热，足胫热，盗汗，汗出反发热之症；又于黄疸门，亦立桂枝加黄芪汤，以治诸黄家脉浮当汗之症，详见水肿门黄汗中。

黄芪芍药桂酒汤　治身重发热，汗出而渴，黄汗染衣，脉自沉。

黄芪　芍药　桂枝

桂枝加黄芪汤

桂枝　芍药　甘草　生姜　黄芪　大枣

正黄疸

【正黄疸之症】

食已即饥，遍身俱黄，小便或赤，或不利，憎寒壮热，身体如肿，此黄疸之症也。

【正黄疸之因】

脏腑积热，并于脾胃之间，外因风湿相搏，闭郁腠理，湿热熏蒸，合而成黄，则诸黄胆之症乃作。

【正黄疸之脉】

寸脉浮缓，缓则伤风；跌阳紧数，数则为热，紧则伤脾；尺脉本沉，浮则肾伤；阳明脉迟，迟则忌下。

【正黄疸之治】

假令脉浮，当以汗解，桂枝黄芪汤；若寒热，胸满，烦呕，小柴胡汤；恶寒身痛，表不解者，麻黄醇酒汤。若腹满，小便不利而赤，自汗出，此表解里实热，宜下，大黄硝石汤、茵陈汤；小便不利，加减五苓散；胸满呕吐，小半夏汤；黄结上焦者，权用瓜蒂散吐之，然不若吹鼻出黄水。

桂枝加黄芪汤　治黄疸脉浮，宜汗者；若腹满，欲呕吐懊，宜吐不宜汗。

桂枝　白芍　生姜　黄芪　甘草　大枣

上水煮温服，须臾饮热稀粥以助药力，取微汗。

小柴胡汤　见后酸软。

麻黄醇酒汤

用麻黄，冬月酒煮，春月水煮。

大黄硝石汤

大黄　黄柏　硝石　栀子

茵陈大黄汤①

茵陈　大黄　栀子

小半夏汤

半夏　广皮　加姜煎。

茵陈五苓散　即五苓散加茵陈。

内伤黄疸

谷疸

【谷疸之症】

食谷头眩，心中怫郁，胃中苦浊，小便不通，遍身俱黄，

---

① 茵陈大黄汤：即《伤寒论》茵陈蒿汤。

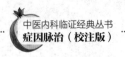
此谷疸之症也。

【谷疸之因】

脾胃有伤，不能运化水谷，谷气不消，胃中苦浊，浊气下流，小便不利，湿热内甚，则身体发黄，而谷疸成矣。

【谷疸之脉】

趺阳紧数，数则为热，紧即为寒；阳明脉迟，食难用饱，滑大者易治，弦紧者难痊。

【谷疸之治】

脉迟者不可下，茵陈汤治之。胃热血燥者，用猪膏发煎，润燥下利，能泄阳明之阴，以泄谷气之实。今推广茵陈平胃散，泄阳明之阳，以泄谷气之实。

茵陈汤

茵陈　栀子　大黄

上三味去滓，温作三服，小便利如皂角汁，色黄从小便出也。

猪膏发煎　泄阳明之阴。

猪膏半斤　乱发鸡子大，三枚

上二味，煎至发消药成膏，病从小便出。以上，《金匮》治法。

茵陈平胃散　泄阳明之阳。

熟苍术　厚朴　广皮　山栀　茵陈　淡豆豉

酒疸

【酒疸之症】

身目俱黄，心热足热，懊憹时时欲吐，小便赤，腹满，鼻燥，胸中热痛，下之，久久为黑疸，目青面黑，心中如啖蒜状①，大便黑，皮肤不仁，此皆酒疸之症。

【酒疸之因】

其人以酒为事，或饥时浩饮，大醉当风、入水，兼以膏粱积热，互相蒸酿，则酒疸之症成矣。

【酒疸之脉】

其脉浮弱，或见洪大，或见浮数，或见沉数。

【酒疸之治】

心中热，欲呕者，吐之；或无热，神清腹满，欲吐，先吐之；脉沉者，先下之。酒疸，心懊恢，或热痛，《金匮》栀子大黄汤；今推广身发热口渴者，葛根汤治之；作呕，合平胃散；小便涩，加减五苓散。

金匮栀子大黄汤　治酒疸，心中懊恢，发热。

栀子　大黄　枳实　豆豉

推广干葛汤

干葛　山栀　豆豉　枳实　甘草

平胃散　见前。

加减五苓散

猪苓　泽泻　白茯苓　白术　茵陈

女劳疸

【女劳疸之症】

发热恶寒，膀胱急，小腹满，身黄额黑，足心热，大便或黑或溏，腹胀如水，此女劳疸之症。

---

①　心中如啖蒜状：心中似有食蒜灼热烧心感。啖，吃。

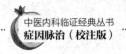

【女劳疸之因】

其人必数醉入房，热气聚于脾中，不得散，肾气日衰，夫醉饱入内，脾肾交伤，阴精耗而阳火亢，则女劳疸之症作矣。

【女劳疸之脉】

尺脉沉涩，阴精内竭；右关弦数，热聚脾中，尺弱关实，脾肾交伤。

【女劳疸之治】

腹胀如水状，大便黑，血不行也，仲景硝矾散主之，愈后，以菟丝子丸调理。

硝矾散

硝石（即芒硝）　　矾石

二味等分为散。

小菟丝子丸

菟丝子_{煮打为丸}　　石莲肉①　　白茯苓　　山药

阴黄

【阴黄之症】

身无热，手足冷，大便滑，小便清白，黄不鲜明，饮食不进，口不烦渴，此阴黄之症也。

【阴黄之因】

或热病后，过用寒凉，或真阳素虚，太阴阴寒凝结，脾肾交伤，则阴黄之症成矣。

---

①　石莲肉：中药名。为睡莲科植物莲的老熟的果实，有清心宁神、涩精止泄之功。

【阴黄之脉】

多见沉迟，或见沉细，或见微弱，或见空大。

【阴黄之治】

茵陈四逆汤、茵陈橘皮汤、八味丸，余推广理中汤，治大便滑，饮食不进。

茵陈四逆汤

茵陈　炮姜　附子　甘草

茵陈橘皮汤　治身黄脉沉细，身热手足寒。

茵陈　橘皮　生姜　白术　半夏　茯苓

八味丸　见前脏寒胀。

理中汤　见前脾虚肿。

家秘保和散

半夏　熟苍术　厚朴　香附　神曲　麦芽　干葛　白豆蔻　广皮　连翘　莱菔子

加茵陈、山栀，名茵陈保和散。

按：阴黄，阴症也，以其色黄而混名之。若疸症，皆生于热，胆火居多，是以清胆火为正治。然脾胃成疸者比比，故治疸而用清热，人人知之也。脾胃之积滞成疸，忌用寒凉，而应辛散消导，则有忽之者，家秘有加减保和散，以治积滞之谷疸；又立茵陈保和丸，以治积热之谷疸。夫疸症要分热而无滞，热而有滞；无滞者，止须清热；有滞者，必要消散停滞，则热自解。此法不独治疸，凡治积热停滞之真诀也。

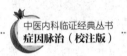

～ 三 消 总 论 ～

秦子曰：消者，消化失常之谓也。其症随饮而随渴，随食而随饥，随溺而随便。渴而数饮者，为上消；食过即饥者，为中消；时便膏沥者，为下消。今列外感二条，内伤二条。

外感三消

燥火三消

【燥火三消之症】

即风消也。多饮渴不止，唇口干裂，烦躁不宁，此燥火伤于肺，即上消症也。多食易饥，不为肌肉，此燥火伤于胃，即中消症也。小便频数，淋沥如膏如油，此燥火伤于小肠、膀胱，即下消之症也。

【燥火三消之因】

或赫曦之年，燥气从令；或干旱之岁，燥火行权；或秋令之月，燥气太过。燥火伤人，上则烦渴引饮，中则消谷易饥，下则小便频数，燥万物者，莫燥乎火，而三消之症作矣。

【燥火三消之脉】

寸脉浮数，燥伤于上；关脉洪数，燥伤于中；尺脉沉数，燥伤于下。燥伤于气，脉见大数；燥伤于血，脉见细数。

【燥火三消之治】

清燥为先，烦渴引饮，家秘用知母石膏汤，加干葛。多食易饥，人参白虎汤。小便频数，淋沥如膏，益元散、导赤各半汤。

知母石膏汤

知母　石膏　葛根　甘草

人参白虎汤　即前方加人参。

益元散

滑石　甘草

共为细末，人参汤下。

导赤各半汤　见后湿热消。

湿火三消

【湿火三消之症】

烦渴引饮，咳嗽面肿，此湿热伤肺，即上消症也。面黄身肿，消谷易饥，此湿热伤胃，即中消症也。小便频数，如膏如油，或如米泔，其味反咸为甘，此湿热伤于小肠、膀胱，即下消症也。

【湿火三消之因】

酒湿水饮之热，积于其内，时行湿热之气，蒸于其外，内外合受，郁久成热，湿热转燥，则三消乃作矣。

【湿火三消之脉】

多见数大，寸大上消，关大中消，尺大下消；三部皆大，三消之脉也。

【湿火三消之治】

宜流湿润燥。清肺饮，治上消也；加味清胃汤，治中消也；导赤各半汤、益元散，治下消也。

清肺饮　即甘露饮子。

石膏　桔梗　山栀　知母　连翘　川黄连　甘草　麦冬

271

杏仁

加枇杷叶。

加味清胃汤

川连　升麻　丹皮　山栀　甘草　干葛

导赤各半汤

木通　生地　甘草　川黄连　麦门冬

内伤三消

积热三消

【积热三消之症】

烦渴引饮，口臭消渴，上消症也。烦热多食，食下即饥，中消症也。小便频数，如膏如油，足心下部常热，下消症也。

【积热三消之因】

膏粱厚味，时积于中，积湿成热，熏于肺则成上消，伤于胃则成中消，流于下则成下消。

【积热三消之脉】

胃脉上朝于寸口，肺消也。气口滑大，胃消也。尺脉洪大，下消也。右脉数大，肠胃积热；左脉数大，肝胆积热。

【积热三消之治】

烦渴引饮，清肺饮。口臭易饥，清胃汤，加干葛。如肺胃积热，下流膀胱，八正散。若肝胆之热下流，龙胆泻肝汤。若肾之相火下流，而成下消，凉八味丸、文蛤散。

清肺饮

清胃汤　上二方，见前条。

八正散　见前腹胀门。

龙胆泻肝汤　见前肝火胀。

凉八味丸　即六味丸加黄柏、知母。

文蛤散

文蛤杵细，滚汤调服。

精虚三消

【精虚三消之症】

口干消渴，饮水不多，气怯喘咳，上消症也。时食时饥，饥不欲食，中消症也。小便频数，牵引作痛，如沥如膏，下消症也。

【精虚三消之因】

或悲哀伤肺，煎熬真阴；或思虑伤脾，脾阴伤损；或房劳伤肾，精日耗而亏损。此精虚三消之因也。

【精虚三消之脉】

右寸细数，肺燥液干；右关细数，脾经阴损；两尺细数，肾肝失精。

【精虚三消之治】

生脉散、人参固本丸，治上消也。地黄膏、琼玉膏，治中消也。三才封髓丹，治下消也。先见小便过多，随乃多渴，此真阳失守，下泄无度，上不能蒸动生津，金匮八味丸主之。

生脉散

人参　拣冬　北五味

人参固本丸

人参　怀生地　怀熟地　天门冬　麦门冬

地黄膏

生地　当归　丹皮　白芍药　甘枸杞　知母　人参　甘

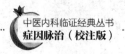

草　地骨皮

琼玉膏

人参　白蜜　生地黄　白茯苓

三才封髓丹　见后肾痹。

八味丸　见前脏寒胀。

《内经》有风消之句，消必兼风言之也。厥阴传变二阳①，则成三消。然消症多饥，仲景云，饥不欲食，则知消症亦有不欲食者。故能食而渴，全重二阳；饮一溲一，全重少阴；饥不欲食，气上冲心，则主厥阴矣。河间云，消渴之症，阴精极衰，燥热太过，治宜补肾水，泻心火，润肠胃之燥，济身中津液，使道路不结，津液不枯，气血不涩，则病自已。

～ 不 得 卧 论 ～

秦子曰：不得卧之症，诸经皆有，主热者多。在外感门，有表热、里热、半表半里热、有气分热、血分热，有余热未尽、汗下太过诸条。在杂症门，则里热多而无表热者也。今论外感者七条，内伤者六条。

————————

①　二阳：即阳明，指手阳明大肠及足阳明胃。一阳为少阳，二阳为阳明，三阳为太阳。

外感不得卧

表热不得卧

【表热不得卧之症】

发热身痛，无汗烦热，不得卧，太阳经表热症也。目痛鼻干，身大热，不得卧，阳明经表热症也。时寒时热，寒热往来，不得卧，少阳经表热症也。

【表热不得卧之因】

风寒伤于太阳，郁而发热，则烦热不得卧；风寒伤于阳明，郁而发热，则烦躁不得卧；风寒伤于少阳，郁而发热，则懊不得卧。

【表热不得卧之脉】

人迎浮紧，太阳表热；右关洪长，阳明表热；左关浮弦，少阳表热。

【表热不得卧之治】

太阳表热，不得卧而无汗者，冬月，北方人，麻桂汤；南方人，羌活汤。阳明表热不得卧，干葛升麻汤。少阳表热不得卧，小柴胡汤。

麻桂汤

羌活汤

干葛升麻汤

小柴胡汤　上四方俱见伤寒门。

里热不得卧

【里热不得卧之症】

身热汗出，渴而引饮，小便不利，太阳经里热也。烦渴消水，口燥唇焦，大便坚结，阳明经里热也。寒热口苦，胁痛干呕，少阳经里热也。

【里热不得卧之因】

太阳失用解表，则传膀胱之本；阳明失用解表，则传阳明之里；少阳失用解表，则传少阳之里。邪热传里，则烦躁不得卧矣。

【里热不得卧之脉】

左尺沉数，太阳里热；右关沉数，阳明里热；左关弦数，少阳里热。

【里热不得卧之治】

太阳里热，冬月五苓散，家秘用木通羌活汤。阳明里热，白虎汤；有下症者，承气汤下之。少阳里热，家秘黄芩汤。

五苓散

猪苓　泽泻　白术　肉桂　白茯苓

白虎汤

知母　石膏　粳米　甘草

承气汤

枳壳　厚朴　大黄

家秘木通羌活汤

木通　桔梗　羌活　荆芥

家秘黄芩汤

黄芩　山栀　柴胡　甘草

半表半里热不得卧

【半表半里不得卧之症】

太阳病二三日不得卧，心下闭结，汗、吐、下后，反复颠倒，心中懊恼者，太阳经半表半里热也。咽燥口干，发热汗出，烦躁不眠，阳明经半表半里热也。往来寒热，胸胁苦满，心烦喜呕，不得眠，少阳经半表半里热也。

【半表半里不得卧之因】

表邪传里，里不受邪，邪搏心胸半表半里之间，懊恼烦呕，则不得卧矣。

【半表半里不得卧之脉】

左关数大，下连乎尺，太阳半表半里也；左关独弦，少阳半表半里也；右关独大，浮沉皆得，阳明半表半里也。

【半表半里不得卧之治】

太阳者，羌活冲和汤。少阳者，小柴胡汤合栀子豆豉汤。阳明者，竹叶石膏汤合知母葛根汤。

羌活冲和汤

小柴胡汤

栀子豆豉汤

竹叶石膏汤

知母葛根汤　　上五方，见伤寒门。

血热不得卧

【血热不得卧之症】

昼则了了①，夜则发热，睡中盗汗，心烦惊起，此血伏邪热之症也。

【血热不得卧之因】

阳邪陷入血分，则阴被阳乘，正所谓血中伏火，阴分不

---

①　了了：清爽。

宁，是以有不得卧之症。

【血热不得卧之脉】

脉多沉数。左关沉数，少阳血热；左尺沉数，太阳血热；右关沉数，阳明血热。

【血热不得卧之治】

清阴中伏火，丹溪有知柏四物汤；左尺沉数，加羌活、独活；左关沉数，加柴胡、山栀；右关沉数，加升麻、葛根。睡中盗汗，时时惊醒，当归六黄汤。

知柏四物汤　即四物汤加黄柏、知母。

当归六物汤

当归　黄连　黄芩　黄柏　黄芪　生地黄　熟地黄

气热不得卧

【气热不得卧之症】

昼则发热，夜则身凉，是阳气伤于阳分而不得卧也。昼则发热烦躁，夜亦发热烦躁，是气受邪热，重阳无阴而不得卧也。

【气热不得卧之因】

春温夏热，阳火炽盛，气分受邪，则发热闷乱，烦躁不宁，而不得卧之症乃作。

【气热不得卧之脉】

脉多浮数。左脉浮数，太阳有热；左关弦数，少阳有热；气口浮数，阳明有热。

【气热不得卧之治】

左脉浮数，羌活败毒散，加黄柏、知母。左关数大，柴胡饮子。右关洪数，白虎汤。骨节烦热，地骨皮散。

羌活散　即败毒散，加黄柏、知母。

柴胡引子

柴胡　黄芩　广皮　人参　甘草　大黄

白虎汤　见中热门。

地骨皮散

地骨皮　柴胡　知母　黄芩　人参　甘草

余热不得卧

【余热不得卧之症】

表汗已出，表邪已退，身不发热，但睡中盗汗，小便色黄，夜多烦躁，口苦舌干，不得安睡，此余热未尽，不得卧之症也。

【余热不得卧之因】

热病时，或出汗未彻，邪留经络；或热气未除，得谷①太早，补其邪热，则生烦躁而夜不得安卧矣。

【余热不得卧之脉】

多见细数，或见沉数。左尺数者，太阳余热；左关数者，少阳余热；右关数者，阳明余热。

【余热不得卧之治】

太阳余热，五苓散、木通羌活汤下。少阳有热，栀子柴胡汤。阳明有热，竹叶石膏汤。太阳余热，五苓散、木通羌活汤调下。

五苓散　见前里热不得卧。

木通羌活汤　见前里热不得卧。

———————

① 得谷：食养，食补。

栀子柴胡汤

山栀　柴胡　黄芩　竹茹　知母　甘草

竹叶石膏汤

知母　石膏　竹叶　甘草

虚烦不得卧

【虚烦不得卧之症】

身表已纯①，口虽作渴，不能消水，二便清利，神气懒怯，时时欲睡，时时惊醒，此虚烦不得卧之症也。

【虚烦不得卧之因】

或发汗太过，亡其津液；或误下伤里，中气受伤；或妄用吐法，重伤上焦氤氲之气②。凡此皆能致虚烦不得卧也。

【虚烦不得卧之脉】

脉多虚软，或见虚涩。若见空大，中气衰极；若见细数，精血已竭；若见迟缓，真阳不足。

【虚烦不得卧之治】

脉见空大者，补中益气汤，加黄柏、知母。脉见细数者，生脉散，合凉天地煎。真阳不足，心神失守者，枣仁远志汤，甚则八味肾气丸。

补中益气汤

人参　白术　当归　黄芪　广皮　甘草　升麻　柴胡

生脉散　见肿胀三消。

---

① 身表已纯：即表邪已解。
② 氤氲（yīn yūn 因赟）之气：指人体之气。人体之气化生于五谷，宣发于上焦，如雾露之弥漫，播散至全身。

凉天地煎　见后痿症。

枣仁远志汤

枣仁　远志　当归　白茯神　白芍药　麦冬　龙眼肉

八味肾气丸　见前脏寒胀。

内伤不得卧

肝火不得卧

【肝火不得卧之症】

胁肋时胀，夜卧常惊，口渴多饮，腹大如怀，小腹季胁牵引作痛，痛连阴器，此肝火不得卧也。

【肝火不得卧之因】

或因恼怒伤肝，肝气怫郁；或尽力谋虑，肝血有伤。肝主藏血，阳火扰动血室，则夜卧不宁矣。

【肝火不得卧之脉】

左关独大，或见弦数，或见弦滑。寸关洪大，木火通明①；寸关沉数，木燥火生；关大连尺，龙雷火升。

【肝火不得卧之治】

恼怒伤肝，肝火拂逆，疏肝散。谋虑伤肝者，四物汤加山栀、川连。木燥火生者，龙胆泻肝汤；左尺脉大，家秘肝肾丸。

疏肝散

柴胡　苏梗　青皮　钩藤　山栀　白芍药　广皮　甘草

龙胆泻肝汤　见前肝火胀。

---

①　木火通明：指肝火炽盛。

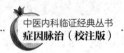

栀连四物汤　即四物汤加山栀、黄连。

家秘肝肾丸　见前肝肾虚肿门。

胆火不得卧

【胆火不得卧之症】

膈寒不利，胁肋胀满，胆火乘脾也。心烦躁乱，恍惚不宁，胆涎沃心①也，甚则目黄目赤，夜不能寐。此胆火不得卧之症也。

【胆火不得卧之因】

或因肝胆怫郁，木不条达；或酒食不节，湿热聚于胆家；或恼怒伤肝，胆气上逆，煅炼②胃汁，成痰成饮，则夜不得卧也。

【胆火不得卧之脉】

右关弦大，胆火乘脾；左关弦数，胆火不宁；寸关弦滑，胆涎沃心。

【胆火不得卧之治】

胆火乘脾者，清胆竹茹汤。左关独大，龙胆泻肝汤，加胆星。胆涎沃心者，胆星汤合泻心汤、牛黄清心丸。

清胆竹茹汤

柴胡　黄芩　半夏　陈皮　甘草　竹茹

龙胆泻肝汤　见前肝火胀。

胆星汤

陈胆星　橘红　苏子　钩藤　石菖蒲　甘草

---

①　胆涎沃心：指胆汁淤积，郁而化热，热扰心神。胆涎，胆汁。沃，浇灌。

②　煅炼：烧熬。

泻心汤 见前肺热肿门。

牛黄清心丸

真牛黄　犀角　羚羊角　辰砂　陈胆星　天竺黄　麝香
薄荷叶　雄黄　防风　冰片

肺壅不得卧

【肺壅不得卧之症】

喘咳气逆，时吐痰涎，右胁缺盆牵引作痛，甚则喘息倚
肩，卧下气逆。此肺壅不得卧之症也。

【肺壅不得卧之因】

或肺素有热，金被火刑；或肺家有痰，肺气闭塞；或肺
燥液干，肺热焦满；或肺家有寒，肺气不利。凡此皆成肺壅
不得卧之症也。

【肺壅不得卧之脉】

右寸数大，金被火刑；若见沉滑，肺痰内停；寸口细数，
肺液干枯；寸脉沉迟，肺受寒凝。

【肺壅不得卧之治】

肺素有热者，家秘泻白散。痰壅肺窍者，苏子杏子汤，
加半夏、瓜蒌仁。肺燥液干者，家秘润肺饮。肺有寒者，家
秘温肺汤。

家秘泻白散

桑白皮　地骨皮　甘草　黄芩　山栀　川黄连

苏子杏子汤

苏子　杏仁　半夏　瓜蒌仁　枳壳　桔梗

家秘润肺饮

米仁　百合　杏仁　人参　天门冬　麦冬　知母　五

味子

家秘温肺汤

款冬花　生姜　陈皮　百部　苏子　桔梗

胃不和卧不安

【胃不和不得卧之症】

胸前满闷，不思饮食，嗳气吞酸，恶心呕吐；或头眩眼黑，睡则气逆，此胃不和卧不安之症也。

【胃不和不得卧之因】

胃强多食，脾弱不能运化，停滞胃家，成饮成痰，中脘之气，窒塞不舒，阳明之脉，逆而不下，而不得卧之症作矣。

【胃不和不得卧之脉】

右关滑大，痰多火少；滑而若数，火痰相兼；滑大沉实，胃中食滞。

【胃不和不得卧之治】

右关滑大不数，二陈平胃散，加石菖蒲、海石最佳。滑大数实，二陈平胃散加栀连。若大便坚结，导痰汤；胃脘作痛者，方可用滚痰丸下之，甚则小胃丹，但不可多服。

二陈平胃散　即二陈汤合平胃散。

导痰汤

胆星　橘红　半夏　枳壳　甘草　白茯苓

滚痰丸

青礞石　大黄　黄芩　沉香

小胃丹

芫花　甘遂　大戟　大黄　黄柏

上照原方合服。

心血虚不得卧

【心血虚不得卧之症】

心烦躁乱，夜卧惊起，口燥舌干，五心烦热，此心血不足，心火太旺之症也。

【心血虚不得卧之因】

曲运神机，心血耗尽，阳火旺于阴中，则神明内扰，而心神不宁，不得卧之症作矣。

【心血虚不得卧之脉】

左寸细数，沉按多疾；若见钩洪，心火旺极；肝脉若数，木火通明；尺脉若数，水竭火盛。

【心血虚不得卧之治】

阴虚则阳必旺，故心血不足，皆是火症，宜壮水之主，以制阳光。治宜滋阴降火，用归芍天地煎、黄连安神丸；虚人，天王补心丹。

归芍天地煎 即天地煎加当归、白芍。

黄连安神丸 方见后心痹。

天王补心丹 方见后心痹。

心气虚不得卧

【心气虚不得卧之症】

二便时滑，目慢神清，气怯倦怠，心战胆寒，时时欲睡，睡中自醒，喜热恶冷，此心气虚不得卧之症也。

【心气虚不得卧之因】

真阳素乏，木不生火，心气虚则心主无威①，心神失守，

———————

① 心主无威：心主神明之功能失司。

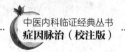

而夜卧不安之症作矣。

【心气虚不得卧之脉】

左寸浮散，按之无神，左关无力，木不生火；肝肾脉迟，水中无火；肝肾脉浮，真阳无根。

【心气虚不得卧之治】

脉散无神，人参养荣汤、归脾汤。肝肾脉迟者，八味丸。左关脉弱者，补肝散。脉若带数，即非心气虚，乃心血不足，不得妄引此条。

人参养荣汤

人参　白芍药　陈皮　黄芪　桂心　当归　白术　甘草熟地　茯苓　五味　远志

归脾汤

当归　白术　人参　甘草　白茯苓　木香　远志　黄芪枣仁　龙眼肉

八味丸　即六味丸，加肉桂、附子。

补肝散　见后肝痹。

～　痿　症　论　～

秦子曰：痿与挛，受病相同，症形有异。挛者，拘急不能屈伸，《内经》所谓緛短①为拘也。痿者，痿弱纵缓而不能起立，《内经》所谓弛长为痿也。若时伸时纵，则曰瘈疭，强

---

①　緛（ruǎn 软）短：缩短。

直反张，则曰痉痓，皆与痿挛各自一门者也。

外感痿症

风湿痿软

【风湿痿软之症】

小筋弛长，手足瘫痪，痿弱不能举动，皮肤不仁，关节重痛，此风湿痿软之症也。

【风湿痿软之因】

或居处卑湿，或冒风雨，留着经络，则纵缓不收，痿软之症作矣。

【风湿痿软之脉】

浮缓主风，浮濡主湿，浮缓而濡，乃是风湿。若见浮紧，乃是寒湿。若见浮数，风热而湿。洪数而浮，风湿在表；洪数而沉，风湿在里。

【风湿痿软之治】

身发热，脉浮紧，羌活胜湿汤。关节重痛，寒气胜，桂枝汤加苍术、防风、羌活、独活；热气胜，脉浮数者，荆防平胃散；脉沉数者，荆防二妙丸；皮肤不仁，脉浮缓者，苍防五皮饮。

羌活胜湿汤　方见湿热肿。

家秘桂枝汤　治太阳经寒湿。

桂枝　麻黄　芍药　甘草　苍术　防风　羌活　独活

荆防平胃散　治阳明经上部风湿。

荆芥　防风　苍术　厚朴　陈皮　甘草

荆防二妙丸　治阳明经下部湿热。

荆芥　防风　苍术　黄柏

苍防五皮饮　治风湿在表之方。

生姜皮　茯苓皮　桑白皮　五加皮　大腹皮　防风
苍术

湿热痿软

【湿热痿软之症】

身体重着，走注①疼痛，首如裹，面壅肿，小便黄赤，手足发热，小筋弛长，此湿热痿软之症也。

【湿热痿软之因】

时令之湿热加临，肥甘之湿热内积；或湿热中于皮肤，传舍经络，湿热伤筋，则弛长为痿矣。

【湿热痿软之脉】

浮濡沉数，濡主乎湿，数主乎热；浮濡主表，沉数主里；浮沉皆数，表里皆热。

【湿热痿软之治】

脉见浮数，湿热在表，败毒散、太阳二妙丸。脉沉而数，积热在里者，川连枳壳汤、阳明二妙丸。

表里见症者，二方加荆芥、防风。

羌活败毒散

羌活　独活　柴胡　前胡　防风　荆芥　陈皮　川芎
甘草

---

① 走注：中医古病名。行痹的别称。《杂病源流犀烛》卷十三："风胜为行痹，游行上下，随其虚处，古名走注，俗有鬼箭风之说。"

太阳二妙丸

黄柏　独活

阳明二妙丸

黄柏　苍术

川连枳壳汤

川黄连　枳壳　陈皮　甘草

表有湿热者，合荆防二妙丸。

<h2 style="text-align:center">燥热痿软</h2>

【燥热痿软之症】

口燥唇焦，皮毛干揭①，手足痿软，不能行动，此燥热痿软之症也。

【燥热痿软之因】

或羲林之年，燥火行令；或秋燥之时，燥气烁人，阴血不能荣养宗筋，则痿软之症作矣。

【燥热痿软之脉】

洪大数疾，燥火加临。右脉洪数，燥伤气分；左脉洪数，燥伤于血。

【燥热痿软之治】

燥火伤气，右脉洪数者，知母石膏汤，合凉膈散。燥伤阴血，左脉洪数，滋燥养荣汤。

知母石膏汤　治燥火伤气分者。

知母　石膏　地骨皮　麦冬　天花粉　甘草

———

① 干揭：皮肤干燥起裂。揭，裂开。

凉膈散

桔梗　连翘　天花粉　山栀　薄荷　黄芩　川连　甘草

滋燥养荣汤　治燥伤阴血者。

当归　生地　白芍药　秦艽　黄芩　荆芥　甘草　丹皮
犀角

伤痿症

肺热痿软

【肺热痿软之症】

皮毛干揭，上则喘咳，下则挛拳①，此《内经》肺热成
痿之症也。

【肺热痿软之因】

有志不遂，所求不得，郁而生火，火来克金，肺热叶焦，
清化不行，金不生水，则肺热痿躄之症作矣。

【肺热痿软之脉】

寸脉浮数，浮则主肺，数则主热，浮数相兼，主乎肺热。

【肺热痿软之治】

肾火上炎，知柏天地煎，玄武胶为丸。肺中伏火，二丹
二冬汤，合家秘泻白散。

知柏天地煎

知母二两　黄柏二两　天冬八两　地黄八两

玄武胶为丸。

---

① 挛拳：肢体蜷曲不直。挛，蜷曲不能伸直。拳，卷曲。

二母二冬汤

川贝母　知母　天门冬　麦门冬

家秘泻白散

桑白皮　地骨皮　甘草　桔梗　石膏　川黄连　黄芩

心热痿软

【心热痿软之症】

四肢关节不能活动，足胫纵缓，不能收持①，如枢纽②之折③，而不能提挈④，面颊常赤，意乱心烦，此《内经》心热痿软之症也。

【心热痿软之因】

内而欲心妄动，外而起居如惊，则心火上炎，三阴在下之脉，亦厥逆而上，火盛水衰，则阴血日损，而心热脉痿作矣。

【心热痿软之脉】

脉多洪数，左寸尤甚。肝脉上朝⑤，木火通明；两尺躁疾，水衰火旺。

【心热痿软之治】

左寸洪数者，导赤各半汤。左关上朝者，泻青丸，合龙胆泻肝汤。尺脉躁疾，水中火发，六味丸，合丹溪大补丸。

---

① 收持：收缩（活动）。
② 枢纽：关节。
③ 折（shé 蛇）：断。
④ 挈（qiè 怯）：提举。
⑤ 肝脉上朝：即左关朝寸。肝脉，左手关脉。朝，上，寸部。向着，对着。

导赤各半汤

生地　木通　川连　甘草　黄芩　山栀　犀角磨冲。

泻青丸　见后肝痹。

龙胆泻肝汤　见前肝火胀。

六味丸合大补丸　即六味地黄丸加黄柏四两。

肝热痿软

【肝热痿软之症】

汁溢口苦，两胁攻刺作痛，筋膜干急①，筋缩而挛，此《内经》肝热痿弱之症也。

【肝热痿软之因】

恼怒伤肝，肝气怫郁，木燥火生，则筋膜干急，而肝热痿弱之症作矣。

【肝热痿软之脉】

左关沉涩，肝胆郁结；或见沉数，肝胆里热。左寸洪数，木火通明。左尺洪数，木燥水竭。

【肝热痿软之治】

两胁刺痛，清肝顺气饮。筋膜干急，补阴丸。筋急挛蜷，舒筋活络丹。肝肾水虚火旺，家秘肝肾丸。

清肝顺气饮

柴胡　黄芩　山栀　苏梗　青皮　木通　枳壳　甘草

---

① 急：不润泽而干燥。

补阴丸

黄柏　知母　熟地　败龟板①　白芍药　陈皮　牛膝

虎骨　当归

上为末，羊肉为丸。

舒筋活络丹

熟地黄　白芍药　当归　川芎　秦艽　木瓜　米仁

黄柏

等分为丸。

家秘肝肾丸

天门冬六两　生地黄六两　当归身二两　白芍药二两　知母

二两　黄柏二两

上以天冬、生地二味，煎三四次，收为膏，以归、芍、

知、柏四味为细末，打为丸。

脾热痿软

【脾热痿软之症】

唇焦齿燥，口干作渴，肌肉不仁，身重不能转侧，纵缓

不能举动，此《内经》脾热痿弱之症也。

【脾热痿软之因】

或因水饮不谨，水积热生，或因膏粱积热，湿热伤脾，

脾主肌肉，故常不仁，脾主四肢，故常痿软。

【脾热痿软之脉】

六脉濡滞，湿气所伤，若见洪数，乃是湿热；右关主脾，

———————

①　败龟板：中药名，龟甲的别名。出明代李时珍《本草纲目》。有

滋阴潜阳，益肾强骨之功。

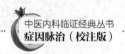

脉弦乃病，弦而大数，脾胃有热。

【脾热痿软之治】

水湿生热者，栀连平胃散、栀连二陈汤。膏粱积热者，川连枳壳汤，或泻黄散。

栀连平胃散

栀连二陈汤　上二方，见脾热肿门。

川连枳壳汤

泻黄散　上二方，见脾实腹胀。

肾热痿软

【肾热痿软之症】

腰骨不举，尻以代踵，脊以代头，足不任地，骨痿不能起于床，此《内经》肾热痿弱之症也。

【肾热痿软之因】

思想无穷，意淫于外，入房太甚，宗筋弛缓；又有远行劳倦，逢大热而渴，阳气内伐，水不胜火，水亏于下，则肾热而骨痿。

【肾热痿软之脉】

尺脉大而虚，肾气不足；尺脉搏而急，肾经火发；尺脉细而疾，肾水干竭。

【肾热痿软之治】

尺脉大而虚，人参固本丸。尺脉搏而急，知柏天地煎。尺脉细而疾，坎离既济丸主之。

人参固本丸　见前精虚三消门。

知柏天地煎　见前肺热痿软。

坎离既济丸

熟地_{四两}　当归_{三两}　白芍药_{三两}　牡丹皮_{三两}　知母_{二两}
天门冬_{四两}　黄柏_{二两}　麦门冬_{四两}

上为细末，玄武胶、鹿角胶等分为丸。

附：筋挛

秦子曰：痿与挛，症形各别，症因相同；症形各别，故
不得不另立一门；症因相同，故法大同而略异。然二症宜合
而互发者也，今立外感二条，内伤二条。

外感筋挛_{寒湿　湿热}

【外感筋挛之症】

素无筋骨挛缩之候，一旦恶寒身痛，手足拘挛，不能转
侧，此外感寒湿筋挛之症也。若发热自汗，口燥咽干，二便
赤涩，此外感湿热筋挛之症也。

【外感筋挛之因】

《内经》云：因寒则筋急。又云，寒则筋挛，此外感寒
湿之邪，而令人筋脉挛蜷者也。又云，因于湿，首如裹，湿
热不攘，则热伤阳明之血，而大筋续短，此外感湿热而筋脉
挛蜷者也。

【外感筋挛之脉】

左脉浮紧，寒湿伤血；右脉浮紧，寒湿伤气；左脉洪数，
湿热伤血；右脉洪数，湿热伤气。

【外感筋挛之治】

左脉浮紧，寒湿伤于太阳者，羌活胜湿汤；伤于少阳者，

柴胡防风汤。右脉浮紧，寒湿伤于阳明者，干葛防风汤、苍术防风汤。若左脉洪数，湿热伤于太阳者，羌活冲和汤、四味舒筋汤，合独活二妙丸；湿热伤于少阳者，小柴胡汤、圣惠方、秦艽汤。右脉洪数，湿热伤于阳明者，二妙丸、神术汤。

羌活胜湿汤

羌活　苍术　防风　白术　泽泻　白茯苓　广皮　甘草

柴胡防风汤

柴胡　防风　羌活　甘草　荆芥　川芎　干葛　广皮

干葛防风汤

干葛　防风　荆芥　羌活　川芎　枳壳　甘草

苍术防风汤

苍术　防风

羌活冲和汤

羌活　黄芩　防风　白芷　川芎　生地　广皮　甘草

四味舒筋汤

独活　当归　苍术　黄柏

独活二妙丸

独活　黄柏

小柴胡汤

柴胡　黄芩　陈皮　甘草

圣惠方

秦艽　柴胡　甘草

秦艽汤

秦艽　防风　柴胡　黄芩　广皮　白芍药　甘草

二妙丸

苍术　黄柏

神术汤

苍术　石膏

内伤筋挛

【内伤筋挛之症】

皮肤干揭，遍身燥痒，手足难于举动，渐至肌肉黑瘦，筋脉挛缩，此肝经血少筋挛之症也。若两足拘紧不能伸，或左右换易作痛，渐至两臂皆缩，此阳明经湿热筋挛之症也。

【内伤筋挛之因】

《内经》云，脉弗荣则筋急。又云，肝主筋，肝气热，则筋膜干，筋干，则筋急而挛。又云，阳明主润宗筋，束骨而利机关，若湿热不攘，则大筋緛短，而筋缩而挛。

【内伤筋挛之脉】

左关细数，肝经血热；左关细涩，血海干枯；右关弦细，阳明血虚；右关数大，阳明湿热。

【内伤筋挛之治】

肝经血热者，知柏四物汤。肝主风，血少风生者，补肝散，合钩藤膏。血海干枯者，补阴丸。若阳明虚者，薏苡仁散，合金银藤膏。阳明湿热甚者，四味舒筋汤。

知柏四物汤　治肝经血热筋挛。

知母　黄柏　当归　生地　川芎　白芍药

补肝散

当归　白芍药　羌活　秦艽

钩藤膏

钩藤　当归　川芎　生地　白芍药

补阴丸　治肝经血枯筋挛

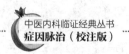
当归　生地　白芍药　丹皮　牛膝　木瓜　龟板　虎骨

羊肉为丸。

薏苡仁散　治肺热痿痹筋挛，兼治阳明湿气。

薏苡仁一斤

焙研末，水调服。

金银藤膏　治阳明经湿热筋挛。

金银藤一斤　秦艽四两　木瓜四两　苍术四两　黄柏四两

四味舒筋汤　治阳明经湿热筋挛。

秦艽　木瓜　苍术　黄柏

家秘清胃汤

升麻　川连　山栀　丹皮　生地　木通　甘草

水煎，以药汁磨生犀角冲服。

家秘舒筋丸

当归二两　白芍药二两　知母二两　黄柏二两　秦艽四两

木瓜四两

上六味研细末。

金银藤二斤　钩藤一斤　天门冬六两　怀生地六两　威

灵仙四两酒浸　何首乌四两蒸

上六味，水煎去渣，收浓膏，拌前末药，打为丸。

桢按：《内经》论痿云，肺热叶焦，则生痿躄①。心气

热，则生脉痿，胫纵②不能任地。肝气热，则筋膜干，筋急

而挛。脾气热，则胃干而渴，发为肉痿。肾气热，则腰脊不

---

① 痿躄（bì 必）：中医病名。即肢体筋脉迟缓，手足痿软无力日久，

不能随意运动而致肌肉萎缩的一种病症。

② 胫纵：小腿痿软无力。胫，小腿；纵：松弛。

举，发为骨痿。又核①上文曰：五脏因肺热相乘而发痿躄，痿皆主于大热，肺热者色白毛败，心热者色赤②脉溢，肝热者色苍爪枯，脾热者色黄而肉③动，肾热者色黑齿槁。又总结上文治痿之法曰，独取阳明。阳明者，五脏六腑之海，主润宗筋，主束骨而利机关。明明④言阳明广纳水谷，饮食热物，必先受之，五脏六腑皆禀气于胃，若肠胃有积热，则阳明受热，肺受火刑，而成痿矣。《原病式》云，手足痿软，非外中于风，乃内热而生，因肺热而血液干燥，不能荣养百骸故也。子和云：痿因肺热相乘于四脏，若作寒治，是杀之也。丹溪云：治痿而得经旨者，千古来惟河间一人。刘宗厚云，痿症《内经》所论至详，奈后代方书，概多差谬，皆因手足瘫痿，有似中风，足躄难行，又似风痹，于是误以中风诸痹治之，遗祸至今。楎按诸公之论，极为正当，但尚未发明《内经》论痿，以阳明积热相传于肺，治宜独取阳明，以澄其源，则不消烁血液，而主润宗筋，能束骨利机关。故下文核明曰：阴阳总宗筋之会，会于气冲，而阳明为之长，属于带脉，而络于督脉，阳明病，则宗筋热而纵，带脉不引而足痿矣。此言膏粱积热，内伤成痿之症，必当独取阳明，而为治痿下手真诀。夫《内经》治病独详于针灸，而针法则曰，虚者当补，实者当取，今言独取阳明者，以痿症乃阳明实热致病耳。然亦不特专务用药，即针取阳明，是亦一法也。再考《生气通天论》云，因于湿，湿热不攘，

----

① 核：仔细对照、查对。
② 赤：此下脱文，《素问·痿论》作"而络"。
③ 肉：此下脱字，《素问·痿论》作"蠕"。
④ 明明：明白。

大筋软短，小筋弛张，此言痿挛之症，不独内伤，也有外感于湿。不攘夺而去之，则湿久变热，热久变燥，燥伤血液，亦成痿挛；申明湿热未变燥热，可用祛湿清热之法；若已成痿挛，亦宜清热润燥，主润宗筋；若误投燥湿，则违悖主润宗筋之经旨。

《内经》又云：膏粱之变，足生大疔。又有能食而渴，则发脑疽。又云，土太过，令人四肢不举，此真膏粱积热，非肝肾经虚。细按诸条，皆五脏生热发毒，手足不举，足躄痿挛，皆因膏粱积热而起，须要清肠胃之积热。然论禁忌燥热之药，即专用滋阴降火，亦非肝肾经虚，而不对病者也。但清肠胃积热，不比他经。他经之热易清，膏粱积热，随清随起。若纵肆口腹，则饮酒焉，酒热上熏于肺矣；厚味焉，膏粱积热矣；即盐从火化，咸味太多，亦能发渴发热。骆龙吉①云：药中肯綮②，若不淡薄滋味，虽日进清热，而积热日生。一寒十暴，吾知其不能万全也。夫膏粱积热，乃油腻荤腥之湿热，若见湿热下泄，则不生疔发毒；若湿热不得下泄，则壅肿而发毒矣。若日久变燥，二便阻涩，则为土太过，手足不举矣。故清除积热，则二便如常。脾胃清和，输化水谷，生精养血，主润宗筋，而利机关。

---

① 骆龙吉：宋代医家，生卒年代不详。著《内经拾遗方论》4卷，注解《内经》所记疾病62种。

② 药中肯綮（qìng 庆）：中医学描述疗效上佳的用语，指用药用到了关键地方。肯綮，指筋骨结合的地方，比喻要害或最重要的关键。

～ 痹 症 论 ～

秦子曰：痹者闭也，经络闭塞，麻痹不仁，或攻注①作疼，或凝结关节，或重着难移，手足偏废，故名曰痹。今列外感四条，内伤八条。

外感痹症

风痹

【风痹之症】

走注疼痛，上下左右，行而不定，故名行痹，此风邪为痹之症也。

【风痹之因】

或元气不充，或病后体虚，或饥饿劳役，风邪乘之，则风痹之症作矣。

【风痹之脉】

或见浮缓，外受风邪；或见浮数，乃是风热；或见浮紧，风寒之别；浮濡而涩，乃是风湿。

【风痹之治】

风寒攻痛，防风汤；表里有邪者，防风通圣散、和血散痛汤、大秦艽汤。风热痛者，四物二妙丸。风湿之邪，苍防二妙汤。

---

① 攻注：相对固定某处发作（疼痛）。

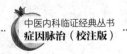
防风汤

防风　当归　赤茯苓　杏仁　秦艽　葛根　羌活　桂枝
甘草

防风通圣散

防风　川芎　当归　白芍药　大黄　薄荷　麻黄　连翘
芒硝　石膏　黄芩　桔梗　滑石　甘草　荆芥　白术　山栀
生姜

和血散痛汤

羌活　升麻　麻黄　桃仁　柴胡　红花　当归　防风
甘草　独活　猪苓　黄柏　防己　知母　黄连

大秦艽汤　治风湿攻走作痛。

羌活　升麻　独活　苍术　防风　威灵仙　茯苓　当归
泽泻　秦艽

四物二妙丸　治风热攻走作痛。

苍术　黄柏　羌活　白芍药　威灵仙　陈皮

苍防二妙汤　治风湿攻走作痛。

苍术　防风

同煎服。

寒痹

【寒痹之症】

疼痛苦楚，手足拘紧，得热稍减，得寒愈甚，名曰痛痹。
此寒邪成痹之症也。

【寒痹之因】

营气不足，卫外之阳不固，皮毛空疏，腠理不充，或冲
寒冒雨，露卧当风，则寒邪袭之，而寒痹作矣。

【寒痹之脉】

脉多浮紧，或见浮弦，或见沉迟，脉若见数，寒郁成热。

【寒痹之治】

寒伤太阳，在营分无汗，麻黄续命汤。伤卫有汗，桂枝续命汤。寒伤阳明，干葛续命汤。在少阳，柴胡续命汤。今家秘立十味羌活汤通治之。

麻黄续命汤　即本方倍加麻黄。

桂枝续命汤　即本方倍加桂枝。

干葛续命汤　即本方倍加干葛。

柴胡续命汤　即本方倍加柴胡。

家秘羌活汤　通治风寒湿三气痛痹。

羌活　防风　秦艽　柴胡　葛根　独活　川芎　苏梗　木通　钩藤

湿痹

【湿痹之症】

或一处麻痹不仁，或四肢手足不举，或半身不能转侧，或湿变为热，热变为燥，收引拘挛作痛，蜷缩难伸，名曰着痹，此湿痹之症也。

【湿痹之因】

或身居卑湿，湿气袭人；或冲风冒雨，湿留肌肉，内传经脉；或雨湿之年，起居不慎，而湿痹之症作矣。

【湿痹之脉】

脉见浮濡，乃是风湿；脉见浮紧，乃是寒湿；脉洪而数，湿热之诊。

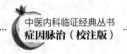
【湿痹之治】

发汗，羌活除湿汤。胸满闷，茯苓汤。风湿，苍防二妙汤。寒湿，术附汤。湿热，苍柏二妙丸。

羌活除湿汤　通治风寒湿热，四气成痹。

羌活　防风　柴胡　独活　苍术　茯苓　泽泻　猪苓　甘草　陈皮　黄连　黄柏　川芎　升麻

茯苓汤　即枳桔二陈汤易赤茯苓。

苍防二妙汤　治风湿成痹。

苍术　防风

二味等分，同煎。

术附汤　治寒湿成痹。

苍术　熟附子

苍柏二妙丸　见前湿热痿。

热痹

【热痹之症】

肌肉热极，唇口干燥，筋骨痛不可按，体上如鼠走状，此《内经》所云阳气多，阴气少，阳独盛①，故为热痹之症。《内经》原有热痹，方书止列三条，误也。

【热痹之因】

阴血不足，阳气偏旺，偶因热极见寒，风寒外束，《内经》云，炅气相搏，则脉满而痛。此热痹所由生也。

---

① 阳独盛：意为阳气亢盛。《素问·痹论》作"病气胜，阳遭阴"，意为（阳盛体质）感受风寒湿邪，邪易从阳化热。

【热痹之脉】

浮大而数，热在经络；沉大而数，热已深入；大数属气，细数者血。寸脉数大，热在于上；尺热数大，热在于下。

【热痹之治】

热在经络者，四味舒筋汤。热已深入，潜行散。气分有热者，苍柏二妙丸。热在血分者，虎潜丸。

四味舒筋汤 治腿足肿痛，脚筋挛缩。

独活　当归　黄柏　苍术

四味等份同煎。

潜行散 滋阴补肾，壮骨健行，此方独胜。

黄柏

一味炒研，水丸服。

苍柏二妙丸 治湿热伤气分者。

苍术　黄柏

二味同研，水丸。

虎潜丸 治湿热入血分者。

龟板胶四两　黄柏四两炒　知母四两　川牛膝二两　熟地黄四两　白芍药四两　当归四两　虎骨骱①一两炙

上为细末，玄武胶溶化为丸。

---

① 虎骨骱（jiè 介）：中药名。即虎骨，可祛风通络，强筋健骨。骱，骨节间相接的地方。

内伤痹症

肺痹

【肺痹之症】

即皮痹也①。烦满喘呕，逆气上冲，右胁刺痛，牵引缺盆，右臂不举，痛引腋下，此肺痹之症也。

【肺痹之因】

或形寒饮冷，或形热饮热，肺为华盖，恶热恶寒；或悲哀动中，肺气受损，而肺痹之症作矣。

【肺痹之脉】

寸口脉涩，责之在肺；或见迟弦，寒饮所伤；或见洪数，乃是伤热；浮迟肺寒；沉数里热。

【肺痹之治】

火热伤肺者，家秘泻白散。肺气受损，肺虚液少，生脉散，加二冬二母。气虚上逆，参橘煎、人参平肺散。

家秘泻白散

桑白皮　地骨皮　甘草　黄芩　石膏　川连

生脉散

人参　麦门冬　北五味

三味同煎。

参橘煎

人参　橘红

---

① 即皮痹也：即皮痹传入肺则为肺痹。出《素问·痹论》："皮痹不已，复感于邪，内舍于肺"。

二味同煎。

人参平肺散

人参　桑白皮　地骨皮　肥知母①　天门冬　橘红
甘草

心痹

【心痹之症】

即脉痹也②。脉闭不通，心下鼓，暴③，嗌干善噫，厥气
上则恐，心下痛，夜卧不安，此心痹之症也。

【心痹之因】

或焦思劳心，心气受伤；或心火妄动，心血亏损，而心
痹之症作矣。

【心痹之脉】

左寸沉数，沉为心痛，数为心热；或散而大，散则失志，
大则失血。

【心痹之治】

心火盛者，导赤各半汤。心神失守者，安神丸。虚弱人，
归脾汤。虚火旺者，天王补心丹。

导赤各半汤

川黄连　甘草　生地　木通　山栀　麦冬　犀角

朱砂安神丸

朱砂　川连　生地　当归

---

①　肥知母：中药材知母的别名。具有清热泻火，滋阴润燥之功。

②　即脉痹也：即脉痹传入心则为心痹。出《素问·痹论》："脉痹不
已，复感于邪，内舍于心"。

③　暴：此下脱文，《素问·痹论》作"上气而喘。"

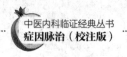

天王补心丹

人参　玄参　丹参　桔梗　远志肉　酸枣仁　柏子仁
天冬　麦冬　五味　当归　生地

肝痹

【肝痹之症】

即筋痹也①。夜卧则惊，多饮数小便，腹大如怀物②，左胁凝结作痛，此肝痹之症也。

【肝痹之因】

逆春气，则肝气怫郁；恼怒伤肝，则肝气逆乱；惊动魂魄，则肝气不宁，皆成肝痹之症也。

【肝痹之脉】

左关弦数，肝家有热；或见沉滞，肝家郁结；或见虚弦，肝家少血。

【肝痹之治】

左关弦数者，泻青丸，或泻肝汤。左关沉滞者，柴胡疏肝散。左关虚弦，逍遥散，或补肝散。

泻青丸

当归　龙胆草　川芎　栀子　大黄　羌活　防风

龙胆泻肝汤　见前肝火胀。

柴胡疏肝散

柴胡　陈皮　川芎　芍药　枳壳　香附　甘草

---

① 即筋痹也：即筋痹传入肝则为肝痹。出《素问·痹论》："筋痹不已，复感于邪，内舍于肝"。

② 腹大如怀物：形容腹部胀大，如妇女身怀六甲一样。《素问·痹论》作"上为引如怀"。

逍遥散

白术　白芍药　当归　甘草　柴胡　陈皮

补肝散

山茱萸　当归　北五味　山药　黄芪　枣仁　川芎　木瓜　熟地　白术　独活

肾痹

【肾痹之症】

即骨痹也[1]。善胀，腰痛，遗精，小便时时变色，足挛不能伸，骨痿不能起，此肾痹之症也。

【肾痹之因】

《内经》云，或远行劳倦，逢大热而渴，水不胜火，则骨枯而髓虚；或不慎房劳，精竭血燥，则筋骨失养，腰痛不举，而肾痹之症作矣。

【肾痹之脉】

两尺细数，或见浮大，肾脉本沉，今反躁疾，水衰火动，肾痹之脉。

【肾痹之治】

远行劳倦者，坎离丸。房劳精竭者，河车封髓丹。肾火上炎者，家秘滋肾丸。真阳不足者，八味丸料，溶鹿龟二胶为丸。真阴不足者，家秘天地煎。

坎离既济丸　见前肾痿。

---

① 即骨痹也：即骨痹传入肾则为肾痹。出《素问·痹论》："骨痹不已，复感于邪，内舍于肾"。

河车封髓丹

天门冬　熟地黄　人参　河车一具

家秘滋肾丸

黄柏二两　知母二两　肉桂二钱

共为细末，玄武胶为丸。

八味丸　即六味丸加肉桂、附子。

家秘天地煎

天门冬　怀地黄　知母　黄柏

四味同煎三次，去渣，冲玄武胶。收膏服。

<h2 style="text-align:center">脾痹</h2>

【脾痹之症】

即肌痹也①。四肢怠惰，中州痞塞，隐隐而痛，大便时泻，面黄足肿，不能饮食，肌肉痹而不仁，此脾痹之症也。

【脾痹之因】

脾为胃行津液，权主磨化，若饮食过多，饥饱失节，则脾气受损，失其健运，而脾痹之症作矣。

【脾痹之脉】

脉见弦滑，脾虚停滞；若见空大，脾胃损伤；若见虚细，脾弱多痢。

【脾痹之治】

脾虚不能磨化，枳术消痞丸。脾有停滞者，保和丸。脾虚失健运之机，四君子汤。大便不实，异功散、参苓白术散。

---

① 即肌痹也：即肌痹传入脾则为脾痹。出《素问·痹论》："肌痹不已，复感于邪，内舍于脾"。

枳术丸

白术　陈枳实

保和丸

山楂　神曲　半夏　白茯苓　莱菔子　陈皮　连翘

四君子汤　见前腹胀。

异功散　即四君子汤加陈皮。

六君子汤　即异功散加半夏。

肠痹

【肠痹之症】

数饮而小便不出，气窒小腹，中气喘争①，时发飧泄，此肠痹之症也。

【肠痹之因】

或饮水太过，或饮食有伤，中气乖张，壅塞闭逆，不得下顺，返而上冲，则喘争；小便不利，水谷混于大肠，则飧泄，此肠痹之因也。

【肠痹之脉】

六脉多弦，寸口脉弦，病在于肺；尺脉弦数，下部有热；左关沉弦，小腹气结；右关沉弦，病在中焦；寸沉尺浮，大肠飧泄；六脉沉迟，真阳内竭。

【肠痹之治】

数饮，病在上，当清肺，知母石膏汤。小便不出，五苓散。气窒小腹，病下，青皮饮。中气喘争，枳壳汤。若有飧

---

① 中气喘争：指胃肠之气攻冲，肠鸣不已。中气，胃肠之气。争，斗争。

泄，当分利阴阳，四苓车前散。飧泄脉迟，异功散，合八味
肾气丸。

知母石膏汤　治上焦消渴。

知母　石膏　麦冬　竹叶　桑白皮　甘草

五苓散　见里热不得卧。

青皮饮

青皮　大腹皮　木通　枳壳　陈皮　白芍药　甘草

枳壳汤

枳壳　苏梗　桔梗　陈皮　甘草

四苓散　即五苓散去肉桂。

八味肾气丸　即金匮肾气丸。

胞痹

【胞痹之症】

即膀胱痹也。小腹胀闭，按之内痛，若沃以汤，清涕上
出，小便下涩，膀胱胀急，此胞痹之症也。

【胞痹之因】

膀胱者，州都之官，津液藏焉，气化则能出矣。其人若
上伤肺气，清化之令不及州都；下伤肾气，开阖之关不利，
而胞痹之症作矣。

【胞痹之脉】

或见沉数，胞中热结；或见沉涩，虚中之热；或见细涩，
气化不及；或见沉迟，阳虚阴结。

【胞痹之治】

脉沉而数者，八正散去大黄。脉虚而数，清心莲子饮。
津液干竭，生脉散。气化不及，补中益气汤。脉沉迟者，金

匮肾气丸。

八正散　见湿热肿。

清心莲子饮

黄芩　麦冬　地骨皮　车前子　石莲肉　人参　黄芪　白茯苓　甘草

生脉散　见前精虚消。

补中益气汤　见虚烦不得卧。

金匮肾气丸　见前肝肾肿胀。

胸痹

【胸痹之症】

即胃痹也①。胸前满闷，凝结不行，食入即痛，不得下咽，或时作呕，此胸痹之症也。

【胸痹之因】

饮食不节，饥饱损伤，痰凝血滞，中焦混浊②，则闭食闷痛之症作矣。

【胸痹之脉】

《金匮》云：阳微阴弦③。又云：寸口脉沉而迟。乃言阳微也；关上小紧数，乃阴弦也。

【胸痹之治】

《金匮》以喘息咳唾，胸背痛，短气，栝蒌薤白白酒汤

---

① 即胃痹也：意指胸痹即胃痹。此说不妥。

② 混浊：指湿邪壅滞。

③ 阳微阴弦：脉浮取而微，主胸阳不足；沉取而弦，主阴邪（水饮、痰涎）盛；邪正相搏，主胸痹心痛。阳微，指浮取而微。阴弦，指沉取而弦。

主之；加以不得卧，心痹彻背者，栝蒌薤白半夏汤主之。若心中痛，留气结在胸，胸满，兼以胁下逆抢心，枳实薤白桂枝汤；后以人参汤补气。若甚而胸中气塞，加以短气，茯苓杏仁甘草汤；后以橘枳生姜汤。胸痹，肢节之筋，有缓有急，米仁附子汤。心中痛痞逆，桂枝生姜枳实汤。以上，《金匮》以寒因主治之法。若热因诸胸痹，则栀连二陈汤、小陷胸汤、川连枳橘汤、加味二陈汤，可以选用也。

瓜蒌薤白白酒汤

瓜蒌实　薤白　白酒

瓜蒌薤白半夏汤

瓜蒌实　薤白　半夏　白酒

枳实薤白桂枝汤

枳实　薤白　桂枝　厚朴　瓜蒌

人参汤

人参　白术　干姜　炙甘草

茯苓杏仁甘草汤

茯苓　杏仁　甘草

橘枳生姜汤

橘皮　枳实　生姜

薏苡附子汤

薏苡仁　熟附子

上二味为末，白汤调服五分。

桂枝生姜枳实汤

桂枝　生姜　枳实

以上八方，《金匮》治寒因痹。

栀连二陈汤　即二陈汤加山栀、黄连。

小陷胸汤

瓜蒌实　半夏　川黄连

川连枳桔汤　即枳桔汤加川连、橘皮，名川连枳橘汤。

加味二陈汤　陶氏治痰结胸痛。

熟半夏　白茯苓　陈皮　甘草　枳实　桔梗　川黄连
瓜蒌仁　杏仁

以上四方，家秘增补，以治热因之痹。

胸痹与胃痛有别，胃痛不因饮食亦痛，胸痹不饮无恙，饮食则痛，而不能下，若论病因，同是痰饮死血，酒食损伤，忧思郁结，究其轻重，则胸痹为重，以胃痛实症居多，实者易平，胸痹起于日久，损伤难治耳。

〜 酸 软 论 〜

秦子曰：酸主乎火，软主乎湿。《内经》云：疼酸惊骇，皆属于火。又云，大筋软短，皆因于湿。详考何经致病，则阳明主多，故治痿独取阳明，以其主润宗筋，束骨而利机关也。谨按阳明经外感，有风湿，有湿温，则令人遍身酸软；阳明经内伤，有痰饮、有湿火，亦令人遍身酸软。其病发作如疟疾之有定期，或一日，或间日而发；若发于寅卯时[①]，乃是肝胆经火；若发于辰巳时[②]，又是太阳经病，二者皆阳

---

① 寅卯时：3—7 时。寅时，3—5 时；卯时，5—7 时。
② 辰巳时：7—11 时。辰时，7—9 时；巳时，9—11 时。

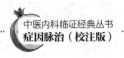
明之兼病也。

外感酸软

风湿酸软

【风湿酸软之症】

头痛额痛，一身尽痛，不能转侧，四肢酸软，骨节烦疼，日晡发热剧者，风湿酸软之症也。

【风湿酸软之因】

或流衍之纪，风雨连绵；或冲风冒雨，阴雨袭人；或乘风露卧，阴湿之邪，传入经络，则遍身酸软之症作矣。

【风湿酸软之脉】

左脉浮大，或反沉伏，太阳风湿；右脉浮大，或反沉伏，阳明风湿；六脉弦大，少阳风湿。

【风湿酸软之治】

头痛身痛，不能转侧，症兼太阳者，羌活胜湿汤，倍加防风、干葛。额痛目痛，鼻干不眠，日晡剧者，阳明经症也，干葛汤，加苍术、防风；发汗已，多汗，加秦艽、木瓜。若时寒时热，少阳见症者，小柴胡汤，加防风、苍术；久不愈者，圣惠方。用柴胡以治肝胆之酸软，重用秦艽而得捷效，以酸软无有不兼阳明者也。

羌活胜湿汤 治太阳少阳湿温。

羌活　防风　柴胡　苍术　川芎　茯苓　猪苓　泽泻黄柏　甘草

干葛汤 治阳明经症。

干葛　升麻　白芍药　甘草

小柴胡汤 见内伤酸软。

圣惠方 治少阳阳明酸软，神效。

柴胡一两 秦艽一两 甘草三钱

原方。

家秘治湿胜，加苍术。有热，加黄柏。有风，加防风。通①加木瓜，以引经，奇验。

湿温酸软

【湿温酸软之症】

头痛项强，骨节烦疼，发热多汗，两胫逆冷，遍身酸软，烦闷引饮，胸满呕吐，此湿温酸软之症也。

【湿温酸软之因】

地之湿气上升，天之热气下降，湿温之气，充塞两间，人为湿热所伤，则酸软之症作矣。

【湿温酸软之脉】

左脉浮数，太阳湿温；右关脉数，阳明湿温；六脉弦数，少阳湿温。

【湿温酸软之治】

头痛项强，骨节烦疼，两胫逆冷，太阳表症也，羌活防风汤；有汗者，合神术汤。发热多汗，烦躁烦渴，阳明经症也，葛根汤，合神术汤。寒热往来，胸满呕吐，少阳经症也，小柴胡合神术汤。阳明少阳合病者，圣惠方绝妙。

羌活防风汤

羌活 防风 甘草 陈皮

---

① 通：通络祛风。

神术汤　通治湿温。

苍术　石膏

干葛汤　见前条。

小柴胡汤　见后痰饮酸软条。

圣惠方　见前条。家秘治酸软要方。

内伤酸软

痰饮酸软

【痰饮酸软之症】

胸次不宽，恶心饱闷，时或四肢重滞，不能举动；或背心一片，冰冷如石，时或间日而发作如疟，此痰饮酸软之症也。

【痰饮酸软之因】

饮食过饱，停积中焦，热气胜则成顽痰结痰，水气胜则成留饮伏饮，聚于胃中，攻注手足肩背，则酸软等症作矣。

【痰饮酸软之脉】

右关脉滑，胃家有痰；左关弦滑，肝胆留涩；脉滑不数，留饮伏饮；脉滑而数，结痰热痰。

【痰饮酸软之治】

右关脉滑，恶心饱闷者，桔梗汤、平胃二陈汤。背心一片如冰者，水煮金花丸。四肢不能举动，便实者，指迷丸。间日发作者，平胃二陈汤。左关弦数，胁下作胀者，胆星汤，有寒热，合小柴胡汤。

桔梗汤

枳壳　桔梗　半夏　陈皮

平胃二陈汤

半夏　陈皮　苍术　厚朴　甘草　白茯苓

水煮金花丸

半夏　胆星　天麻　雄黄

上为细末，白面为丸。

指迷丸

半夏　茯苓　陈皮　甘草　枳壳　玄明粉

胆星汤　家秘治胆火成痰，四肢酸软。

陈胆星　柴胡　黄芩　陈皮　甘草　青黛　海石

小柴胡汤

柴胡　黄芩　陈皮　甘草　人参

积热酸软

【积热酸软之症】

四肢烦疼，时或重滞，手足心时冷时热，或发热如疟，时或清爽，时或倦怠，时或身重，如负重物，小便黄赤，大便乍难乍易，此积热酸软之症也。

【积热酸软之因】

或膏粱积热，湿热甚于肠胃之中；或饮酒使内，热气聚于脾中而不散；或多饮茶汤[①]，水湿久积于内，则成积热酸软之症矣。

【积热酸软之脉】

多见弦数，弦主脾病，数主脾热；右关弦数，肠胃积热；左脉弦数，肝胆之热。

---

① 茶汤：茶水。

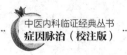
【积热酸软之治】

膏粱积热，栀连二陈汤、清胃汤。热气聚于脾中者，栀连戊己汤。木火乘脾者，龙胆泻肝汤。

栀连二陈汤

山栀　川黄连　陈皮　甘草　半夏　白茯苓

家秘用此方，清胃家痰火；胸前饱闷，加苍、朴。

清胃汤　治胃中有火无痰。

升麻　川黄连　山栀　甘草　丹皮

口干渴，加干葛。唇焦消水，加石膏。

栀连戊己汤

山栀　川黄连　白芍药　甘草

家秘用此方，清脾火，兼清肝火。

龙胆泻肝汤　治肝胆实火。

龙胆草　黄芩　山栀　知母　天门冬　麦门冬　柴胡　人参　甘草　川黄连

酸软瘘挛，病在筋脉。方书以为肝经所主，然细详病情，实阳明经主病者多。以阳明为宗筋之会，主束骨而利机关，且阳明为水谷之海，湿热本于此。湿热在经，未变燥热，湿主乎柔，则发酸软；湿热变燥，则燥主乎刚，燥伤血脉，筋劲脉强。二症起病相同，传变各别，故治法各异。治瘘挛，用清润宗筋，治酸软，主清燥宗筋，家秘平胃散、苍独三妙丸，合圣惠方，治酸软之大法也。

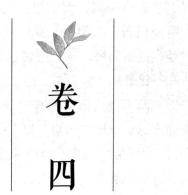

卷

四

～ 疟 疾 总 论 ～

秦子曰：疟疾者，先寒后热，发作有定期，大约巳午未三时①者多。若一日一作，太阳少阳也；间日而作，阳明少阳也。伸欠、恶寒、头痛，太阳也；发热、口渴，阳明也；有寒有热，呕而口苦，少阳也。日中三阳得令，其病即发；日夕三阳时令，退而病解。不比寒热往来，时寒时热，一日二三次发；亦不比暑热之症，热无停止。按《内经》但有巨阳、阳明二经，而不及少阳，然有寒有热，乃是少阳所主，余故补注少阳之脉、少阳之治也。以上三阳经疟易愈。若三日一发，名曰三阴经疟，难愈。今分别外感八条，内伤三条，又三疟三条，游疟一条。

外感疟疾

寒疟 《内经》寒营名寒疟

【寒疟之症】

《内经》云：先寒后热，腰背头项痛，脊膂强，呵欠呻吟，始则寒极而战动，终则大热而汗解，发在午前者，此太阳经疟。若目痛鼻干，寒栗鼓颔，略寒即热，发在午后者，此阳明经疟。以上二条，乃《内经》寒邪伤营，名寒疟之

---

① 巳午未三时：9—15 时。巳时，9—11 时。午时，11—13 时。未时，13—15 时。

症也。

【寒疟之因】

夏伤暑热之气，入于皮肤之内，肠胃之外，营气所舍之处；又值早晚寒冷之邪，外束暑热，至日中阳旺之时，发泄不出，后感寒邪近表，是以先寒；先感暑热在里，是以后热。此先寒后热之疟作矣。

【寒疟之脉】

浮大而紧，太阳之邪；长大洪实，阳明之疟；弦大之脉，少阳之诊。

【寒疟之治】

在太阳者，桂枝羌活汤。在阳明者，桂枝葛根汤。在少阳者，桂枝柴胡汤。三经俱见症者，三方互用。

桂枝羌活汤　治寒伤太阳，寒多热少，无汗寒疟。

桂枝　羌活　防风　甘草

吐者，加半曲。夏秋口渴引饮，加石膏。

桂枝葛根汤　治寒伤阳明，寒多热少，有汗之疟。

葛根　白芍药　桂枝　生姜　甘草

无汗，加防风。头痛，加羌活。夏秋口渴消水，加石膏。

桂枝柴胡汤　治寒伤少阳，寒多热少之疟。

桂枝　柴胡

桢按：前三方，因寒伤之疟，寒多热少，故皆用桂枝。原文曰：夏秋热令，必加石膏；可见热多寒少，脉数口渴者，切不可误用也。

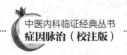

风伤卫疟《内经》亦名温疟①

【风疟之症】

《内经》云：风伤卫气，先热后寒。此言先后者，言多少也，言热多寒少之疟；是以不曰恶寒，而曰恶风、自汗、烦躁、伸欠也。不恶寒，则寒少也；发热直至烦躁，热多也。若头痛背痛，发于午前者，太阳也；目痛鼻干，发于午后者，阳明也；发于寅卯者，少阳也。

【风疟之因】

《内经》云，暑邪既伏，秋气收之，汗出遇风，与卫气并居，阴阳分争，内外相搏，而风邪伤卫之疟作矣。

【风疟之脉】

左脉浮缓，太阳疟也；右脉洪长，阳明疟也；左右皆弦，少阳疟也。

【风疟之治】

疟在太阳有汗，桂枝石膏汤。在阳明，白芷石膏汤。在少阳，小柴胡汤。三阳俱见症者，准绳和解汤。

桂枝石膏汤

桂枝　知母　石膏　黄芩

无汗，加防风。身痛，加羌活、柴胡。

白芷石膏汤　治阳明经温疟。

白芷　石膏　知母

家秘以升麻、葛根，易白芷。恶寒加桂枝。无汗，加防

---

① 《内经》亦名温疟：即《素问·疟论》云："先伤于风而后伤于寒，故先热而后寒也，亦以时作，名曰温疟。"

风、柴胡。身痛，加羌活、独活。

小柴胡汤

柴胡　黄芩　陈皮　半夏　甘草　人参

准绳和解汤　治三阳经寒热之疟。

柴胡　升麻　葛根　羌活　知母　石膏　黄芩　猪苓
山甲　甘草　陈皮　防风

此方，用表药五味，升散表邪，使邪热外发，而恶寒自
已；用寒药三味以清里，使里热得清，而发热自退；用猪苓
分别阴阳；穿山甲以通经络；陈皮、甘草二味，助胃气，升
降诸药，真良方也。

桢按：前二方，因热多寒少之温疟，故以知母、石膏、
黄芩互用；若寒多，则凉药不可用矣。其后和解汤，乃和解
三阳之疟也，仲景治伤寒热病，表症多者，用辛温散表；里
热多者，用寒凉清里；若表里俱见症者，用一半散表、一半
清里以双解之。若痰凝食滞者，兼用化痰消滞之药。可见治
伤寒如是，治疟疾外感症，皆如是也。

阳明瘅疟①《内经》名瘅疟仲景名温疟

【瘅疟之症】

但热不寒，少气烦冤，手足热而欲吐呕，面赤口渴，虽
热已而六脉沉数大者，《内经》名热伤阳明瘅疟之症；仲景

---

① 阳明瘅（dān 单）疟：中医病名。临床以但热不寒为主症，又名
温疟、暑疟、瘅热、阳明瘅热。《素问·疟论》云："其但热而不寒者，阴
气先绝，阳气独发，则少气烦冤，手足热而欲呕，名曰瘅疟。"《金匮要
略·疟病脉证并治》云："温疟者，其脉如平，身无寒但热，骨节烦疼，
时呕，白虎加桂枝汤主之。"

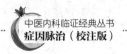

发明《内经》阳明瘅疟，则曰身无寒，骨节疼痛，烦冤时呕，更其名曰温疟是也。

【瘅疟之因】

夏秋暑热之令，热气伤人，《内经》云，阴气先绝，阳气独发，此暑热伤于阳经，阳独用事，毫无阴寒，故名曰瘅热疟也。

【瘅疟之脉】

六脉弦数，少阳有热；若见洪长，阳明有邪；若见沉数，里有热结。

【瘅疟之治】

仲景以脉平者，用白虎加桂枝汤，治太阳阳明；家秘用桂枝黄芩汤；兼治少阳阳明；准绳于风邪疟中，补出三阳和解汤；余于瘅疟中，亦补立三阳和解法也。

白虎加桂枝汤　治但热无寒，骨节疼痛，时呕之疟。

知母　甘草　石膏　粳米　桂枝

桂枝黄芩汤

柴胡　黄芩　人参　甘草　半夏　石膏　知母　桂枝
陈皮

南方热令，多用羌活以易桂枝。

按：此二方，以但热，故用知母、石膏。以骨节烦疼，不得不用桂枝和营卫，通其表里，此治阳明经之疟，又借太阳经之桂枝，以治骨节烦疼，以桂枝与石膏同用，则桂枝借石膏之凉，不碍里热；石膏借桂枝之辛温，亦不碍表寒矣。

湿疟即暑疟

【湿热疟之症】

身体重痛，肢节烦疼，呕逆胀满，胸膈不舒，此湿热疟之症也。

【湿热疟之因】

《内经》云，因得秋气，汗出遇风，及得之以浴，水气舍于皮肤之内，与卫气并居。卫气者，昼日行于阳，夜行于阴，此气得阳而外出，得阴而内薄，内外相薄，则疟日作。

【湿热疟之脉】

若见浮紧，表有寒湿；若见浮缓，乃是风湿；若见弦数，湿而兼热。

【湿热疟之治】

《内经》有其论，仲景无其方，桢意身体重痛，肢节烦疼，脉浮紧者，羌活败毒散。右脉弦长，呕逆胸满者，柴葛平胃散。六脉洪数，湿热者，加味香薷饮，调益元散。

羌活败毒散　治湿疟表邪多有者。

羌活　独活　柴胡　前胡　川芎　桔梗　枳壳　陈皮　甘草

柴葛平胃散　治湿疟胸次①不平②者。

苍术　厚朴　陈皮　甘草　柴胡　干葛

头痛身痛，加羌活。无汗，加防风。

加味香薷饮　治暑湿之疟。

香薷　厚朴　扁豆　甘草　川黄连

---

① 胸次：指胸间，亦指胸怀。
② 不平：不适，欠安。

肺热痹疟

【肺热痹疟之症】

发则阳气盛而不衰，故但热而不寒，令人消烁脱肉。此《内经》肺素有热之痹疟症也。

【肺热痹疟之因】

《内经》云：肺素有热，热盛于身，因有所用力，腠理开泄，风寒舍于皮肤之内，分肉之间，邪盛于阳，不涉于阴，则但热不寒，而肺热痹疟之症作矣。

【肺热痹疟之脉】

寸口洪而数，洪则主阳，数则主热，阳热为患，火来乘金，阴虚阳亢，消烁脱肉，则发痹疟。

【肺热痹疟之治】

古人有论无方，桢意用防风泻白散，以散舍于皮肤之风寒；用石膏泻白散，以治肺素有热；用凉八味丸，滋阴清肺，以治阴虚阳亢，消烁脱肉。

防风泻白散　治风寒舍于皮毛，外束肺热。

即泻白散加防风。

石膏泻白散　治肺素有热，热盛于身。

即泻白散加石膏。

凉八味丸　治阳亢阴虚，消烁脱肉。

即六味地黄丸加知母、黄柏。

肾经疟

【肾经温疟之症】

肌肉消，脑髓烁，先见烦躁发热，躁状畏人，热势稍衰，复返归肾，又见寒候，此肾经冬受风寒温疟之症也。

【肾经温疟之因】

冬受风寒，藏于骨髓，至春阳气大发，邪气不能自出，因遇大暑，有所用力，邪气与汗皆出，从内出外，则始热终寒，乃成肾经疟疾之症矣。

【肾经温疟之脉】

尺脉多弦，弦紧主寒，弦数主热，浮弦外发，沉弦内结。

【肾经温疟之治】

《内经》有其论，无其方，桢意壮水之主，急救其阴，六味地黄汤，柴胡、白芍药、独活、细辛，以乙癸同源，肝肾同治，借滋阴养肾之药，滋阴降火，以治始热，佐以升散之药，升散伏寒，以治终寒，于理可通。

家秘温疟地黄汤 治肾受冬寒，至春夏始发之温疟。

熟地　丹皮　山药　白茯苓　山茱萸　泽泻　柴胡　独活　白芍药　细辛

<h3 style="text-align:center">风发疟 即《金匮》少阳热疟①</h3>

【风发疟之症】

热极生风，消渴易饥，其脉弦数，症兼少阳；《内经》止有巨阳阳明症象，而少阳之疟，惟以三阳俱虚，暗为地步，未曾明示。故仲景特以疟脉自弦弦数一条，发明《内经》内外皆热，喘渴冷饮，以著少阳风发疟疾之症也。

----

① 少阳热疟：《金匮要略》原文无"少阳热疟"提法，系《症因脉治》作者根据《金匮要略·疟病脉证并治》"弦数者多热"经文推演而出。

【风发疟之因】

风属东方甲乙，风能胜湿，风主乎燥，风热之邪，挟少阳木火之势，传入三阳之经，而风发烦渴之症作矣。

【风发疟之脉】

疟脉自弦；弦浮风发，弦数风热，风热交作，故曰风发。

【风发疟之治】

仲景以寒饮食消息①之，止其烦渴，退其风热。今以知母石膏汤，合小柴胡汤治之；大便结者，大柴胡汤下之。

知母石膏汤　治少阳有热无寒，风发瘅疟也。

知母　石膏　粳米　竹叶　干葛　麦门冬　甘草　柴胡　黄芩

水煎，冲梨汁一碗，蔗浆一碗。呕者，加芦根汁。

小柴胡汤　治少阳寒热；胸满心烦喜呕。

柴胡　黄芩　人参　甘草　生姜　半夏

加大枣，水煎，冲梨汁，蔗浆。

大柴胡汤　治疟疾里症急，不得不下者。

柴胡　黄芩　半夏　陈皮　甘草　大黄

细详仲景寒饮食，必是梨汁、蔗浆、瓜汁等，但痰食凝滞于中，不可用，故补出三方治法也。

---

①　消息：消减与增长，引申为调理。

瘴疟①

【瘴疟之症】

疟发之时，神识昏迷，狂妄多言，或声音哑暗，此瘴毒疟疾之症也。

【瘴疟之因】

山岚溪涧之间，湿毒蒸酿之处，瘴气入人脏腑，血聚上焦，败血瘀于心窍，毒涎聚于肝脾，则瘴毒疟疾之症作矣。

【瘴疟之脉】

或大或小，或见沉伏，或见数大，或见沉涩。

【瘴疟之治】

解方宜之毒，消岚瘴之气，治无一定之治，方无一定之方，当随地以措方，随机以应变。古不定方，余亦未补方也。

内伤疟疾

牝疟②

【牝疟之症】

即痰饮之疟，先寒后热，寒多热少，胸前满闷，欲吐不吐，此涎饮牝疟之症也。

---

① 瘴疟：中医病名。指因感受山岚瘴气而发的一种疟疾。《诸病源候论》云："此病生于岭南，带山瘴之气。"《景岳全书》云："南方岚湿不常，人受其邪而致病者，因名瘴疟。"

② 牝（pìn 聘）疟：中医病名。疟疾之多寒者，多因阳虚阴盛，感阴湿之邪所致。出《金匮要略·疟病脉证并治》："疟多寒者，名曰牝疟，蜀漆散主之"。

【牝疟之因】

风寒之邪，伏于心胃界分①，不得外出，凝结痰涎作患，则胸满恶心之疟作矣。

【牝疟之脉】

脉多弦滑，弦主乎疟，滑主乎痰；滑数热痰，沉弦饮结，气口沉实，食痰兼杂。

【牝疟之治】

仲景治以蜀漆散、牡蛎汤，今予推展二条，海石二陈汤、常山草果饮。

蜀漆散　仲景治牝疟原方，表无寒邪者。

蜀漆　云母　龙骨

牡蛎汤　仲景治牝疟原方，表有寒邪者。

牡蛎　麻黄　甘草　蜀漆

四味，以水先煮蜀漆、麻黄，去上沫，纳诸药煮，取温服，若吐则勿更服。

海石二陈汤　家秘痰疾常方。

海石　半夏　陈皮　甘草　白茯苓

胸前饱闷，加草果、苍术、厚朴、枳壳。恶寒头疼，加羌活。

常山草果饮　家秘治食痰之疟。

常山　草果　半夏　陈皮　厚朴　熟苍术　甘草

饱闷作痛，加炒莱菔子。腹痛，加枳壳。

---

① 界分：人体心胃之间的部位。

疟母[1]

【疟母之症】

即痰血疟癖也。疟久不愈，胸腹胁肋，有癥瘕痞癖，为患不瘥，此疟母之症也。

【疟母之因】

邪干脏腑，凝结痰血，假物成形，凭陵为患[2]，则疟疾不瘥，而成疟母之症矣。

【疟母之脉】

或牢或结，或见沉弦，或见沉滑；沉弦疟邪，沉滑痰结；沉实食积，沉涩血结。

【疟母之治】

仲景用鳖甲煎丸、疟母丸、陶氏加味二陈汤。

鳖甲煎丸 仲景原方。

鳖甲 乌扇[3] 黄芩 柴胡 鼠妇[4] 干姜 大黄 芍药 桂枝 葶苈 石韦 厚朴 丹皮 瞿麦 紫葳 半夏 人参 䗪虫 阿胶 蜂窠 赤硝 蜣螂 桃仁

加味二陈汤 即二陈汤加常山、草果、海石、瓦楞子。

---

① 疟母：又名劳疟。指久疟不愈，顽痰夹瘀，结于胁下，形成癥块。出《金匮要略·疟病脉证并治》："此结为癥瘕，名曰疟母"。

② 凭陵为患：凭借（痰血）形成祸患。凭陵，凭借，依仗。

③ 乌扇：中药名。为射干的别名，有清热解毒、消痰利咽之功。

④ 鼠妇：中药名。为鼠妇科动物平甲虫的干燥全体，有破血利水、解毒止痛之功。

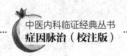

<h1 style="text-align:center">食积疟<small>即胃疟</small></h1>

【食积疟之症】

胸膈不利，噫气吞酸，临发胸前饱闷，呕吐不宁，多发午后未申之时，此食积疟之症也。

【食积疟之因】

饮食过饱，停积中宫，或痰或饮，互相交结，偶遇六淫之邪，内外交争，而食积疟之症成矣。

【食积疟之脉】

滑实停滞，滑数兼热，右手弦滑，痰食之诊。左手弦滑，疟邪尚结。

【食积疟之治】

草果饮、清脾饮、枳术汤、香砂平胃散、海石二陈汤、常山饮。

草果饮

治寒疟初愈，服此进食理脾。

草果　紫苏　川芎　青皮　白芷　甘草　生姜

气不顺，加熟砂仁。胸前饱闷，加枳壳。

清脾饮　治食滞太阴，脾有痰饮，寒热发疟之症。

青皮　厚朴　白术　草果　柴胡　黄芩　茯苓　半夏甘草

加生姜、大枣。寒热，加柴胡。恶寒发热，加羌活。口干，加知母、葛根、天花粉。

枳术汤　治食积成疟之方。

枳实　白术

胸前饱闷，加草果、厚朴。呕，加陈皮、半夏。

香砂平胃散 治食积胃家成疟之症。

藿香　苍术　厚朴　甘草　熟砂仁

呕，加葛根、半夏。

海石二陈汤 治中脘有痰之疟。

海石　陈皮　甘草　白茯苓　熟半夏

常山草果饮 治痰积中脘，胸满不食，呕吐不饥，胃家
痰实之疟。

常山　草果　半夏　陈皮　茯苓　苍术　厚朴　甘草

三疟

【三疟之症】

三阴经疟也，发于子午卯酉日者，少阴疟①也；发于寅
申巳亥日者，厥阴疟②也；发于辰戌丑未日者，太阴疟③也。
以其间两日而发，故名三疟症也。

【三疟之因】

三阴经脏气不和，六淫之邪，得以外入；阴经属脏，脏
主乎里，而三日一发。如阳经之疟，邪气初入太阳，其经主
表，其位主外，是以一日一发。若入阳明少阳，则在肌肉之
内，其经稍深，其发渐迟，是以间日而发。今乃邪入三阴，
其经深，其发迟，是以三日一发也。

---

① 少阴疟：《素问·刺疟》："足少阴之疟，令人呕吐甚，多寒热，
热多寒少，欲闭户牖而处，其病难已。"

② 厥阴疟：《素问·刺疟》："足厥阴之疟，令人腰痛少腹满，小便
不利如癃状，非癃也，数便，意恐惧气不足，腹中悒悒，刺足厥阴。"

③ 太阴疟：《素问·刺疟》："足太阴之疟，令人不乐，好大息，不
嗜食，多寒热汗出，病至则善呕，呕已乃衰，即取之。"

【三疟之脉】

弦数多热，弦迟多寒；弦滑者痰，弦涩者血；弦细者虚，弦大者实，左脉弦大，表邪之别。

【三疟之治】

疟在太阴经，加减白术膏；在少阴经，加减地黄汤；在厥阴经，加减逍遥散。又有何首乌四味截疟汤、当归补血汤，乃通治三疟之方也。

加减白术膏　此治太阴经疟。

白术　当归　黄芪　柴胡　芍药　何首乌　陈皮　炙甘草

加大枣肉，同煎，取膏。

恶寒，加羌活、升麻。热多加山栀、黄芩、知母。寒多，加生姜。有痰，加半夏。口渴，加干葛。日晏一日，加升麻。

加减地黄汤　治少阴经疟。

熟地黄　牡丹皮　白茯苓　山茱萸　山药　泽泻　柴胡白芍药

热多，加山栀、知母、黄柏。寒多，加羌活、独活。

加减逍遥散　治厥阴疟。

当归　白术　柴胡　陈皮　白茯苓　丹皮　甘草　山栀白芍药

热多，加黄芩。寒多，加生姜。恶寒，加羌活、升麻。

四味截疟汤　治一切诸疟。

何首乌五钱　羌活二钱五分　山楂肉一钱二分　青皮七分

上合煎，露一夜，临发日五更温好，向东南服之。

当归补血汤　家秘治三阴久疟不愈。

当归　黄芪　柴胡　白芍药

桢用此方，治三阴经血虚之疟，当归补血汤加柴胡、芍药，以定寒热。此方不独治疟，并治一切血虚发热，但邪盛者不可用。

游疟

【游疟之症】

先起三疟，后又加一发，连发两日，只停一日，如少阴经子午卯酉日之疟，至明日辰戌丑未，又加一发，此少阴之疟，余邪游入太阴。又如辰戌丑未之疟，至明日寅申巳亥，又加一发，此太阴之疟，余邪游入厥阴，故曰游疟之症也。

【游疟之因】

其血气亏损，脏气不足，外邪客阴经，三疟乃作。若疟邪充盛，则游溢他经，故连发二日，止停一日，俗名游疟也。

【游疟之脉】

脉多细数，或见沉细，或见虚大，或见弦滑，或见沉伏。

【游疟之治】

先治本经见症。如厥阴之疟，先以加减逍遥散，加升麻、柴胡；少阴之疟，加减地黄膏，加升麻、柴胡；太阴之疟，以加减白术膏，加升麻、柴胡。提①还②本经，则所游之经自退。古方皆不分经络，辄以补药混投，未当。诸方俱在前三疟症中。

加减逍遥散　方见三疟。

---

① 提：提升。

② 还（hái孩）：更加。

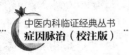
加减地黄膏　方见三疟。

加减白术膏　方见三疟。

人伤风寒，则恶寒发热，若得汗出，则邪散身凉而愈。今疟疾始而恶寒，继而发热，继而汗出身凉而愈；但愈后或一日，或间一日，至其时而仍发者何也？以其不比暴感之症，但伤肌表，疟疾之邪，渐积而成。已经伤里，非一寒热汗出所能了其局。至外邪深伏，则为三疟，不论日数，但看病邪若何，如发时先见恶寒足冷，此太阳之邪伏于阴分，宜以羌独败毒散，重加当归、芍药，提其血分之伏邪外解；若久病人虚，略加人参于羌独方中，则邪易散；若见胸前饱闷，则兼痰食，加半夏、厚朴、青皮、槟榔、山楂同煎，临发清晨服；若发时先见胸前饱闷呕恶，此名痰疟，用家秘草果饮，消积化痰；若见恶寒，加羌独、升麻，引拔内伏之邪外出，此治疟之真诀。不独三疟，凡疟皆要散邪去根，从来治三疟不效者，以其未得治伏邪之法，不得拔去病根，反用补塞闭窍，遂至饮食阻滞，变肿变胀；不知疟症不愈，皆因痰结中焦，荤腥不忌，早服补药所致。余以散邪消滞补虚前后次序而用，以见治疟妙法，先去病邪，然后补元者。例如外感痢久不愈，非补塞太早，即是失散表邪；内伤痢久不愈，非补塞太早，即是失戒荤腥生冷故也。夫不思饮食，而疟不愈，宜消其痰食，胃气清和，而热自除，人人知之，能食而发热不除，禁其饮食，不助热邪，而热自减，人所不知也。此法不独疟疾，凡是热病及膏粱积热痔火，皆如是者。

附：诸贤论

王节斋云：夏秋暑湿热三气，伤于阳明胃家，轻者即发为疟等症，重则伏而不发，积久则发外感热病。若伤阳明大肠，轻者即发霍乱泄泻之症；重则伏而不发，煅炼煎熬，而发赤白痢下矣。又云：疟是暑风之邪，治法宜发散，又须分别阴分、阳分，以及新久。新发者宜散表；久病宜扶正为主；虚人不可过服克削。若阳分气疟，多汗，用黄芪、人参、白芍药以敛之；无汗，用柴胡、苍术、葛根、羌活、黄芩以发之。若阴分血疟，多汗，用当归、白芍药、熟地黄、黄柏、黄芪以敛之；若无汗，用柴胡、苍术、川芎、红花、升麻以发之。

桢按：此皆言内伤疟也。若外感气分疟，多汗，当用桂枝、石膏等以止之；无汗，当用麻黄、川芎、红花、当归等以发之。薛立斋云：疟疾皆因先伤于暑，次感于风，客于营卫之间，复感风寒，闭而不出，舍于肠胃之外，与营卫并行，昼行于阳，夜行于阴；并则疟作，离则病退；邪并于阴则寒，邪并于阳则热；邪在表属太阳，则日作；邪稍传内在阳明少阳，则间日作；若深入三阴，则三日一作；邪走血分，则日晏①作；邪走气分，则日早作。《准绳》云：仲景、易老②治疟之法，用于外因暑邪，病在盛热之时为宜；若深秋凄清之候，与七情痰食诸条，尚未尽备，故又广诸治法。然暑月之

---

① 日晏：日暮。
② 易老：即金代医家张元素。字洁古，易州（今河北省易县）人，后人又称其为易老。

疟，必脉浮恶寒、无口渴里热，方可用麻、桂、羌活等表药；脉洪数长实，无表邪，有里热，方可用白虎等凉药；脉沉实，有便闭腹痛里实症者，方可用大柴胡、承气等下药；若脉细缓芤微，四肢倦怠，得之伤暑伤热，宜以清暑益气汤、十味香薷饮治之，虽人参白虎，尚不可用；若内外俱热，引饮自汗，热退后，其脉洪实如旧，即处暑后，单进白虎何害！又曰，溽暑时行①，疟发时，恶寒虽甚，然实系热邪，再无虚寒之理，《经》云：阳并于阴，则阴实而阳虚，阴实者，言邪在于阴，非阴气虚也；阳虚者，言阳邪内陷，非阳气虚也。如阳明虚则寒栗鼓颔，太阳虚则腰背头项痛，三阳皆虚则遍身骨节俱痛。此之谓寒，乃阴阳交争互作之寒，非真寒也。方用柴胡、升、葛、羌、防，以升举阳气之随邪陷入阴中者。使之返还阳分，则恶寒自已，以当归、红花引入血分，又以猪苓分利阴阳，使其不复陷入阴中，一剂可愈矣。若寒一阵热一阵者，方用柴、葛、羌、防，以升举阳气，使恶寒自已；又以石膏、知母、黄芩，清其里分之热，使其发热自除，更以穿山甲穿通经络；以猪苓分别阴阳，不使交并，复以甘草和之，一剂而愈矣。尝考本草，知母、草果、常山、乌梅、槟榔、山甲等，皆言治疟。以知母性寒，入足阳明，治独盛之火热；草果性温，入足太阴，治独盛之恶寒；二经合和，则无阴阳交错之患，是以为君。常山吐胸中结痰，以定寒热为臣，乌梅、槟榔，除痰癖破滞气为佐，穿山甲出入阴阳，穿通经络为使。甘草和诸药，此方乃脾胃家有郁痰伏饮者，用之收功。

---

① 溽暑时行：盛夏时节发生的流行性疫病。溽暑，指盛夏气候潮湿闷热。

〜 痢 疾 论 〜

秦子曰：痢疾之症，便下脓血或赤，或白，或黄，或三色杂下，里急后重，欲便而不得便，既便而复登厕，逼迫恼人。若但泻水谷，不滞脓血，此名水泻，而非痢疾矣。痢疾要分外感内伤，天行自感。盖夏秋外感时行之痢，手足阳明肠胃二经主病者也。三时内伤，一人独病之痢，三阴脾肾主病者也。从来前书，混而立论，未曾分别。故余详别外感四条，内伤三条，休息痢二条。

外感痢疾

寒湿痢

【寒湿痢之症】

初起恶寒发热，身痛头疼，呕吐不食，不作渴，痢下脓血，或下黑水，腹反不痛，谨察时令，无湿热燥热，但有阴寒雨湿，此寒湿痢也。身痛头疼，感于太阳；呕吐饱闷，感于阳明；寒热往来，感于少阳。三阳不解，传入于里；在伤寒曰传经之邪，在痢疾曰风邪内缩，从阳经传入于里之症也。

【寒湿痢之因】

寒水湿土之政，流衍卑监①，寒湿时行，内气不足；乘

---

① 卑监：土运不及之意。出《素问·五常政大论》：帝曰：其不及奈何？岐伯曰：木曰委和，火曰伏明，土曰卑监，金曰从革，水曰涸流。

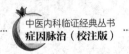

虚感入，郁遏营卫，卫郁营泣，内传肠胃，则水谷不化，气血与糟粕互相蒸酿，而痢下赤白之症作矣。

【寒湿痢之脉】

左脉浮紧，太阳寒湿；右脉浮大，阳明寒湿。寒湿内伏，脉乃沉紧；若是少阳，脉见弦紧。

【寒湿痢之治】

身痛发热，脉浮紧者，宜用败毒散，辛温散表。呕吐饱闷，脉长者，干葛平胃散，和胃宽胸。小水不利者，散表利湿，五苓散；不比燥热痢，禁利小便；又不同燥热痢，妄用大黄；又不可同湿热痢，误用川连。若寒凉太早，则寒湿不散，抑遏内缩，传入于内，仍要先治外邪，使之从表而出，故寒湿痢必要先用表散者也。

败毒散　治风寒湿痢。

人参　羌活　独活　川芎　柴胡　前胡　陈皮　桔梗

无汗，加防风。胸满，去人参，加枳壳。若饱闷不食，呕吐恶心，此兼阳明胃病，加后方平胃散，家秘名败毒平胃散。

干葛平胃散　治寒湿痢胸满。

干葛　苍术　厚朴　广皮　甘草

寒热，加柴胡。头痛身疼，恶寒，加羌活。若恶寒身痛，头疼发热，此兼表邪者也，加前方败毒散，家秘名平胃败毒散。

五苓散

白术　猪苓　泽泻　桂枝　白茯苓

积痢不必利小便，今因湿痢，且五苓中有桂枝。

湿热痢

【湿热痢之症】初起先水泻，后两三日，便下脓血；湿气胜，腹不痛；热气胜，腹大痛；肛门重滞，里急后重，此外感湿热症也。若呕吐不食，目痛口渴，湿热伤阳明也。恶寒发热，身痛头疼，湿热伤太阳也。寒热往来，胁痛口苦，湿热伤少阳也。如三阳不解，则湿热内陷，传里而成痢矣。

【湿热痢之因】

湿土之年，君相二火行令，天之湿气下临，地之湿气上升，当长夏火令司政，人在气交之中，受其蒸酿，则日饮水谷，不能运化，与天行湿热之气，互相郁蒸，则成赤白深黄三色之积。湿郁主痞，反似其燥，而里急后重、努责①不宜之症作矣。

【湿热痢之脉】

脉必数大，浮数表热；沉数里热。表热宜汗，里热宜下。洪大伤气，细数伤血。

【湿热痢之治】

若恶寒头痛，身热有表邪者，荆防解毒汤解表；如无表邪，当清里，腹痛后重，酒煎大黄汤、黄连枳壳汤、香连丸、六一散、八正散、通苓散，分利等药。古人云，湿热下结，分利甚捷，不比燥热痢，禁发汗利小便者，当遵流湿润燥之法。凡下痢红积而腹不痛者，湿伤血分也，宜服河间黄连汤。

荆防解毒汤 治湿热痢初起，表未解者。

荆芥　防风　薄荷　连翘　枳壳　桔梗　木通　甘草

---

① 努责：指大便时腹部用力。

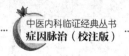

加淡竹叶。

如有太阳症，加羌活。阳明症，加干葛。少阳症，加柴胡。湿气胜，腹不痛，加川芎、苍术。热气胜，腹大痛，加川连、枳壳。

酒煎大黄汤　治湿热痢无表邪者。

川大黄

酒煎，去大黄，服酒。

黄连枳壳汤　治湿火伤于气分。

川黄连　枳壳　陈皮　甘草

香连丸　治湿火伤气分下痢。

川黄连　木香

如肛门后重，加枳壳。小便不利，加滑石。呕吐，平胃散各半服之。

六一散

滑石　甘草

八正散

瞿麦　滑石　山栀　木通　甘草　车前子　泽泻　赤苓

加淡竹叶。

通苓散　治湿热结于膀胱，小水不利之症。

麦门冬　淡竹叶　车前子

河间黄连汤　治下痢血积，腹反不痛，湿热伤于血分者。

川黄连　当归　甘草

此方用当归，似治燥伤血分矣；不知用川连者，乃治湿火也；加当归，不过引川连以入血分耳。若是燥火，当用大黄润燥之药，岂用川连苦燥之药乎。同一火痢也，当分燥湿；同一湿火之痢也，当分伤气伤血。如湿火伤气分，则用香连丸；湿火伤血分，则用河间黄连汤。余以大黄枳壳汤，治燥火伤气分之痢，用大黄当归汤，治燥火伤血分之痢，桢岂无师臆见①哉。盖因湿火伤于气分，则煅炼而成白积②，故用川连枳壳汤；湿火伤于血分，则煅炼而成血积，故用川连当归汤。

燥热痢

【燥热痢之症】

内热烦躁，口燥舌干，腹痛频并，脓血稠黏，枯涸难下，肛门热痛，小便全无，夜卧不宁，此燥热痢症也。如口渴唇干，燥伤阳明也；热结膀胱，燥伤太阳也；寒热口苦，燥伤少阳也。

【燥热痢之因】

燥火之年，赫曦流涸，时当夏秋，丙丁用事③，膀胱壬水，已绝于巳④；肾家癸水，又绝于午⑤，子令母虚，则庚辛肺与大肠，互相交困，金不生水，反现燥金之火，燥火伤气，则气液凝聚而成白积；燥火伤血，则血液凝聚而成赤积；气血俱伤，则成赤白之痢矣。

【燥热痢之脉】

脉必洪数。浮数伤表，沉数伤里；洪数伤气，细数伤血；浮沉皆数，气血皆伤。

---

① 无师臆见：形容意见不一致。
② 白积：白痢。
③ 丙丁用事：喻燥火之年、夏秋之月丙丁火气太过。
④ 巳：在五行属火。巳月为夏季四月，正当南方火热之气当令。
⑤ 午：在五行属火。午月为夏季五月，正当南方火热之气当令。

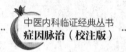

【燥热痢之治】

燥伤血分者，当归大黄丸散热清燥；次用当归银花汤，润燥滋燥。燥伤气分者，枳壳大黄汤，合益元散；燥热退，一味生津养血，不比湿热痢，可用香连丸苦燥于前；又不可用五苓散、白术散，燥脾于后。此症禁发汗、利小便、燥脾三条。河间云：下痢红积，腹中痛甚，乃燥热伤气血也，以芍药黄连汤治之，则知古人已发燥火痢矣，非桢之杜撰也。

当归大黄丸 治燥伤血分，下痢赤积，腹中作痛。

当归　大黄

应急下者，合天水散；应缓下者，合戊己汤。

当归银花汤 治燥火伤血，凉血润燥。

当归　银花　生地　生甘草

枳壳大黄汤 治燥伤气分，下痢白积，腹中作痛。

大黄　枳壳　桔梗　甘草

益元散 即六一散。

河间芍药黄连汤 治燥热气血两伤，下痢腹痛者。

当归　大黄　甘草　赤芍药　川黄连

气滞者，加木香、槟榔。

疫痢 有外感无内伤

【疫痢之症】

长幼相似，沿门合境，一齐发作，下痢脓血，或下纯血，或下黄水，或下紫血水，身热头痛，胸满不食，此疫痢之症也。

【疫痢之因】

运气所主，或流衍之纪，雨湿连绵，寒水时行；或二火司政，赫曦行令，湿热大作；或燥金行令，燥火时行，三者皆成疫毒症，此所谓天行病也。

【疫痢之脉】

寒湿所伤，脉多濡散，或见微迟，或一手脉伏，脉若洪数，湿热之邪；脉若躁疾。燥火之诊。

【疫痢之治】

寒湿脉微者，人参败毒散。脉伏者，升麻葛根汤，以升阳发散，则脉自起；若早用凉药则疫毒内伏，胸次不舒，而脉愈不出矣。待表邪已散，然后分湿火燥火治之。湿热脉洪，香连丸、六一散；满闷不舒，香连平胃散。燥火脉数，当归银花汤，调六一散，送下当归大黄丸。

人参败毒散

羌活　独活　柴胡　前胡　川芎　人参　甘草　枳壳桔梗　白茯苓

升麻干葛汤

升麻　干葛　甘草　白芍药

香连丸

川黄连　木香

香连平胃散

川黄连　木香　熟苍术　厚朴　陈皮　甘草

当归银花汤

当归　生地　甘草　银花

当归大黄丸　见前躁火痢门。

以上三阳之症，系外感，故与内伤诸痢不同。内伤痢，身热脉大者死；外感痢，身热脉大者吉，沉细虚小者凶，此脉不同也。内伤痢，其来也缓；外感痢，其发也暴，此症之不同也。外感三阳之痢，久则亦入三阴，然肠胃之热，传入三阴者，经虽属阴，症则属阳。如太阳之邪，或传少阴；阳明之邪，或传太阴；少阳之邪，或传厥阴；此外感三阳不解，阳邪传入阴经之痢，非内伤痢阴经自病也。前书从未发明，惟刘河间治厥阴动而泻痢，寸脉沉而迟，手足厥逆，甚则下部脉不至，用升麻葛根汤、小续命汤法，云此表邪缩于内，故下痢不止，当散表邪，布于四肢经络，外泄其表邪，则脏腑自安。后喻嘉言用败毒及柴胡汤，皆得此旨。故治痢必要分外感内伤，在表在里。无表邪，单是里症，可用清利之药；若有身热恶寒，头痛胸满等表症，当散表邪，不可清凉顺下，此治外感痢要诀也。若疫痢，则时行之毒，更宜散邪，故败毒散为疫痢首方耳。夏秋雨湿伤表，治宜辛散，世多忽之，故余加意焉。

内伤痢疾

七情痢

【七情内伤痢之症】

初起先见饮食难化，后复大便不实，时常清泄，久久不愈，渐下脓血，宛似外感湿热痢，先水泻，复便脓，但病来迟缓，与外感暴发为异。此即方书所谓脾泄痢，《内经》所谓脾邪传肾，为贼邪症也。

【七情内伤痢之因】

忧愁思虑则伤脾，脾阴既伤，则转输失职，日饮水谷，不能运化，停积肠胃之中，气至其处则凝，血流其处则泣，气凝血泣，与稽留之水谷互相交固，则脾家壅滞，而贼邪传肾之症作矣。

【七情内伤痢之脉】

脉必重虚，虚大伤气，虚细血亏。虚缓者生，弦大者死；弦而有胃，尚可挽回；弦多无胃，必死不活。

【七情内伤痢之治】

宜先用楂术膏，兼补兼消，助脾化积；次用参苓白术散，补脾固本。久泻不止，元气下陷，用补中益气汤；久泻虚寒，用理中汤、归脾汤治之；滑泄不禁，加固涩，切不同外感痢，误用寒凉克削；又不可补涩太早，因此症虚中有滞，补涩太早，反助病气矣。如肾阳不足，见阴冷之症，用肾气八味丸；如肾阴不足，见虚热燥候，六味丸与白术散，朝暮对服①。

楂术膏 治脾虚多食，停积成痢之症。

白术 楂肉 陈皮 甘草

煎膏服。

参苓白术散 补脾实脾，虚痢方中必用。

人参 白术 茯苓 甘草 山药 薏苡仁 桔梗

加莲肉、扁豆。

补中益气汤 治脾元虚弱，久泻下陷之症。

人参 白术 黄芪 当归 陈皮 炙甘草 升麻 柴胡

久滑不止，加诃子、肉果。家秘加茯神、枣仁，以治久泻伤阴，不得安卧之症，即合归脾汤。

理中汤 治虚寒泻痢。

人参 白术 炮姜 甘草

寒甚，加附子。有热，加川连。

---

① 朝暮对服：（两方）早晚配合服用。

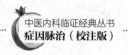
归脾汤

人参　白术　黄芪　枣仁　远志　白茯神　木香　甘草

家秘加升麻、柴胡，以治元气下陷之痢，即合补中益气汤。

八味丸　补真阳不足，益火之原，以生脾土。

即六味丸加肉桂、附子。

劳役痢

【劳役痢之症】

起于大劳之后，下痢纯血，或腰背作楚，胁肋作痛，四肢倦怠，嗜卧减食，节劳稍缓，劳重即发，此劳役痢症也。

【劳役痢之因】

起居不谨，劳役无度，或饥饿不节，负重远行，营伤卫损，则血下溜大肠，而劳役内伤之症作矣。

【劳役痢之脉】

必见虚损，虚数伤血，虚大伤气；虚缓者生，数实者死。

【劳役痢之治】

先用当归活血汤，生新去旧；后用当归补血汤，调养气血；气血和平，用补中益气汤、归脾汤，扶元保本，切不可兜涩太早，又不可误用苦寒。

当归活血汤

当归　红花　桃仁　楂肉　甘草　牡丹皮

血寒，加黑炮姜，见黑即止。血热，加黑山栀，世人但知见黑即止，当明血寒血热之别。

当归补血汤

当归身　黄芪

筋脉痛，加秦艽、续断。中气弱，加人参、白术。气满，加陈皮、木香。

补中益气汤　见前节七情内伤痢门。

归脾汤　见前七情痢门。

饮食痢

【饮食内伤痢之症】

胸前饱满，不思饮食，腹痛胀满，或泻下飧馊，久久不愈，或下脓血，痛而欲痢，痢后稍减，或饮食太过，即发积痢。又有食积下痢，痢下纯血，如肠风血者，凡此饮食内伤痢也。

【饮食内伤痢之因】

胃强脾弱，过食伤脾，损伤肠胃，气凝血泣，停积于中，与损伤之血，互相胶结，结久不愈，而成赤白之积，此饮食内伤痢也。

【饮食内伤痢之脉】

多见滑大，或见弦紧，滑大实积，弦小虚滞。

【饮食内伤痢之治】

先用胃苓散，健脾消积，后用四君子汤、异功散等以养脾。切不可补涩太早，又不可妄用苦寒；必要认真是膏粱积热，方用三黄丸清利之；若系冷食伤脾，则五积散亦当用也。刘河间云，食入即泻，胃有宿食，胃满无余地，故即泻也，枳实汤、家秘消积散治之。酒入即泻，肠胃积热，胃热之甚，见酒性之热，乃寻窍下泄也，干葛清胃汤主之。若饮食伤脾，久利纯血，家秘独圣散。

胃苓散

陈皮一两　苍术一两　厚朴五钱　甘草二钱　猪苓五钱　白

茯苓_{一两}　泽泻_{五钱}　白术_{一两}

家秘去猪苓、泽泻，加山楂、神曲各一两。

四君子汤

白术　人参　白茯苓　炙甘草

异功散

白术　人参　真广皮①　炙甘草　白茯苓

积气未尽，加楂肉。腹痛，加木香。口渴，加干葛。发热，加柴胡。

以上三法，治脾虚成积之痢。

三黄丸　治膏粱积热。

大黄　黄芩　黄连

气滞，加木香。

五积散　治寒积泻痢。

苍术　厚朴　陈皮　甘草　干姜　桂心　半夏　枳壳

枳实汤　治肠胃停食。

厚朴　陈皮　麦芽　陈枳实

家秘消积散　治饮食伤脾，积痢不止。

苍术　厚朴　陈皮　甘草　神曲　红曲　山楂　鲜麦芽

干葛清胃汤

干葛　升麻　甘草　山栀　生地　川黄连　牡丹皮

以上五法，治食伤成积之痢。

家秘独圣散

山楂肉一斤，研细末，滚白汤调服，服完即愈。

---

① 真广皮：中药名。广陈皮的一个分支。

外感休息痢

【外感休息痢之症】

暴发热痢而起，后乃久久不愈，或暂好一月半月，旋复发作，缠绵不愈，积滞不除，此外感休息痢症也。

【外感休息痢之因】

外感六淫之邪，以成痢疾，或失于解表，或寒凉抑遏外邪，或早食膏粱助其邪热，或补涩太早，邪伏肠胃，则成休息之痢矣。

【外感休息痢之脉】 脉若见涩，气凝积滞；或见沉滑，食积未彻；或见沉数，内有积热；或见沉弦，脾伤气血。

【外感休息痢之治】

脉涩滞者，和气四七汤。脉沉滑者，行积香连丸。脉沉数者，泼火散。脉沉弦者，助脾消积，枳术汤，合保和丸。久痢不止，下纯血，家秘独圣散，煎汤服。

和气四七汤　治气凝积滞。

枳壳　厚朴　陈皮　紫苏子

红积多，加山楂肉。白积多，加炒神曲。

泼火散　治火伤血痢之方。

川黄连　赤芍药　地榆　青皮　甘草

枳术丸　合保和丸，可治休息痢。

陈枳实　白术

保和丸　治食积痢。

莱菔子　楂肉　神曲　麦芽　陈皮　甘草

独圣汤　家秘治小儿下红积，产妇血痢，神效。

楂肉一斤，研末，每服二两，煎汤服。

内伤休息痢

【内伤休息痢之症】

无外感之邪，非暴发暴痢之症，但因脾胃亏损，渐成积痢，或发或止，经年不愈，此内伤休息痢症也。

【内伤休息痢之因】

或因劳心过度，思虑伤脾，或因胃强脾弱，饮食伤损，或因寒凉不谨，肠胃受伤，脾肾相传，则内伤休息之痢作矣。

【内伤休息痢之脉】

脉见弦细，思虑所伤；或见虚大，脾气亏损；或见细涩，脾血有伤；或见沉弦，食积伤脾；或见迟弦，寒凉伤损。

【内伤休息痢之治】

思虑伤脾者，归脾汤。饮食伤脾者，枳术丸、大安丸、家秘消积散、楂术膏。寒泻不禁者，理中汤、钱氏异功散。

归脾汤 见前七情痢。

枳术丸 见前章。

大安丸 治饮食伤脾，内伤积痢。

楂肉 神曲 半夏 白茯苓 莱菔子 陈皮 连翘 白术

家秘消积散 治饮食伤脾，积痢不止，神效。

苍术一两，饭上蒸 厚朴五钱 陈皮五钱 甘草三钱 神曲二两炒 红曲一两 楂肉四两 麦芽一两炒上为细末，白汤服。

楂术膏 治脾虚不能运化，助脾消积。

楂肉 白术 陈皮 甘草

理中汤 见前七情痢。

钱氏异功散 治脾元不足，有痢无积，久不愈者。

白术 人参 陈皮 白茯苓 炙甘草 木香 诃子 肉果

凡痢，第一要戒荤腥。外感痢不论日久，第一要先散表邪；若风寒、寒湿而见太阳表症，羌独败毒散；兼见阳明少阳者，羌防柴葛汤；若胸次不宽，兼平胃保和。若内伤之痢，不带外感，则不用表药；若下纯红者，治以家秘独圣散，或煎汤频服；赤白相杂者，家秘消积散；积滞未除，脾气已虚，大安丸作散，白汤调服。大凡病症，各有分别，例如咳嗽吐血，水肿痛痹，筋挛痉痿，以外感为轻，内伤为重；若泄泻痢疾，则以内伤为轻，外感为重；故发热泄痢者，常有不治。夫外感之邪，必要仍从毛窍而出，凡病一见表邪起影，即当先散表邪。如内伤痢，兼见外邪，必当先散表邪。夫痢本于内伤，但夏秋时行疫痢，乃是疫毒致病；内伤者，一人自作之孽；疫症者，天灾流行之病也。古人立败毒散，以治外感疫毒，最为妙诀。乙酉①年，夏秋多雨，连次风潮，后发疫痢，恶寒身痛，发热呕吐，病形相似，服寒药多有变症；时余酌一方，表症甚者，重用败毒散，佐以苍朴，名败毒平胃散；胸次不宽，里症甚者，重用平胃散，佐以羌、独、柴胡，名平胃败毒散，随手取效；此系寒湿之邪，伤人肌表，

---

① 乙酉：清康熙四十四年（1705）。

侵入肠胃，而成有表邪之疫痢也。又于丁卯①年，夏秋亢旱，赤日燥裂，沿门合境，下痢赤积，腹痛频并，肛门如火，积滞难出，用香连丸等，痢势反加；余因悟燥火伤血，不比湿火同治，香连丸治湿火伤气之药，遂化立当归大黄汤，清血分之燥火，血积潜消，顷刻平安；此系燥火之邪，伤人口鼻，直入肠胃，而成无表之疫痢也。同一外感，而有表症无表症，天壤各别；同一火，而湿火燥火，伤气伤血，治各不同。又如乙未②年，三时雨湿，热令阴寒，深秋多发头痛身痛，胸满寒热之症，早用寒凉生冷，则胸前凝结，不能敷布作汗，死者比比，余亦以乙酉治痢法，用败毒平胃散，则胸宽汗出而愈。夫治痢而因雨湿阴寒，用败毒平胃，表散取效，此从时行外感寒热病中，化出治法；今治外感寒热病，又以阴寒雨湿，治痢之败毒平胃散散表，此因天灾流行，皆系毛窍口鼻，从外感入之表邪，必要仍从毛窍肌表而出。痢疾与寒热，病症难别，而发散表邪，彼此可以悟用。是以时行暑热燥火，无表邪，有里热之症，而用清里之法，亦可化用治暑热燥火时行之痢矣。因此悟得发癍之症，皆因邪火伤血，然湿火伤血，则大便滑泄，家秘用川连、枳壳、木通，分利二便；若燥火伤血，而大便干结，方书用当归大黄丸，清血中之火，而润大便秘结；余今以下痢纯血腹痛之痢，化用此方以清血中燥火，反止大肠下痢，彼此互发，随处生花，以闻后人妙悟。

---

① 丁卯：清康熙二十六年（1687）。
② 乙未：清顺治十二年（1655）。

～ 泄 泻 论 ～

秦子曰：泄泻之症，或泻白，或泻黄，或泻清水，或泻水谷，不杂脓血，名曰泄泻。若带稠黏之积，则是痢疾，而非泄泻之症矣。今列外感五条，内伤五条，又五更泄泻五条。

外感泄泻

外感风泻

【风泻之症】

自汗头汗，恶风发热，头痛额疼，泻下水谷，或下清水，此伤风飧泄之症也。

【风泻之因】

风邪入于肠胃之间，则有泄泻之患。《经》云：春伤于风，夏必飧泄。此即风邪内陷之症也。

【风泻之脉】

多浮而弦，左关浮弦，风木之邪；大肠脉浮，乃是肠风；右关脉浮，胃风①之诊。

【风泻之治】

左关浮弦，柴胡防风汤，调五苓散。大肠脉弦，风入阳明，干葛防风汤，调下六一散。右关脉弦，风邪入胃，防葛

---

① 胃风：古病名，出《素问·风论》："胃风之状，颈多汗，恶风，食饮不下，隔塞不通，腹善满，失衣则膜胀，食寒则泄，诊形瘦而腹大"。

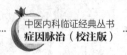
汤，调胃苓散。总之，有表当散表，表既散，当分利小便，风散湿去，则泻自止。

柴胡防风汤

柴胡　防风　荆芥　羌活　川芎　干葛　陈皮　甘草

五苓散

白术　泽泻　猪苓　肉桂　白茯苓

干葛防风汤

干葛　防风　荆芥　羌活　川芎　枳壳　甘草

六一散

滑石　甘草

防风汤

防风　葛根

胃苓散

苍术　厚朴　陈皮　甘草　白术　白茯苓　泽泻　猪苓　肉桂

外感寒邪泻

【寒泻之症】

恶寒身痛，不发热，口不渴，小便清白，腹中疼痛，泄泻水谷，此寒邪直中三阴经之寒泻症也。若恶寒身痛，身反发热，口反渴，此寒伤三阳经之热泻症也。

【寒泻之因】

真阳素虚，偶值时令之寒，直中三阴之经，则身不发热，口不发渴，小便清利，腹中疼痛，而中寒下利之症作矣。若肠胃有热，外寒束于皮毛，内热不得发泄，则寒变为热，外寒束于皮毛，内热不得发泄，则寒变为热，而成伤寒热利之症矣。

【寒泻之脉】

右关沉迟，寒中太阴；左尺沉迟，寒中少阴；左关沉迟，寒中厥阴；若身热脉浮紧，寒伤太阳也；身热脉浮弦，寒伤少阳也；身热脉长，右寸关独大，寒伤阳明也。

【寒泻之治】

三阴寒泻，理中汤、四逆汤、真武汤主之。寒伤三阳热泻，应解表；太阳，羌活汤；阳明，葛根汤；少阳，小柴胡汤。应清热者，葛根黄芩黄连汤、黄芩汤主之。

理中汤 见前。

四逆汤 见前。

真武汤

生姜　白术　附子　白芍药　白茯苓

羌活汤

羌活　防风　川芎　黄芩　苍术　白芷

葛根汤

葛根　桂枝　芍药　甘草　麻黄

有汗，去麻黄。无汗，面赤，加白芷。寒热，加柴胡。里热加，黄芩。身痛，加羌活。小便不通，加木通、车前子。

小柴胡汤

柴胡　黄芩　陈皮　人参　半夏　甘草

葛根黄芩黄连汤

葛根　黄芩　黄连　甘草

黄芩汤

黄芩　大枣　甘草　白芍药

外感中暑泻

【中暑泻之症】

时值夏秋之令，忽然腹痛，烦闷口渴，板齿干焦，暴泻粪水，肠鸣飧泄，痛泻交作，此暑热之症也。

【中暑泻之因】

火令当权，天之热气下降，地之湿气上升，暑湿之气，充塞宇内，人感热淫之邪，伤于肠胃，暑泻作矣。

【中暑泻之脉】

虚细中暑；洪滑中热，濡散暑湿；促结郁热。

【中暑泻之治】

宜清理暑湿，分利阴阳。脉虚细，藿香参橘煎，调服六一散，脉洪滑热重者，黄连香薷饮，调服六一散；热轻者，木通汤，调下六一散。胸次不舒，平胃六一散。

参橘煎

人参　橘红　藿香

三味同煎。

黄连香薷饮

黄连　香薷　厚朴　扁豆　甘草

平胃六一散

苍术　厚朴　陈皮　甘草　滑石

外感中热泻

【中热泻之症】

发热口渴，唇干齿燥，面赤烦躁，小便赤涩，小腹中一泛①

---

① 泛:，本义漂浮，此处引申为腹痛。

即泻，一泻即止。少顷复痛复泻，肛门如火，粪色多黄，此火热泻症也。

【中热泻之因】

热淫以胜，湿火炎蒸，积热之人，又中邪热，则中热泄泻作矣。

【中热泻之脉】

浮大而数，热中在表；若见沉数，热中在里；数而实者，中热之重；数而不实，中热之轻。

【中热泻之治】

热在表，柴葛芩连汤。热在里，家秘枳壳黄连汤、家秘木通黄芩汤，调六一散；二便皆滞，八正散。

柴葛芩连汤

柴胡　干葛　黄芩　川连

四味同煎服。

家秘枳壳黄连汤

川连　枳壳　木通　甘草

八正散

瞿麦　滑石　木通　萹蓄　甘草　车前子　山栀　赤茯苓

应下者，加大黄。

外感湿泻

【湿泻之症】

泻水肠鸣，腹反不痛，身重身痛，或呕而不渴，此湿气泄泻也。

【湿泻之因】

久雨阴湿，湿土司政，太阴被湿淫所伤，人病泄泻。

【湿泻之脉】

多见濡软，或见细涩，或见浮缓。

【湿泻之治】

宜燥湿利小便，胃苓散、平胃散。身痛身热，脉浮应汗者，败毒散、羌活胜湿汤。小便不利，木通煎，调五苓散；或生姜汤，调六一散。利小便，则湿自去，而泻自止。

胃苓散　见前风泻门。

平胃散

苍术　厚朴　陈皮　甘草

败毒散　见寒湿肿门。

羌活胜湿汤

苍术　防风　羌活　黄柏　泽泻　白茯苓　陈皮　甘草
寒湿，加生姜。湿热，加黄连。

五苓散

六一散　二方俱见风泻门。

内伤泄泻

积热泄泻

【积热泄泻之症】

发热口渴，肚腹皮热，时或疼痛，小便赤涩，泻下黄沫，肛门重滞，时结时泻，此积热泄泻之症也。

【积热泄泻之因】

膏粱厚味，酒湿辛辣香燥之物，时积于中，积湿成热，热蒸于胃，下传大肠，积热之泻成矣。

【积热泄泻之脉】

脉必沉数，沉则为积，数则为热；右脉沉数，积热在气；左脉沉数，积热在血；积热内伏，脉乃促结。

【积热泄泻之治】

若右脉数大，宜以黄连枳壳汤，加六一散，清其肠胃；兼腹痛，欲便不得便者，大黄枳壳汤，或加玄明粉，此通因通用之法也。如元气虚而积热又甚，应清者黄连枳壳汤，加人参；应下者大黄枳壳汤，加人参。若左关脉数，龙胆泻肝汤；右关脉数，清胃汤。

黄连枳壳汤

黄连　枳壳　厚朴　陈皮　甘草　木通

煎八分，冲调六一散三钱。

大黄枳壳汤

大黄　枳壳　厚朴　陈皮　甘草　木通

调服六一散三钱。

龙胆泻肝汤

黄连　山栀　黄芩　柴胡　青皮　龙胆草　木通　甘草　丹皮　生地　当归　白芍药

清胃汤

升麻　黄连　山栀　甘草

积寒泄泻

【积寒泄泻之症】

腹中绵绵作痛，小便不赤，口唇不干，泻下清白鸭溏①之色，此积寒泄泻之症也。

【积寒泄泻之因】

或食冷物以伤肠胃，则下流大肠；或形寒饮冷以伤肺气，则下遗大肠，阳明太阴受寒，皆成寒积之泻。

【积寒泄泻之脉】

沉细而迟。或沉而弦，或沉而结。右关沉迟，肠胃积寒；右寸沉迟，寒饮伤肺。

【积寒泄泻之治】

寒积内滞者，草蔻丸。肠胃虚冷，宜理中汤；甚者，补中汤。肺受寒冷，宜养肺汤。

草蔻丸 见胃痛。

理中汤

人参　白术　炮姜　炙甘草

补中汤

人参　白术　炮姜　炙甘草　丁香

养肺汤 即生脉散，加黄芪、当归、紫菀、甘草。

---

① 鸭溏：病症名。指大便泄泻，粪水夹杂，状如鸭屎。出《金匮要略·水气病脉证并治》，又称鹜溏、鹜泻。

痰积泄泻

【痰积泻之症】

或泻或止，或多或少，或下白胶如蛋白；腹中辘辘有声，或如雷鸣，或两肋攻刺作痛，此痰积泄泻也。

【痰积泻之因】

饮食过当，或食后即卧，或肥甘纵口，或临食粗咽，磨化渐难，遂成痰积，下溜大肠，则成泄泻之症矣。

【痰积泻之脉】

或见弦滑，弦主寒饮，滑主痰结，弦滑而数，痰兼积热。

【痰积泻之治】

二陈平胃散。脉滑实者，导痰汤，有下症者，加大黄、玄明粉，通因通用。又有痰积在肺，肺移于大肠，清肺经之痰，则大肠之泻自止，用节斋化痰丸。

二陈平胃散　即平胃散，加半夏、茯苓。

导痰汤

半夏　南星　橘红　枳壳　甘草　赤茯苓　海石　生姜

应下者，或加大黄，或玄明粉。

节斋化痰丸　本治痰嗽之方，家秘用治痰泻。

海石一两　青黛五钱　橘红一两　桔梗一两　连翘一两　瓜蒌霜一两　芒硝五钱　黄芩一两　香附一两　天门冬一两

痰凝上焦，加半夏。通因通用，入芒硝。

食积泄泻

【食积泻之症】

腹痛即泻，泻后即减，少顷复痛泻，腹皮扛起，或成块

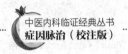

成条，泻下臭如败卵，此食积泄泻之症也。

【食积泻之因】

饮食自倍，膏粱纵口，损伤脾胃，不能消化，则成食积泄泻之症。

【食积泻之脉】

右脉沉滑，或见沉数，或见沉弦，沉数热积，沉弦寒积。

【食积泻之治】

宜消痰者，保和丸、枳术丸。热积脉数，宜清者，栀连平胃散；宜下者，大小承气汤。寒积脉迟，宜温者，红丸子；寒积脉实，宜下者，煮黄丸。

保和丸

山楂　神曲　半夏　茯苓　连翘　莱菔子　陈皮

枳术丸

枳壳　白术

栀连平胃散　即平胃散加栀、连。

承气汤　见前伤寒。

红丸子

莪术　陈皮　干姜　胡椒　荆三棱

煮黄丸

雄黄　巴霜

脾虚泄泻

【脾虚泻之症】

身弱怯冷，面色萎黄，手足皆冷，四肢倦怠，不思饮食，时时泻薄，此脾虚泻也。

【脾虚泻之因】

脾气素虚，或大病后，过服寒冷，或饮食不节，劳伤脾胃，皆成脾虚泄泻之症。

【脾虚泻之脉】

脉多微弱，或迟而缓，或迟而涩。和缓易治，弦急为逆。

【脾虚泻之治】

宜理中汤、四君子汤、参术膏、参苓白术散。肾阳虚，八味丸，补水之火，以生助脾元。

理中汤　见前寒积门。

四君子汤　见前脾虚咳嗽门。

参术膏

人参　白术

参苓白术散

人参　白术　扁豆　莲肉　薏仁　白茯苓　山药　桔梗干葛

八味丸

生地　丹皮　萸肉　泽泻　山药　白茯苓　肉桂　附子

附：五更泄泻

按：五更泄泻，多属肾虚，然亦有酒积、寒积、食积、肝火之不同。病机既多，变化用药，尤贵圆通，兹复明列五条，以备临症之用云。

肾虚五更泄泻

【肾虚泻之症】

每至五更，即连次而泻，或当脐作痛，痛连腰背，腹冷膝冷，此肾虚泄泻之症也。

【肾虚泻之因】

真阳不足，肾经虚寒，火不能生土，肾主闭藏，肾虚则封闭之令不行，肾主五更，至此时则发泻也。

【肾虚泻之脉】

或两尺浮大，虚阳外浮；按之细小，肾气不足；右关弦大，脾气不足；右尺虚软，真火不足。

【肾虚泻之治】

尺脉细小，火不生土者，肾气丸。尺中皆软，脾肾俱虚者，五味子丸。

八味肾气丸

生地　丹皮　泽泻　山药　萸肉　白茯苓　肉桂　附子

五味子丸

人参　白术　山药　五味子　补骨脂　肉果　益智仁

酒积五更泄泻

【酒积泻之症】

每至五更，腹中作痛，痛而后利，利下黄沫，小便赤色，或如米泔，此酒积泄泻之症也。

【酒积泻之因】

其人浩饮失度，或饮冷酒，伤其肠胃，湿热之气，蒸酿于中，积温成热，火生寅卯①，则五更发泄矣。

---

① 火生寅卯：喻指肝胆火热炽盛。寅、卯月分别为春季的正、二月，正是东方风木之气当令之时，故寅、卯在五行同属木。

【酒积泻之脉】

多见洪数；或见弦数；酒积若甚，脉见促结。右脉洪数，酒热伤胃，左脉洪数，酒热入胆。

【酒积泻之治】

平胃四苓散，加干葛、黄柏。腹痛，家秘川连枳壳汤。

平胃四苓散

苍术　厚朴　陈皮　甘草　白术　白茯苓　泽泻　猪苓　干葛　黄柏

胸次不宽，加砂仁、白豆蔻。

家秘川连枳壳汤　治湿热泄利。

黄连　枳壳　木通　厚朴　甘草

口干，加干葛。腹痛应下者，加大黄、玄明粉。

寒积五更泄泻

【寒积泻之症】

每至五更，则绵绵而痛，时欲大便，便而滑利，粪色淡白而不黄，此寒积泄泻之症也。

【寒积泻之因】

或形寒饮冷，伤其太阴，脾肺畏寒，结成寒积，寒积中州，至天明每多发泄。

【寒积泻之脉】

六脉皆迟，迟而不弦，中气虚寒；迟而弦紧，沉积痼冷；迟而弦滑，寒积内结。

【寒积泻之治】

中气虚弱，不能多食，脉迟和软，理中汤。寒伤太阴、腹冷如冰，通白四逆汤。寒积实滞，凝结作患，煮黄丸下之。

理中汤　见前食积呕吐门。

通白四逆汤

炙甘草　熟附子　干姜　葱白

煮黄丸　见前。

食积五更泄泻

【食积泻之症】

每至五更，则腹中作痛，腹皮扛起，痛而欲利，利后稍减，俗名并肚泻，此食积泄泻之症也。

【食积泻之因】

饮食自倍，劳动脾元，损伤胃气，脾胃交伤，则水谷不化，而食积泄泻之症作矣。

【食积泻之脉】

右关沉滑。乃是食积；若见沉数，此为热积；若见沉紧，乃是寒积。

【食积泻之治】

加减保和丸；热积应下者，承气汤；寒积应下者，煮黄丸。

加减保和丸

麦芽　楂肉　枳实　苍术　厚朴　莱菔子　陈皮

脾虚，加白术。热积，加川连。寒积，加炮姜。气滞，加木香。

承气汤

枳实　厚朴　大黄

煮黄丸　见前。

肝火五更泄泻

【肝火泻之症】

胁肋常痛，痛连小腹，夜多不寐，每至五更，小腹左角一汛，急欲登厕，火性急速，一泻即止，此肝火泄泻之症也。

【肝火泻之因】

或恼怒伤肝，肝气怫逆；或积热在内，肝胆不宁；肝主施泄，木旺寅卯，至五更生旺之时，则肝火发泄而泻作矣。

【肝火泻之脉】

左关洪大，肝火之诊；左脉弦长，亦主肝实，弦为木象，数则为热，右脉弦数，木火乘土。

【肝火泻之治】

龙胆泻肝汤、左金丸、柴胡栀连汤。木火乘脾，栀连戊己汤、加味逍遥散去当归、丹皮。

龙胆泻肝汤

柴胡　黄芩　山栀　知母　麦冬　黄连　人参　胆草　甘草　大黄

左金丸

黄连　吴茱萸

二味同研。

柴胡栀连汤

柴胡　黄芩　陈皮　甘草　川连　山栀

栀连戊己汤　治肝火入太阴泄泻。见前积热酸软。

加味逍遥散　去当归、丹皮。见前肝经咳嗽。

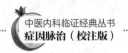

附：录食泻

脾气久虚，不受饮食者，食毕即肠鸣腹急，尽下所食之物方快，不食则无事，经年累月，此录食泻之症。宜快脾丸主之，五味丸亦主之。此症汤药下咽，即时下泄，与直肠之症相似，但直肠之症，急症暴症；录食之泻，久病缓病。故直肠条内，则曰难治，录食泻，仍立方治，然皆是改常之症也。

按：食入即泻，有寒热虚实之别。脾胃积热，火性急速，则食入即泻。河间云：食入即泻，肠胃填满，无容物之地故也，栀连平胃散。酒入即泻，肠胃热甚，复得酒性之热，则寻窍下泻也，川连枳壳汤，加木通、干葛，此湿热之泻也。脾肾两虚，真火不足，不能腐化水谷，封闭失权，则完谷直下，此虚寒之泻也，快脾丸、五味丸主之。夫脾胃虚寒而泄泻，人人知之；脾胃实热而泻，有不知者，大凡著书立说，不能尽举，有虚寒一条，即有实热一条，故著积热食积之脾实热泻，随著脾虚脾寒之不足泻，则虚实并著，学者可以类推矣。

附：诸贤论

《准绳》云：用收涩以治滑，须分热滑寒滑，寒滑可以收敛，热滑未宜收也。如泻已愈，至明年此月日复发者，有积根于中，如痢症休息痢相等看，然亦分热积寒积治之，热积寒下，寒积温下，真元不足，佐以补元之药，脾虚不运，大安丸以助脾。赵以德①云：泄泻寒脱而虚，殆似绝者，急灸气海，饮人参膏而愈；治肾虚不能司禁闭者，肾气丸峻补其肾；痰积在肺，肺气下降，大肠不禁者，清上焦之痰，则肺气清而大肠之泻自愈；治思虑伤脾，脾气郁结，不能升举，陷入下焦而泄泻者，开其郁结，升举清阳之气。东垣云：凡泻而水谷不化，谓之飧泄，乃清气不升，古人皆以升浮之味，升举胃气，脾胃清和，则水谷消而湿自化。不比治湿，利小便，在下者引而竭之之例。故曰胃中湿胜而成泄泻，宜助甲胆，以风胜之，人但知脾病恶湿，利湿则泻自止，不知久泻传虚，脾胃之清气下陷者，反用升举清阳之气，鼓舞脾胃之妙也。《内经》云：小便不利，无问标本，先利小便。又云，诸泄利，小便不利，先分利之。又云，治湿不利小便，非其治也。此正在下者引而竭之之法。但可治湿气侵入，初病暴病者。若漫用之，则降而又降，脾胃失阳和之令，而阴阳愈不能分泄矣。戴氏②曰：泻水腹不痛者，湿也；若泻势缓慢，泻次匀下，完谷不化，脾虚也；泻水腹痛，泻次不均，痛一阵，泻一阵，火也；或多或少，肠鸣辘辘者，痰也；腹皮成条扛起，痛而欲利，利后稍减者，食积也。又按之张三锡曰：泄泻之症，湿、火、痰、虚、暑、积、风、冷，八者之殊，必以渗湿燥脾为主，而随症加减。湿则利之，火则清之，寒则温之，虚则补之，痰则豁之，暑则祛之，积则消之，风则散之。此其大法也。八症既明，三虚宜讲。三虚者，脾虚、

---

① 赵以德：明代医家。著有《金匮方论衍义》，为注解《金匮要略》第一人。

② 戴氏：即戴思恭（1324—1405）。字原礼，号肃斋，明代著名医学家。著有《证治要诀》《推求师意》等。

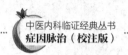

肾虚、肝虚也。脾主制水，饮食伤脾，则不能运化水谷而成泄泻。肾主闭藏，色欲伤肾，则失封闭之权而成泻；肝主施泄，恼怒伤肝，则木能克土，而彰施泄之令；三者皆令泄泻，然肝肾二经不恒见，惟脾家泄泻者为多。夫人饮食偶伤，便令泄泻，又尝论泄泻疟痢，同乎一源，皆由暑月伤脾；初伤便作泄泻为轻，停滞既久，而作疟作痢者重。而疟与痢，又有分别。饮食伤脾成痰，充塞胸膈则为疟；饮食成积，胶乎肠胃则为痢。故曰无痰不成疟，无积不成痢。夫泄泻疟痢之由，不一而足，此只论饮食伤脾而成泄泻疟痢耳。节斋曰：泻本属湿，多因饮食不节，损伤脾胃而作，须看时令寒热燥湿，患病新久虚实而治。大法渗湿、补脾、消导、分利；若久病脾虚下陷，宜以风药升提；肠胃虚滑，又当补涩。

霍乱论

秦子曰：霍乱之症，心腹绞痛，上吐下泻，躁乱烦闷，甚者转筋。以经络而论，主于阳明肠胃，若但吐利而无腹痛烦乱之类，乃吐利，非霍乱也。今列外感者六，内伤者四。其有外感内伤兼见者，则于治法中详之。

外感霍乱

湿气霍乱

【湿气霍乱之症】

既非饮食所伤，无七情恼怒，但因时令湿淫之气，一旦挥霍撩乱，吐泻水饮，此外感岁土湿郁之症。《内经》云：太阴所至，土郁之发，民病霍乱，呕吐注下，即此症也。

【湿气霍乱之因】

湿土司政，从气①太过，脾胃主土，恶湿喜燥，今以湿土之气太过，中州受伤，遂成此症。

【湿气霍乱之脉】

或见沉伏，或见促止，或见代结，或见濡软。

【湿气霍乱之治】

仲景用五苓散，今推广平胃散，正气散，加青藿香。若应汗者，防风胜湿汤。

五苓散　治不吐下泻。

白术　猪苓　泽泻　肉桂　白茯苓

平胃散　见湿泻门。治胃家作呕。

不换金正气散　治表邪发热。

苍术　厚朴　陈皮　甘草　木香　鲜藿香

防风胜湿汤

防风　荆芥　苍术　白芷　羌活　川芎

风气霍乱

【风气霍乱之症】

无饮食内伤，七情恼怒，但因时令风淫，头痛身热，上吐下泻，心腹绞痛，甚则转筋，此风木太过之症。《内经》云：岁②不及，风乃大行，民病霍乱飧泄，即此症也。

---

① 从气：指湿土之气。

② 岁：此下脱字，《素问·气交变大论》作"土"。

【风气霍乱之因】

岁土不及，风木太过，来克中土，则风淫木贼，水谷不化，而霍乱飧泄作矣。

【风气霍乱之脉】

浮紧风寒，浮数风热，浮濡风湿。左关脉浮，风木之邪；右关脉浮，土受木贼。

【风气霍乱之治】

风寒、败毒散，风热、家秘神术汤，风湿、海藏神术汤。风木之邪，柴胡防风汤，内兼食滞者，荆防平胃散。

防风败毒散

荆芥　防风　羌活　独活　川芎　枳壳　陈皮　葛根甘草

家秘神术汤

苍术　防风　石膏

三味同煎。

海藏神术汤

苍术　防风

柴胡防风汤

柴胡　防风　羌活

荆芥防风汤　治表里两兼之症。

荆芥　防风　苍术　厚朴　陈皮　甘草

<h2 style="text-align:center">热气霍乱</h2>

【热气霍乱之症】

时值湿热，心腹绞痛，上吐下泻，烦闷扰乱，昏不知人，此热淫所胜之霍乱也。

【热气霍乱之因】

暑热行令，岁土混浊，挥霍撩乱，即《内经》所云：岁土不及，时有热至。则霍乱吐泻也。

【热气霍乱之脉】

少见洪数，或见沉数，或见促止，或见躁疾。

【热气霍乱之治】

清暑益元散、家秘甘露饮、黄连香薷饮，煎热，冲益元散服，内兼停滞，栀连平胃散。

清暑益元散

香薷　鲜藿香

煎汤，调六一散。

家秘甘露饮

人参　薄荷　葛根　滑石　泽泻　鲜藿香　甘草　白茯苓　麦门冬

水煎，冷饮。

黄连香薷饮　见中热。

栀连平胃散　见口眼㖞斜、呃逆。

寒气霍乱

【寒气霍乱之症】

时值暴寒，恶寒身痛，腹痛吐利，唇青爪青，此寒气霍乱，即仲景三阴经寒霍乱症也。

【寒气霍乱之因】

阳气素虚，中气不足，偶值时令寒邪，直中三阴，则阴寒霍乱之症作矣。

【寒气霍乱之脉】

脉多沉迟，或见沉伏，或见沉紧，寒重阳竭，六脉不至。

【寒气霍乱之治】

太阴霍乱，理中汤、补中汤。少阴、厥阴霍乱，四逆汤。内有停滞者，治中汤。

理中汤　见前。加陈皮、青皮，名**治中汤**。

补中汤

白术　人参　干姜　茯苓　陈皮　甘草

姜附四君子汤

干姜　附子　人参　白术　茯苓　炙甘草

四逆汤

甘草　干姜　附子

祯按：张戴人曰，霍乱之症，皆风湿暍①三气之邪，脾土被风木所克，郁则热乃发，火炎上，故呕吐。呕吐者，暍也；湿土下注，故注泄者，湿也；风急甚则转筋，转筋者，风也。此三条，即发内经土郁之发，则霍乱下注，风乃大行，则霍乱飧泄，有热至，则霍乱吐下之三条也。《明理论》②叙仲景用理中汤、四逆汤，治伤寒霍乱，此正论寒邪直中三阴经阴症霍乱也。

---

① 暍（yē耶）：暑热。

② 《明理论》：即金代医家成无己所著《伤寒明理论》。

内伤霍乱

痰饮霍乱

【痰饮霍乱之症】

先胸前懊憹不舒，心胁下闷痛，时时欲呕，兀兀欲吐，或时腹如雷鸣，或时怔忡惊悸，忽尔呕泻，胸腹大痛，此痰饮霍乱也。

【痰饮霍乱之因】

脾气素虚，水饮不节，起居不谨，郁结成痰，聚于中脘，阻其升降之路，呕利交作，遂成痰饮霍乱之症。

【痰饮霍乱之脉】

脉多滑大，沉滑痰饮，滑数痰热，或见沉弦，或见伏结。

【痰饮霍乱之治】

呕多者属上焦，二陈汤、平胃散，加鲜藿香叶。泻多者属下焦，导痰汤。外冒三气者，兼风湿热三气治之。

二陈汤　见中暑泻。

平胃散　见湿泻。

导痰汤　见痰积泻。

食气霍乱

【食气霍乱之症】

胸前饱闷，胀痛嗳气，吐泻交作，呕出食物，泻下酸馊，此食气霍乱之症。

【食气霍乱之因】

饮食过饱，损伤中气，不能运化，膏粱厚味，肠胃凝泣，

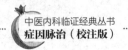

清气不升，浊气不降，又值风暑湿之邪外袭，则挥霍撩乱，此症患者独多。

【食气霍乱之脉】

或见滑大，或见沉实，填塞太仓，脉反沉伏。

【食气霍乱之治】

在上因而越之，当用盐汤探吐之。在中者，枳朴平胃散消之。在下者，因而竭之，枳朴大黄汤下之。挟六气触发，原随六气散表，寒用温散，热用凉散，湿则利湿，暑用清暑。温散，败毒散，清散，冲和汤。

枳朴平胃散

枳实　厚朴　苍术　陈皮　甘草

枳朴大黄汤　见痰饮门。

羌独败毒散　见瘀胀腹痛。

羌活冲和汤　见寒邪泻。

外感霍乱转筋

【转筋之症】

霍乱后，腿筋收引，甚则转折挛缩，遍身疼痛难忍，俗名抽筋泻，此乃外感转筋症也。

【转筋之因】

阳明主束骨而利关节，润养宗筋，今因外感风寒暑湿喝热之气，一时暴吐暴下，宗筋失养，外感之邪，又束其故热，无从发泄，则筋转而抽痛矣。

【转筋之脉】

脉多微涩，或代而散，或隐而伏，不可凶断。

【转筋之治】

宜祛风湿，清暑喝。风胜者，平胃散，加荆芥、防风、木瓜、秦艽。湿胜者，平胃散，加秦艽，木瓜。喝气胜者，清暑汤。转筋主阳明，倍用木瓜、秦艽。转筋虽主乎火，若外有风寒所束，或无汗脉伏，忌用木瓜、秦艽酸收之味，又忌寒凉抑渴，必用羌独败毒散发表。

平胃散　见腹痛。

清暑益气汤　见咳嗽。

羌独败毒散　见痧胀腹痛。

内伤霍乱转筋

【转筋之症】

四肢牵引，筋急抽搐，痛不甚痛，见于霍乱之后，较之外感转筋，则缓而不暴也。

【转筋之因】

吐泻太多，津液暴亡，不能荣养筋脉，则筋急而搐矣。

【转筋之脉】

多见细数，或见空大，或见双弦。

【转筋之治】

补肝散，加木瓜、秦艽；活血散，加木瓜、秦艽。内伤转筋，主肝经者多，故宜养血生津，舒筋活血，人参竹沥汤最妙，兼治痰，霍乱转筋，外冒三气，兼用风湿热治之。

补肝散

川芎　陈皮　生姜　防风　当归身　白芍药　羌活　木瓜　秦艽

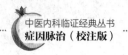
活血散

当归　白芍　熟地　川芎　苍术　黄柏　秦艽　木瓜

人参竹沥汤　见中风门。

外感霍乱烦渴

【外感烦渴之症】

霍乱吐泻后，心下烦闷，渴而引饮，屑干口燥，热能消水，此阳火内伤之症也。

【外感烦渴之因】

夏秋之交，暑热伤人，吐下交作，上下分消，则烦渴作矣。

【外感烦渴之脉】

脉多沉滑，或见沉数，或见躁疾。

【外感烦渴之治】

知母石膏汤，或葛根清胃汤；人参白虎汤，或兼清肺饮、止渴汤。

知母石膏汤

知母　石膏　麦冬　甘草　粳米　竹沥

加灯心①；虚人，加人参；渴甚，加天花粉。

葛根清胃汤

黄连　葛根　升麻　甘草　生地　山栀　丹皮

渴甚，加石膏、人参、知母、花粉。

---

① 灯心：中药名。即灯心草，一说剥去外皮的称为灯心，未去皮的称为灯草。有清心降火、利尿通淋之功。

人参白虎汤

人参　石膏　知母　麦冬　甘草

水煎，冲梨汁半杯温服。

止渴汤

人参　麦冬　茯苓　桔梗　花粉　葛根　泽泻　甘草

内伤霍乱烦渴

【内伤烦渴之症】

吐泻后，心烦而渴，渴不引饮，不能消水，干在口而唇舌不干，此因伤亡津液之症也。

【内伤烦渴之因】

大吐泻后，重亡津液，阴亡神躁，意乱烦心，则有内伤烦渴之症矣。

【内伤烦渴之脉】

沉细而软，或见躁疾，或沉细而数，或浮大而空。

【内伤烦渴之治】

脉若细软，人参生脉散、人参竹沥汤。脉细而数，六味地黄丸。脉浮大而空，独参汤。

人参生脉散

人参　麦冬　北五味

人参竹沥汤　人参汤冲竹沥服。

六味地黄丸　见前。

附：干霍乱即绞肠痧

【干霍乱之症】

身热烦闷，胸腹绞痛，手足逆冷，升降不通，不吐不泻；名干霍乱症也。

【干霍乱之因】

积温成熟，积热成燥，又感时行燥热之气，外蒸内酿，燥甚于中，不得流利，则上不得吐，下不得泻，而成干霍乱之症也。

【干霍乱之脉】

脉多沉伏，或见洪数，或见滑大，或见沉数。

【干霍乱之治】

上焦痛，多用冷盐汤①以探吐。中焦痛，多急刺委中穴、少商穴，并刺十指出血，煎藿香汤，调益元散，以滑顺大肠；若脉沉伏，再用气药疏通经络。

藿香汤　调六一散温服。

附：诸贤霍乱论

刘河间云：吐下霍乱，三焦为水谷转化之道路，热气甚，则传化失常，而为吐泻霍乱。火性急速，火性躁动故也。世俗止谓停食者，特一端耳。转筋者，亦是肝木自甚，肝热烁

---

① 冷盐汤：盐汤是一剂中药方剂，主要用于宿食停滞不消，或干霍乱，欲吐不得吐，欲泻不得泻，心中烦满者。

燥于筋，故筋急而挛痛，实非寒主收引之谓，此发火热霍乱
一门也。巢氏云：霍乱者，由阴阳清浊二气相干，乱于肠胃
之间，因遇饮食太过，忽然心腹绞痛，挟外邪者，身发寒热，
头痛身疼，无外邪者，但见心腹绞痛吐泻而已。又有饮酒食
肉，厚味稠黏。又或生冷不禁，露庭当风，入于三焦，传于
脾胃，皆成霍乱，此发饮食霍乱一门也。张戴人曰：风湿暍
三气，合而为邪，脾土得风，则热乃发。发则火炎上，故呕
吐者，暍也。脾土得湿则下注，故注泄者，湿也。风急甚则
转筋，故转筋者，风也。此申明《内经》运气之风湿热三条
也。王海藏①云：风湿热外至，生冷食内加，内外合病，乃
成霍乱。总括外感内伤霍乱致病之由也。

附：诸贤转筋论

陈无择云：转筋者，以阳明养宗筋，属大肠，今因外感
六淫之邪；内伤饮食油腻，暴吐下，津液顿亡，宗筋失养，
必致挛缩，甚则囊缩甲青而难治也。刘宗厚云：冷热不调，
阴阳相搏，风寒乘之，而为挛缩急痛也。河间云：转筋皆属
于火，内有郁火，外束风寒。丹溪又谓属血热，血中有热，
外被风寒，皆能霍乱转筋也。《准绳》云：霍乱之症，多由
伏暑而作，病之将作，必先腹中疠痛②，吐泻之后，若见转筋
者，此阳明经内有积热，外有风寒，必须发散表邪。故曰转

---

① 王海藏：即王好古（约1200—1264）。字进之，号海藏，元代赵
州（今河北省赵县）人，著名医家。代表作有《医垒元戎》《阴证略
例》等。

② 疠（xū休）痛：指腹部缓痛，或可兼见腹部轻度拘急感。

筋者，风也；手足厥冷者，表邪内伏也；身热烦渴多汗者，暑也；四肢重，骨节烦痛者，湿也。故霍乱转筋，有汗脉出者，方可清热；若无汗脉伏，四肢厥冷，必主升散发表。

秦子曰：霍乱之症，多有转筋，多有四肢厥冷。若厥冷无脉，而兼见转筋者，悉属阳火抑遏，并非阴寒之症。盖厥冷而不转筋，则有阴寒阳火之分。若厥冷而神志清爽，手足不能动移，乃是阴厥；或神志昏沉，手足虽冷，仍能扬动，悉是阳厥。故夏秋霍乱，四肢厥冷，本是暑热内伏，然虽是暑热，既经内伏，不用寒凉；若以寒凉抑遏，则手足何由得温，六脉何由得出，理宜升散表邪，疏通经络，则手足得暖，六脉得出。凡此皆是表有风寒，一经吐泻，表邪乘虚内陷，外见假寒，则手足厥冷，外邪不得作汗，此热深厥亦深也。误认脉伏为阴厥，遽①投热药，死不旋踵②。即知其热厥，误用寒凉，则外邪愈伏，到底③亦死。故余缔思④升阳散火，则邪汗自来，表邪自解而愈。更有手足温，六脉出，又现紫癍而愈者。再按夏秋外感疫痢，内伏暑热，外被风寒雨湿，束其肌表，恶寒身痛，下痢纯血，或下血水，或下黑色，胸前满闷，呕吐不食，误用芩连大黄，则在表之疫邪内陷，不死不休。余亦用升阳散火汤，败毒散，有汗大出而愈者，有发紫癍而愈者，若汗不出，则病不愈而斑不化矣，此又以发汗为发癍者也。夫痢疾中夹带外感，人人知矣，夹带发斑，人所不知也。霍乱中夹带表邪，人知之者，霍乱中夹带发癍，

---

① 遽（jù巨）：仓促，突然。
② 死不旋踵：比喻极短时间内即死去。
③ 到底：表示经过较长过程最后出现某种结果。
④ 缔思：思索，考虑。

人所不知也。夫发癍而忌苦寒，人知之矣；化癍而忌寒凉，人所不知也。总之，有表症，无汗脉浮，或脉伏，发表即是发癍。癍出而不化，热不解，表症尚在者，散表即是化癍。有汗，无表症，脉沉数，清里即是发癍，癍出后，表解而里热，清热即是化癍。

～ 腹 痛 论 ～

秦子曰：痛在胃之下，脐之四旁，毛际之上，名曰腹痛。若痛在胁肋，曰胁痛。痛在脐上，则曰胃痛，而非腹痛。今列外感者五，内伤者十。

外感腹痛

风气腹痛

【风气腹痛之症】

风冷着腹，即患腹痛，或发寒热，腹中攻注，或腹中作响，大便作泻，此风气腹痛之症也。

【风气腹痛之因】

偶值衣被太薄，外又风气所伤，风与寒常相因，风气入于肠胃，传于太阴，则腹痛作矣。

【风气腹痛之脉】

浮缓不数，乃是风冷；或见沉缓，风邪内伏；左关浮弦，风入肝胆；右关浮缓，风伤肠胃。

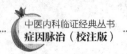
【风气腹痛之治】

脉浮缓者祛风，脉沉弦者和里，寒热脉浮，防风汤。腹中作响，大便作泻，平胃五苓散，加防风。脉迟者，建中汤加防风。左脉浮，柴胡汤。右脉浮，干葛汤。

防风汤

防风　葛根　柴胡　桂枝　甘草　白芍药

平胃五苓散　见痢疾门。

建中汤

桂枝　饴糖　甘草　生姜　白芍药

胸前饱闷，加砂仁、木香，以行甘甜之滞。有寒，加炮姜。

柴胡汤　见前。

干葛汤　见前。

寒气腹痛

【寒气腹痛之症】

面黄唇白，手足多冷，恶寒不热，二便清利，腹中绵绵作痛，此寒气腹痛之症也。

【寒气腹痛之因】

腹主太阴，其人阳气不足，又冒外寒。《内经》云：寒气入经，卒然而痛，此寒气之能令人腹痛也。

【寒气腹痛之脉】

脉多沉伏，或见微弱，或见弦紧，或见迟弦。

【寒气腹痛之治】

左关弦紧者，宜散寒，桂枝芍药汤。右关迟弦，《金匮》建中汤。六脉沉伏，四肢冷，四逆汤。六脉微弱，中气虚寒，理中汤。

桂枝芍药汤

桂枝　陈皮　甘草　生姜　白芍药

金匮建中汤

桂枝　生姜　芍药　甘草　饴糖　大枣　广皮　砂仁

四逆汤

甘草　干姜　附子

理中汤　见前。

暑湿腹痛

【暑湿腹痛之症】

热令当权，忽尔腹中作痛，肠中作响，痛泻交作，此暑湿霍乱之类也。

【暑湿腹痛之因】

夏令暑湿之邪，与肠胃水谷互相混乱，暑热不得发越，食气不得运化，而诸腹作痛之症成矣。

【暑湿腹痛之脉】

伤暑脉虚，腹痛脉大；虚大弦数，暑热之痛；滑大而数，暑食所伤；痛极郁遏，脉反沉伏。

【暑湿腹痛之治】

脉洪大者，黄连香薷散。脉弦数者，清热胜湿汤。痛一阵，泻一阵，平胃散煎汤，调六一散。寒热脉伏，或寒热脉浮大，皆宜发表，败毒散。大便结，厚朴三物汤。腹痛呕吐，藿香正气散。

黄连香薷散

川黄连　香薷　白扁豆　厚朴

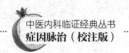
呕吐，加藿香。胸前饱闷，加枳壳。小便不利，加六一散、木通汤。大便结，加大黄。恶寒身热，加羌活、防风。

清热胜湿汤

黄柏　黄连　泽泻　苍术　厚朴　白茯苓　陈皮　甘草

平胃散

厚朴　陈皮　甘草　熟苍术

六一散

滑石　甘草

败毒散

羌活　独活　川芎　荆芥　防风　前胡　柴胡　桔梗　陈皮　甘草

厚朴三物汤

厚朴　枳实　大黄

藿香正气散

厚朴　陈皮　苍术　甘草　半夏　藿香

燥火腹痛

【燥火腹痛之症】

满腹刺痛，攻注胁肋，口渴身热，烦躁不寐，小便黄赤，不吐不泻，此燥火腹痛之症也。

【燥火腹痛之因】

或令值燥热，或燥金司政，燥气伤人，肠胃干涸，不得流利，不通则痛，此燥火腹痛也。

【燥火腹痛之脉】

多见躁疾，躁则为燥，疾则为热，躁疾兼见，则为燥热。

【燥火腹痛之治】

脉数应下者，芍药黄连汤。攻刺胁肋者，柴胡清肝饮。目黄便赤，痛连小腹，龙胆泻肝汤。口干脉数者，葛根石膏汤。小便赤涩，木通汤，调益元散。大便结，四顺饮，合《本事》① 凉膈散。

芍药黄连汤

当归　川连　大黄　甘草　赤芍药

失气者，倍大黄。

柴胡清肝饮　治肝胆有热。

柴胡　青皮　枳壳　山栀　木通　钩藤　苏梗　黄芩知母　甘草

龙胆泻肝汤

黄芩　山栀　知母　天冬　麦冬　龙胆草　黄连　柴胡人参　甘草

葛根石膏汤

干葛　石膏　知母　粳米

木通汤　见前。

益元散　即六一散。

四顺饮

当归　大黄　白芍药　怀生地

《本事》凉膈散

芍药　连翘　薄荷　大黄　桔梗　山栀仁　葛根

---

① 《本事》：指《普济本事方》，又名《类证普济本事方》《本事方》，宋代医家许叔微撰。

痧胀腹痛

【痧胀腹痛之症】

忽尔胸腹胀痛，手足厥冷，指甲带青，痛不可忍，不吐不泻，或吐或泻，按之痛甚，俗名绞肠痧，此即痧胀腹痛之症也。

【痧胀腹痛之因】

或沿海之地，或山岚之间，或木风之邪，燥金之胜，一切不正之气，袭人肠胃，则为痧毒而腹痛作矣。

【痧胀腹痛之脉】

脉多数大，或多促结，痛极而结，脉反停歇。

【痧胀腹痛之治】

十指青冷，刺指出血，欲吐不吐，盐汤探吐。攻刺胁肋，则刺期门，或刮两臂臑，刮出红痧。若腹痛、两足转筋抽搐，刺三里穴。若小腹闷痛，刺委中出血，浙人名曰放痧。恶寒发热，脉浮大者，败毒散。

羌独败毒散

羌活　独活　柴胡　前胡　桔梗　防风　荆芥　广皮
甘草　川芎

桢按：以上五条，皆外感腹痛，故另列于前。

内伤腹痛

热积腹痛

【热积腹痛之症】

身热腹热，烦躁不寐，时作时止，痛则汗出，或痛而作声，或痛而一汎即欲下痢，一利即止，此热积腹痛之症也。

【热积腹痛之因】

或膏粱酒热，日积于中，或心肝火动，煎熬于内，或多食过饱，停积发热，凡此皆热积腹痛之症也。

【热积腹痛之脉】

右关滑数，肠胃积热；左关弦急，肝胆有火；热积内伏，脉反沉伏；按之良久，应指劈劈①。

【热积腹痛之治】

膏粱厚味者，枳壳川连汤。痛而欲痢，痢后稍减，片时复痛，承气汤选用。酒热成积者，栀连平胃散，加枳、葛。食积发热者，保和丸，加枳、连。右关洪数者，清胃汤。左关洪数者，龙胆泻肝汤。

枳壳川连汤

枳壳　川黄连

胸前满闷，加砂仁末。小便不利，加木通、滑石。大便结，加大黄、玄明粉。

承气汤

大黄　枳壳　厚朴　芒硝

栀连平胃散

厚朴　陈皮　甘草　山栀　葛根　熟苍术　川连　枳壳

小便赤，加木通、滑石。大便结，加大黄、芒硝。胸满闷，加砂仁、白蔻仁。目黄疸色，加柴胡、胆草。

保和丸

山楂　神曲　半夏　白茯苓　莱菔子　陈皮　连翘

---

① 劈劈：正对着，冲着。

积热重，加川连。胸满闷，加枳壳、厚朴。

清胃汤

升麻　山栀　甘草　丹皮　川黄连

龙胆泻肝汤

柴胡　黄芩　山栀　知母　天冬　麦冬　胆草　人参
甘草　川黄连

寒积腹痛

【寒积腹痛之症】

绵绵而痛，无增减，得热稍止，得寒更甚，身无热，小便清利，痛则下痢，此寒积腹痛之症也。

【寒积腹痛之因】

真阳不足，身受寒邪，口伤生冷，胃阳不能腐熟消化，则寒积凝滞，不得宣行，而腹痛矣。

【寒积腹痛之脉】

脉多沉迟，或见沉紧，或见沉弦，或见沉涩，寒冷太甚，脉至沉伏。

【寒积腹痛之治】

脉沉迟，理中汤。脉沉紧者，豆蔻丸。脉沉弦者，建中汤。脉沉涩者，宜宣通中气，治中汤。

理中汤

人参　白术　炮姜　炙甘草

豆蔻丸

青皮　半夏　麦芽　神曲　草豆蔻　吴茱萸　甘草　益智仁

建中汤　见前风腹痛。

治中汤　即理中汤，加青皮、木香。

食积腹痛

【食积腹痛之症】

胸腹胀满，痛不欲食，嗳气作酸，痛而欲利，利后稍减，或一条扛起，手按则痛，此食积腹痛之症也。

【食积腹痛之因】

饮食不节，或饥饱伤损，或饱时强食，或气食相凝，或临卧多食，皆成腹痛之症也。

【食积腹痛之脉】

右关滑大，或见沉实；迟缓主寒，实数主热；食填太仓，脉乃促结；食下肠胃，脉必数实。

【食积腹痛之治】

胸胀腹痛，不能饮食，枳壳化滞汤。一条扛起①，痛而欲利，承气汤选用。食在上脘，宜消不宜下，保和丸、枳术丸。热积应下，三承气汤；寒积应下，煮黄丸。

枳壳化滞汤

枳壳　厚朴　神曲　陈皮　麦芽　莱菔子　砂仁

承气汤

保和丸　以上二方，见前积热腹痛。

煮黄丸　见前气结腹痛条。

痰积腹痛

【痰积腹痛之症】

时痛时止，利下白积，光亮不臭，或恶心眩运，或响如

---

① 一条扛起：形容腹部因食积所致的状态。

雷鸣，此痰积腹痛之症也。

【痰积腹痛之因】

饮食入胃，赖脾土运化，其人胃阳不能腐熟，脾阴不能运化，则停积成痰，而腹痛矣。

【痰积腹痛之脉】

脉多滑大，滑主于痰，大主于积；滑大兼见，必是痰积。痰积内伏，脉反沉匿。

【痰积腹痛之治】

眩运恶心者，二陈汤。胸膈不舒，痰热结聚上焦，济生瓜蒌丸。白积自下，导痰汤。痛甚应下者，滚痰丸。

二陈汤

陈皮　甘草　白茯苓　制半夏

济生瓜蒌丸

瓜蒌　枳实　桔梗　制半夏

导痰丸

陈皮　枳壳　甘草　制半夏　陈胆星　赤茯苓

应下者，加大黄。

滚痰丸

大黄　黄芩　沉香　青礞石

酒积腹痛

【酒积腹痛之症】

痛而欲利，利下黄沫，天明即发，饮酒痛甚，小便赤涩，此酒积腹痛之症也。

【酒积腹痛之因】

其人浩饮无度，谷肉留滞于中，热气聚积于内，湿热伤脾，则酒积腹痛之症作矣。

【酒积腹痛之脉】

多见洪大，洪数主热，实大主积；滑大洪数，酒湿之积。酒积内伏，脉反弦结。

【酒积腹痛之治】

痛而欲利，脉沉数者，枳壳大黄汤。口苦舌干，干葛清胃汤。利下黄沫，栀连平胃散，加枳壳。小便赤涩，益元散。

枳壳大黄汤

枳壳　大黄　陈皮　木通　葛根　厚朴　甘草

胸满闷，加豆蔻、砂仁。

干葛清胃汤

升麻　葛根　甘草　川黄连

口干，脉大，加石膏、知母。

栀连平胃散　即平胃散加川连、山栀、枳壳、桔梗。

益元散　即六一散，见前。

虫积腹痛

【虫积腹痛之症】

腹中有块，块或耕起①，痛而能食，时吐清水，或下长虫，面见白点，唇无血色，或爱食一物，肚大青筋，此虫积腹痛之症也。

【虫积腹痛之因】

脾为太阴，专主于腹，喜燥恶湿。若脾胃湿热，则水谷停留，湿热化生，虫积易成，而腹痛矣。

---

①　耕起：形容腹部虫积起伏。耕，犁地。

【虫积腹痛之脉】

乍大乍小，乍数乍缓，或见沉滑，或见沉涩，虫积牢固，其脉沉实。

【虫积腹痛之治】

腹中有块，秘方万应丸。时下长虫，追虫丸。平居调理，宜用健脾消积之药。

秘方万应丸

三棱　莪术　槟榔　陈皮　橘红　芜荑　雷丸　鹤虱　干漆　砂仁　神曲　使君子　麦芽　木香　胡黄连　炙甘草

追虫丸

黑丑　槟榔　雷丸　南木香　使君子　苦楝根皮

血滞腹痛

【血滞腹痛之症】

不作胀，不饱满，饮水作呃，遇夜更痛，痛于一处，定而不移，服行气消化之药不应，以热物熨之稍减，此血滞停瘀之症也。

【血滞腹痛之因】

气血通流，人乃不病，若恼怒伤肝，思虑伤脾，焦劳伤心，甚至跌仆伤损，辛辣不禁，血乃凝滞，腹乃痛矣。

【血滞腹痛之脉】

多见芤涩。或见沉细，血滞停瘀，或亦牢实；停蓄发热，脉亦数疾。

【血滞腹痛之治】

饮水作呃，脉见芤涩，桃仁当归汤。大便硬痛，桃仁承气汤；脉数疾者，去桂枝；血行之后，腹仍痛者，戊己汤加陈皮以和其气。

桃仁当归汤

桃仁　当归　丹皮　郁金　泽兰叶　楂肉　红花　山栀
赤曲　赤芍药

桃仁承气汤

桃仁　大黄　芒硝　甘草　桂枝

家秘戊己汤　治血虚腹痛，加陈皮，并治气滞。

白芍　甘草　陈皮

血虚腹痛

【血虚腹痛之症】

偎偎①作痛，如细筋牵引，下引小腹，上引肋梢②，肢体
瘦弱，面色萎黄，腹虽痛而不饱闷，痛无定处，此血虚腹痛
之症也。

【血虚腹痛之因】

或瘦人多火，阴血日涸；或去血过多，阴分日亏；或忧
思过度，煎熬真阴，则诸经凝泣而腹痛矣。

【血虚腹痛之脉】

多见细涩，或见虚微；阴虚阳旺，乃见细疾；气离血散，
弦细而极。

【血虚腹痛之治】

痛引小腹，牵引肋梢，脉见细涩，戊己汤、补肝散、逍
遥散。阴虚阳旺，脉见细数，知柏四物汤、归芍地黄丸。

---

①　偎偎：微微。
②　肋梢：肋骨的末端。

戊己汤　治血虚腹痛。家秘加陈皮。

白芍　甘草

补肝散　家秘治血虚诸痛。

当归　川芎　秦艽　羌活　熟地黄　白芍药

逍遥散

茯苓　柴胡　白术　陈皮　甘草　当归身　白芍药

知柏四物汤

当归　川芎　知母　黄柏　白芍药　熟地黄

加黄芪即合当归补血汤。

归芍地黄丸　见前。

气结腹痛

【气结腹痛之症】

胸腹胀满，痛应心背，失气则痛减，气闭则痛甚；服破气之药稍减，服补气之药则愈痛，此气结腹痛之症也。

【气结腹痛之因】

怒则气逆，思则气结；若人忧愁思虑，恼怒悲哀，皆能郁结成病；或气食相凝，用力劳动，起居不慎，则气亦伤结而痛作矣。

【气结腹痛之脉】

下手脉沉，便知是气；沉迟气寒，沉数气热；沉伏气凝，沉涩气结。

【气结腹痛之治】

心腹胀者，枳朴香砂汤。痛应背心，气结痰凝者，二陈四七汤。痛攻胁肋者，枳壳青皮饮。气食相凝，脾家中气郁结，调气散。恼怒伤肝，木气不得条达，柴胡清肝饮。气结便实，脉数应下者，厚朴大黄汤。脉迟应下者，煮黄丸。气寒而结，当归散。气热而结，宜清解。

枳朴香砂汤

枳壳　厚朴　香附　砂仁

二陈四七汤

茯苓　陈皮　甘草　苏梗　厚朴　制半夏

枳壳青皮饮

枳壳　青皮　木通　苏梗

调气散

沉香　木香　藿香　苏梗　砂仁　白豆蔻　甘草　白檀香

柴胡清肝饮

柴胡　山栀　丹皮　青皮　苏梗　白芍药　钩藤

厚朴大黄汤　治腹痛脉数应下之症。

厚朴　大黄　枳壳

煮黄丸　治腹痛脉迟应下之症。

雄黄　巴豆霜

气虚腹痛

【气虚腹痛之症】

面色萎黄，言语轻微，饮食减少，时时腹痛，劳动则甚，按之稍减，此气虚腹痛之症也。

【气虚腹痛之因】

或久病汗下，久泻伤元，劳形气散，饥饿损伤，或急于奔走，或勉强行房，气道虚损，则腹为之痛矣。

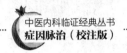

【气虚腹痛之脉】

多见微弱，或见空大，或见细涩，元气虚惫，脉反动急。

【气虚腹痛之治】

气怯神倦，脉见微细，四君子汤。遇劳痛甚，脉大无力，补中益气汤。饮食减少，香砂六君子汤。

四君子汤

人参　白术　茯苓　甘草

补中益气汤　治气血两亏，元气下陷之症。

人参　白术　当归　黄芪　陈皮　柴胡　甘草　升麻

加茯神、枣仁，又合归脾汤。

香砂六君子汤

人参　白术　陈皮　白茯苓　熟半夏　藿香　砂仁　炙甘草

附：肠痈腹痛

【肠痈腹痛之症】

缩脚皱眉，小便如淋，痛有肿处，手不可按，夜来每发寒热，或绕脐生疮，或腹皮紧急，肌肤甲错，或时时出汗，此肠痈腹痛之症也。

【肠痈腹痛之因】

或膏粱厚味，蕴积肠胃；或劳动跌仆，损伤气血；或六淫之邪内伏；或恼怒郁结，气血凝；或偶有他病，误用温热补塞之药，亦能成痈。

【肠痈腹痛之脉】

多见滑数，脉小而数，将有脓也；洪大而数，已有脓也；

脉迟而小，未有脓也；脉迟而涩，内蓄血也。

【肠痈腹痛之治】

脉小数，将有脓者，四圣散。脉洪而数，已有脓者，薏苡仁汤排之。内蓄血者，桃仁承气汤。

四圣散

瓜蒌一个　甘草四钱　没药二钱　乳香一钱五分

研末，酒调服。

薏苡仁汤

排脓散　上二方，见蓄血。

桃仁承气汤　见血滞腹痛。

凡作痛于内，即防内痈。以其外不现形，最能误人。今以肠痈列入腹痛门，则咳嗽胸痛之肺痈、胁痛寒热之肝胆疽、能食胃痛夜间寒热之胃痈、腰痛之腰注，推之身痛寒热未发之流注、腿痛内溃之附骨痈，皆有下手真诀矣。

小 便 不 利 论

秦子曰：小便不通，非一例也。在外感五运中，则有运气加临；伤寒门，则有热结膀胱，湿热发黄，汗下亡津；阴症中，则有寒湿内结；内伤门，则有肺热、心热、肾热、水液偏渗、气化不及、真阴不足诸症，今立外感三条，内伤五条，虽或未尽治法，然亦可以为准绳矣。

外感小便不利

运气小便不利

【运气小便不利之症】

阳明司政，躁热加临，发热烦渴，小便不利。少阴司政，君火行令，发热舌赤，小便不利。太阴在泉①，不得小便，病癃闭。厥阴司天②。大便泻，小便闭，此运气小便不利之症也。

【运气小便不利之因】

《内经》云：阳明司天，天气急，地气明，则民病癃闭。少阴司天，地气肃，天气明，则病淋闭。太阴在泉，湿淫所胜，则小便不利，不及则亦病癃闭。厥阴司天，风湿所胜，风邪入土，水谷偏走大肠，则病溏泄水闭。凡此运气加临，则小便不利矣。

【运气小便不利之脉】

右脉数大，阳明燥热；左脉数大，少阴之别；右脉濡缓，太阴湿淫；左脉浮弦，厥阴风邪。

【运气小便不利之治】

阳明燥热，知母石膏汤、清燥汤。少阴君火，导赤各半汤。太阴湿胜，苍术防风汤。水不及，清燥汤。厥阴风湿，防风汤。水谷偏渗大肠，防风四苓散。

---

① 在泉：运气术语。指客气中与司天相对之气，象征在下，主下半年的气运情况。《素问·至真要大论》："太阴在泉……湿淫所胜。"

② 司天：运气术语。指客气中与在泉相对之气，象征在上，主上半年的气运情况。《素问·至真要大论》："厥阴司天为风化。"

知母石膏汤

知母　石膏　竹叶　麦冬

清燥汤

桑叶　石膏　人参　麦门冬　枇杷叶　杏仁　甘草　真
阿胶

导赤各半汤

生地　木通　甘草　川连　麦门冬　山栀　犀角　黄芩
知母　滑石

苍术防风汤

熟苍术　防风

防风汤　见腹痛。

防风四苓散　即四苓散加防风。

伤寒小便不利

【伤寒小便不利之症】

太阳病，发汗后，若脉浮，小便不利，微热消渴，此热
结膀胱也。太阳误下，若不结胸，但头汗，身发黄，小便不
利；又阳明病，但头汗，身无汗，渴饮身黄，腹微满，小便
不利，此湿热所致也。若大下后，复发汗，小便不利，此汗
亡津液也。若大便乍难乍易，时有微热，小便不利，此里热
之症也。夏秋之交，身热便闭，此三时热病也。

【伤寒小便不利之因】

太阳病，卫中阳邪不得外解，内结膀胱之本，则自汗发
热消渴，而小便不利。又太阳病，误用下药，则营中邪汗不
得外出，而表热内陷，若不结胸于上，则热邪下伏，身发黄
而小便不利。阳明病，本多汗，今反无汗，则热不外解，内

伏消渴，而小便不利。又阳明病，里有热结，肠有燥屎，则小便不利。三时温热之令，热邪不从外解，内伏小肠膀胱，则亦小便不利。

【伤寒小便不利之脉】

身热脉浮，热结膀胱；动数变迟，太阳误下；右脉洪数。阳明湿热；六脉虚微，内亡津液；六脉沉数，里热便结。

【伤寒小便不利之治】

热结膀胱者，仲景用五苓散，今推广羌活木通汤。阳明湿热，茵陈汤、平胃四苓散、猪苓汤。脉虚亡津液，生脉散合当归补血汤。里热便结，二便俱闭者，八正散。若温热病，小便不利，宜用清利之剂，如猪苓汤、导赤各半汤治之。

五苓散

茯苓　猪苓　泽泻　白术　肉桂

羌活木通汤

羌活三钱　木通三钱

茵陈汤

茵陈　大黄　栀子

四苓散　即五苓散去肉桂。

猪苓汤

猪苓　茯苓　泽泻　滑石　阿胶

生脉散

人参　拣冬　北五味

当归补血汤

当归三钱　黄芪三钱

八正散

车前子　木通　瞿麦　萹蓄　滑石　大黄　甘草梢

山栀

导赤各半汤　见前。

阴寒小便不利

【阴寒小便不利之症】

骨节烦痛，不得屈伸，汗出气短，恶风微肿，此寒湿相搏，小便不利也。少阴病，至四五日腹痛，其人或咳，或四肢重痛，或自下利，此寒湿内结，小便不利也。

【阴寒小便不利之因】

风寒湿邪，搏于经络，阴寒主闭，湿邪主塞，每多身痛，而小便不利。又有寒湿伤于少阴，阴寒上冲，则咳嗽，阴寒下结关元，则小便不利。

【阴寒小便不利之脉】

脉必濡缓，甚则濡迟。右脉濡迟，太阴寒湿。左脉濡迟，少阴寒湿。

【阴寒小便不利之治】

太阴寒湿，甘草附子汤、术附汤。少阴水气者，真武汤。少阴阴寒，四逆汤。

甘草附子汤

生甘草　熟附子

术附汤

白术　熟附子

真武汤

白茯苓　白芍药　生姜　白术　熟附子

四逆汤

干姜　熟附子　炙甘草

内伤小便不利

热结小便不利

【热结小便不利之症】

喘咳面肿，气逆胸满，此肺与肠胃有热而小便不利，烦热闷躁，舌赤便闭，此心与小肠有热而小便不利。腰痛骨蒸，两足心热，此肾与膀胱有热而小便不利。凡此乃热结之症也。

【热结小便不利之因】

肺主通调水道，肠胃主传化水谷，上焦失清化之令，则不能下输膀胱，而小便不利。心与小肠为表里，心移热于小肠，则小便不利。肾与膀胱主下部，司小便，二经有热，则下焦热结，而小便不利矣。

【热结小便不利之脉】

右寸洪数，肺经有热；寸数连尺，大肠之热；寸数连关，肺胃皆热。左寸细数，心经之火；左寸大数，小肠之热。左尺细数，肾火之诊；左尺大数，膀胱结热。

【热结小便不利之治】

肺经有热者，清肺饮、黄芩泻白散。大肠有热，黄连枳壳汤。胃热不清者，清胃汤。心经有火，泻心汤。小肠有热，导赤各半汤。肾经有火，知柏地黄丸。膀胱结热，车前木通汤。

清肺饮

桔梗　黄芩　山栀　连翘　天花粉　玄参　薄荷　甘草

黄芩泻白散

黄芩　桑白皮　地骨皮　甘草

黄连枳壳汤　见湿热痢。

清胃汤　见腹痛。

泻心汤

川黄连三钱　甘草二钱

导赤各半汤　见前。

知柏地黄丸　即六味地黄丸，加知母、黄柏。

车前木通汤

车前子三钱　木通二钱

偏渗小便不利

【偏渗小便不利之症】

泄泻不止，水谷不分，腹中辘辘有声，或痛或不痛，小水全无，此水液偏渗于大肠也。

【偏渗小便不利之因】

胃为仓廪之官，司纳水谷，小肠为受盛之官，化物出焉，然必借脾气冲和，乃能运行分利，苟脾元失职，则胃中水谷不得消磨，小肠水谷混浊不化，于是阑门①之泌别不清，水谷偏走大肠，而小便不利矣。

【偏渗小便不利之脉】

右关弦大，胃家之病；右关弦细，脾气有损。左寸偏弦，小肠之诊。

【偏渗小便不利之治】

胃有痰饮者，二陈平胃散。胃火不清者，清胃汤。胃寒

---

①　阑门：阑门为七冲门之一，指大、小肠交界部位。出《难经·四十四难》。

不能磨化者，理中汤。小肠有热者，导赤各半汤。小肠气滞者，木通枳壳汤。脾虚不能运化水谷，四君子汤。脾寒不能腐熟水谷，理中汤。中气衰弱，不能升降阴阳，补中益气汤。脾家有热，不能分清降浊者，黄连戊己汤，合泻黄散。

二陈平胃散

白茯苓　半夏　熟苍术　厚朴　陈皮　甘草

清胃汤　见腹痛。

理中汤

人参　白术　炮姜　甘草

导赤各半汤　见前。

木通枳壳汤

木通　枳壳

二味同煎。

四君子汤　见痢疾。

黄连戊己汤

川连一钱　白芍药五钱　甘草一钱

泻黄散

防风　藿香　山栀　石膏　甘草

气虚小便不利

【气虚小便不利之症】

气怯神离，面色萎黄，言语轻微，里无热候，唇不焦，口不渴，欲便而不能，此气虚小便不利之症也。

【气虚小便不利之因】

或元气素虚，或汗下太过，或病久气弱，或劳形气伤，或起居如惊，三焦气乱，皆小便不利之症也。

【气虚小便不利之脉】

右寸脉弱，肺气不足；右关脉弱，中气不足；右尺脉细，膀胱气弱；左寸脉细，小肠气弱。

【气虚小便不利之治】

肺气不足者，生脉散。中气不足者，补中益气汤。膀胱气弱，不及州都者，人参车前汤。

生脉散 见前。

补中益气汤 见痢疾。

人参车前汤

人参 车前子

二味同煎。

阴虚小便不利

【阴虚小便不利之症】

内热神衰，肌肉黑瘦，下午咳嗽，小水不通，此阴虚小便不利之症也。

【阴虚小便不利之因】

肺主生水，肺阴不足，则化源失令而小便不利。肝主施泄，肝阴不足，则亢阳癃闭而小便不利。肾主关门，肾阴不足，则水竭于下而小便不利。

【阴虚小便不利之脉】

脉多细数。右脉细数，肺阴不足；左脉细数，肝肾阴虚。

【阴虚小便不利之治】

肺阴不足，生脉散、人参固本丸。肝阴不足，海藏四物汤。肾阴不足，知柏天地煎，加玄武胶。肝肾俱虚，肝肾丸。

生脉散 见前。

人参固本丸

人参　怀生地　怀熟地　天门冬　麦门冬

海藏四物汤

当归身　白芍药　生地黄　牡丹皮

知柏天地煎

知母　黄柏　天门冬　生地黄

肝肾丸

当归身　白芍药　天门冬　生地黄

<h3 style="text-align:center">阳虚小便不利</h3>

【阳虚小便不利之症】

憎寒喜暖，手足逆冷，小腹如冰，心胃无热，此真阳不足而小便不利之症也。

【阳虚小便不利之因】

肝主施泄，肾主开阖，肝之真阳虚，则施泄无权，肾之真阳，则关门不利，此聚水生病，而小便不利之因也。

【阳虚小便不利之脉】

左关沉迟，肝阳不足；两尺沉迟，肾阳不足；六脉沉迟，诸阳亏损。

【阳虚小便不利之治】

乙癸同源，肝肾同治，以金匮肾气丸、八味丸主之。各经阳虚者，佐以理中汤。

金匮肾气丸　即八味丸。加牛膝、车前子。

理中汤　见前。

按：小便不利，真阳不足者，用肾气丸；真阴不足者，用滋肾丸、知柏地黄丸；热结膀胱者，用五苓散、车前木通汤；心移热于小肠者，用导赤散；此分经用方之大法也。然临症用治，又宜化出法外之法，例如家秘用导赤散，以利小便，有三等用法：一加黄芩以清上焦之肺，遵利小便莫如清肺之法也；一加川连以清中焦之心，遵清心火则小便自利之法也；一加黄柏以清下焦肾经之火，遵热结膀胱当清下焦之法也。

又如家秘用清肺饮，以利小便，亦有几等用法：左关脉数，肝胆有火，加青黛、柴胡；左寸脉数，心经有火，加川连、木通；右关脉数，阳明有火，加干葛、石膏；两尺脉数，肾与膀胱有火，加车前子、黄柏。又如用泻白散以利小便，亦有各条用法：若左关脉数，肝胆见症，加柴胡、黄芩；左寸脉数，心经见症，加木通、川连；右关脉数，肠胃有热，加黄连、大黄；左尺脉数，肾部有火，加黄柏、知母；膀胱有热，加车前子、滑石。按经照脉，对症用药，方能见效。

仲景治伤寒热结膀胱，用桂枝五苓散，以散太阳表里，然难用于南方里热之人，家秘化立羌独木通汤；若表散里热，小便不利，用凉膈散以清肺，导赤各半汤以利小肠；若积滞下痢，小便不利，用槟黄丸、香连丸；若先见大便秘结，后见小便不利，用承气汤、八正散下大便；若先见大便泄泻，后见小便不利，用四苓散，实脾分利；更有妇人胎气不宁，小便不利，用养血滋阴，安胎升举。此皆因他病而致小便不利，治本病。治病当察何经主病，何经兼见，上观唇口眼鼻，则知上焦虚实寒热，下观二便通涩，即知下焦虚实寒热。

大便秘结论

秦子曰：大便秘结之症，外感门，有表未解，太阳阳明之脾约，有半表半里，少阳阳明之大便难；又有正阳阳明之胃实，大便硬；又有表邪传里，系在太阴，七八日不大便；又有少阴病，六七日不大便；厥阴下利谵语有燥屎者，以分应下、急下、大下、可下；又互发未可下、不可下。俟之，则蜜导、胆汁导等法。内伤门则有积热、气秘、血枯各条之不同。今但立外感两条，内伤三条，亦去繁求约之意也。

外感便结

伤寒便结

【伤寒便结之症】

恶寒身热，大便闭结，此表邪未解，里症又急，即太阳阳明脾约症也。时寒时热，口苦耳聋，大便闭结；此半表半里，即少阳阳明症也。口燥舌黄，恶热多汗，大便闭结；此正阳阳明症也。若表症全除，口燥咽干，大便不通，此少阴里热症也。若手足自温，七八日不大便，脐腹胀满，此太阴里热症也。若烦满囊缩，下利谵语，有燥屎者，此厥阴里热症也。

【伤寒便结之因】

肠胃素热，偶因外感风寒，郁而发热，表里互相蒸酿，是以三阳表邪未解，而大便先已秘结矣。若表邪已散，阳明里热不解，亦令大便秘结。若三阳表热，传入三阴，亦令大便秘结。若三阴里热不结，后来返还阳明，亦令大便秘结。

【伤寒便结之脉】

左脉浮数，右脉沉数，太阳阳明；左脉弦数，右脉沉数，少阳阳明；六脉沉数，正阳阳明；沉细而数，三阴里热。

【伤寒便结之治】

太阳阳明，仲景脾约丸，今推广羌活汤加大黄，以遵双解表里之法。正阳阳明者，大承气汤。少阳阳明者，大柴胡汤。言阳明者，即言不大便也；言太阳者，即言有表邪也。若热邪传三阴，大便秘结，三承气汤，随症加减用之。若三阴外传阳明，胃实便秘者，大承气汤主之。

脾约丸

麻仁　杏仁　大黄　枳实　厚朴　白芍药

羌活汤

羌活　防风　黄芩　柴胡　大黄

大承气汤

大黄　芒硝　厚朴　枳实

大柴胡汤

柴胡　黄芩　陈皮　甘草　大黄

温热便结

【温热便结之症】

发热自汗，汗出热仍不减，不恶寒而渴，或壮热唇焦，口渴引饮，谵语神昏，大便不通，此温热便结之症也。

【温热便结之因】

经云：冬伤于寒，春必温病。《伤寒论》云：若遇温气，则为温病。更遇温热，则为温毒。温热内结，肠胃燥热，则大便闭结矣。

【温热便结之脉】

云岐子①云：尺寸浮数，太阳阳明；尺寸洪数，正阳阳明；尺寸弦数，少阳阳明。右关沉数，太阴温热；左寸洪数，少阴温热；左关沉数，厥阴温热。

【温热便结之治】

太阳阳明，羌活汤，加大黄、枳壳。正阳阳明，干葛汤加大黄、枳壳。少阳阳明，小柴胡汤加大黄、枳壳。言阳明者，即言不大便也。夫伤寒表解传里，则热邪敛入肠胃，结实粪硬，可用承气下法。今温热病，则邪热散漫诸经，虽热之久者，亦不肯敛入于里，即大便闭结，亦止宜以三阳表药中加通利之药，双解表里之邪，不比伤寒直下者也。

羌活汤

羌活　防风　柴胡　黄芩　大黄　枳壳

干葛汤

干葛　知母　石膏　大黄　枳壳

小柴胡汤

柴胡　黄芩　大黄　枳壳　陈皮　甘草

内伤便结

积热便结

【积热便结之症】

内热烦躁，口苦舌干，小便赤涩，夜卧不宁，腹中胀闷，

---

① 云岐子：即张璧。号云岐子，易州（今河北易县）人，金元医家，张元素之子，著有《云岐子脉法》《医学新说》等。

胸前苦浊，大便不行，此积热便结之症也。

【积热便结之因】

或膏粱积热，热气聚于脾中而不散，或过服温热，热气伏于大肠而干结，皆能令人大便闭结也。

【积热便结之脉】

右寸细数，肺热下遗；右寸大数，大肠积热；右关细数，脾家之热；右尺沉数，亦大肠热。

【积热便结之治】

肺热下遗大肠，清肺饮。大肠积热者，黄连枳壳汤。脾家积热者，黄连戊己汤。

清脾饮　见前小便不利。

黄连枳壳汤

川黄连　枳壳

各半同煎。

黄连戊己汤　见前小便不利。

气秘便结

【气秘便结之症】

心腹胀满，胁肋刺痛，欲便而不得便，此气实壅滞之症也。若质弱形弱，言语力怯，神思倦怠，大便不出，此气虚不振之症也。

【气秘便结之因】

怒则气上，思则气结，忧愁思虑，诸气怫郁，则气壅大肠，而大便乃结。若元气不足，肺气不能下达，则大肠不得传道之令，而大便亦结矣。

【气秘便结之脉】

盛则沉实，虚则细微；右寸沉实，肺气郁结；右关沉实，脾气郁结；左关沉实，肝胆气结；右寸细微，肺气不足；右关微细，脾气不足。

【气秘便结之治】

肝气壅盛者，枳桔泻白散。脾胃郁结者，平胃二陈汤。肝胆气结者，清肝饮。大肠气结者，枳桔汤。元气不足者，四君子汤。肺虚不能下达，生脉散合参橘煎。

枳桔泻白散

枳壳　桔梗　桑白皮　地骨皮　甘草

平胃二陈汤　平胃散加茯苓、半夏。

清肝饮　见腹痛。

枳桔汤　即枳壳、桔梗二味同煎。

四君子汤　见痢疾门。

生脉散　见前。

参橘煎　即人参、橘皮二味。

血枯便结

【血枯便结之症】

形弱神衰，肌肉消瘦，内无实热，大便秘结，此阴血不足，精竭血燥之虚症也。若内热烦热，或夜间发热，睡中盗汗，此阴中伏火，煎熬血干之火症也。

【血枯便结之因】

或久病伤阴，阴血亏损，高年阴耗，血燥津竭，则大便干而秘结。若血中伏火，煎熬真阴，阴血燥热，则大便亦为之闭结。

【血枯便结之脉】

六脉沉数，血液干枯；细小而数，阴血不足；滑大而数，血中伏火。

【血枯便结之治】

久病伤阴，脉细而数者，四物汤，加麻仁、何首乌。高年阴耗，血燥津竭者，生脉散、天地煎。血中伏火，滋血润肠汤、脾约丸。

四物麻仁丸

当归　白芍药　生地黄　川芎　麻仁　生何首乌

生脉散　见前小便不利。

天地煎

天门冬　生地黄

等分同煎。

滋血润肠汤

当归　白芍药　生地　大黄　红花　麻仁

脾约丸　见前。

大凡去病真诀，止有毛窍二便，三条去路。故伤寒身热不减，首重发汗解肌；里热不解，又重于清利二便。《内经》治肿胀，惟立开鬼门，洁净府，内外分消。开鬼门者，发汗解肌也，洁净府者，清利二便也。按此三条，初学无有不知，究其下手真诀，则白首皆不知矣。故余著《伤寒大白》，外感症，苦心于发汗、解肌、清利二便三法。著《症因脉治》，首卷之伤寒，独开发汗散邪之法门。末卷反复详论大小二便不利也。

症因脉治终

　　予始于攸宁堂中，与秦先生周旋①，见其简易古朴，坦然帖适②，而议论斩斩③，不务④为影响⑤迎合⑥，既悚然⑦重⑧之。进而探其底蕴，则浩乎若秋水之时至，决川灌河而四达也。涣乎⑨若春冰之释，溶溶然⑩，渐渐然⑪，而还于泽⑫也。进而试其功效，则所以治某某者如此而愈矣，所以治某某者如彼而又愈矣，遂爱焉而乐与交。予室抱沉疴⑬二载，几疑难起，秦先生为予处方，投之立效。第⑭辍⑮则旋

----

① 周旋：打交道。
② 帖适：稳重自得。帖，稳当。适，舒服，自得。
③ 斩斩：锋芒毕露貌。
④ 务：追求。
⑤ 影响：印象或事物的传播。
⑥ 迎合：逢迎，谓揣摩他人意旨而投其所好。
⑦ 悚然：肃然恭敬貌。
⑧ 重：敬重
⑨ 涣乎：恍然大悟的样子。
⑩ 溶溶然：水盛貌。
⑪ 渐渐然：风雨吹拂的样子。
⑫ 泽：湖泽。
⑬ 室抱沉疴：在房中卧病不起。室，房室。沉疴，久治不愈的病。
⑭ 第：只是。
⑮ 辍：停止。此指停止服药。

作①，今服药已数斤许②矣，疾亦去八九矣。先生固见之真，予亦自谓信之专也。秦先生故业儒，其洋洋洒洒之机，间流露于口颊；而是编也，研精殚思，条分缕析，绝不欲炫其文采。秦子曰：医虽活人事乎，终小道耳，乌用震而惊之耶？是编③也，使初习其事者，视之了然，若指诸掌；即冥心高契④者，玩轩岐之妙言，而未归实地，虽口以为筌蹄⑤，心未尝不于此收鱼兔⑥也。吾知利于物而已，奚⑦缘⑧饰为？昔许学士⑨抱技通神，或劝之立言，笑而应曰：若谓书真有用耶，受椟而还珠⑩者比比也。吾悉其奇以告人，未获吾益，且加损焉，故曰托诸空言，不如见诸实事。俯仰之间，皆陈迹也。达哉学士之论乎！五方风气不齐，古今运气大别。朱、张、刘、李⑪四家之言，善用之，亦各极其胜；专泥之，则不能无偏者。皆以为大中至正，百世无弊之道，而不知有随时之义在其中也。是编也，就症而审因，就因而审脉，就脉而审治，各求其故，无成见之设。原不过补缀前人，若谓立言，

---

① 旋作：不久又会发作。

② 许：左右。表示大约的数量。

③ 编：指《症因脉治》一书。

④ 冥心高契：潜心高尚的书籍。

⑤ 筌蹄：局限窠臼。

⑥ 鱼兔：喻经文之义理。

⑦ 奚：哪里。

⑧ 缘：由于。

⑨ 许学士：即许叔微（1079—1154）。字知可，真州（今江苏仪征市）白沙人。著有《类证普济本事方》《伤寒百证歌》《伤寒发微论》等。

⑩ 受椟而还珠：即买椟还珠，指买了装珍珠的木匣却退还了珍珠。比喻取舍不当。此处亦比喻读书未能理解真意（丢掉了真意）。

⑪ 朱、张、刘、李：即金元四大家朱震亨、张从正、刘完素和李杲。

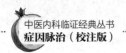
则吾岂敢。先生为予言，予嘿然①而受其教。退而思之，其真进乎技，不矜②乎名者耶！故既为之序于前，复为之述于后。诚重之也，诚爱之也。

康熙四十七年戊子③蕤宾④朔日⑤年家⑥眷晚⑦
弟顾昌朝珮声氏拜题。

---

① 嘿（mò 墨）然：沉默无言的样子。嘿，同"默"。
② 矜：自夸。
③ 戊子：清康熙四十七年（1708）。
④ 蕤宾：代指阴历五月。
⑤ 朔日：阴历每月初一。
⑥ 年家：科举时代同年登科者两家之间的互称。
⑦ 眷晚：示自身比对方辈分晚。眷，表示为亲戚关系。